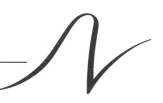

系統看護学講座

専門分野

腎・泌尿器

成人看護学 8

伊澤　由香　慶應義塾大学病院看護部

今井亜矢子　慶應義塾大学病院看護部主任

内田　智栄　慶應義塾大学病院看護部看護次長

大東　貴志　国際医療福祉大学三田病院副院長

加藤恵里子　慶應義塾大学病院看護部長

菅野　義彦　東京医科大学主任教授

清瀧　良子　慶應義塾大学病院看護部

相良　麻由　慶應義塾大学病院看護部

佐藤　篤史　前慶應義塾大学病院看護部

菅原慈和子　慶應義塾大学病院看護部主任

杉本　友紀　慶應義塾大学病院看護部

武田　利和　慶應義塾大学講師

富樫真利子　慶應義塾大学病院看護部看護師長

徳山　博文　東京歯科大学教授

平島麻衣子　慶應義塾大学病院看護部

宮嶋　哲　東海大学教授

山口　伸子　慶應義塾大学病院看護部副主任

医学書院

発行履歴

1968 年 3 月 25 日　第 1 版第 1 刷	1994 年 2 月 1 日　第 8 版第 3 刷
1969 年 8 月 15 日　第 1 版第 4 刷	1995 年 2 月 1 日　第 9 版第 1 刷
1970 年 1 月 1 日　第 2 版第 1 刷	1998 年 2 月 1 日　第 9 版第 5 刷
1972 年 9 月 1 日　第 2 版第 6 刷	1999 年 1 月 6 日　第 10 版第 1 刷
1973 年 1 月 15 日　第 3 版第 1 刷	2002 年 8 月 1 日　第 10 版第 5 刷
1976 年 9 月 1 日　第 3 版第 6 刷	2003 年 1 月 6 日　第 11 版第 1 刷
1977 年 2 月 1 日　第 4 版第 1 刷	2006 年 2 月 1 日　第 11 版第 5 刷
1978 年 2 月 1 日　第 4 版第 2 刷	2007 年 1 月 15 日　第 12 版第 1 刷
1979 年 2 月 1 日　第 5 版第 1 刷	2010 年 5 月 1 日　第 12 版第 9 刷
1982 年 2 月 1 日　第 5 版第 5 刷	2011 年 2 月 1 日　第 13 版第 1 刷
1983 年 1 月 6 日　第 6 版第 1 刷	2014 年 2 月 1 日　第 13 版第 4 刷
1986 年 2 月 1 日　第 6 版第 4 刷	2015 年 1 月 6 日　第 14 版第 1 刷
1987 年 1 月 6 日　第 7 版第 1 刷	2018 年 2 月 1 日　第 14 版第 4 刷
1991 年 4 月 1 日　第 7 版第 6 刷	2019 年 1 月 6 日　第 15 版第 1 刷
1992 年 1 月 6 日　第 8 版第 1 刷	2023 年 2 月 1 日　第 15 版第 5 刷

系統看護学講座　専門分野

成人看護学[8]　腎・泌尿器

発　　　行　2024 年 1 月 6 日　第 16 版第 1 刷©

著者代表　　大東貴志
　　　　　　おおひがしたかし

発 行 者　　株式会社　医学書院
　　　　　　代表取締役　金原　俊
　　　　　　〒113-8719　東京都文京区本郷 1-28-23
　　　　　　電話　03-3817-5600(社内案内)
　　　　　　　　　03-3817-5657(販売部)

印刷・製本　三美印刷

はしがき

● 発刊の趣旨

1967年から1968年にかけて行われた看護学校教育課程の改正に伴って，新しく「成人看護学」という科目が設けられた。

本教科のねらいとするところは，「看護の基礎理論としての知識・技術・態度を理解し，これを応用することによって，病気をもつ人の世話あるいは健康の維持・増進を実践・指導し，看護の対象であるあらゆる人の，あらゆる状態に対応していくことができる」という，看護の基本的な理念を土台として，「成人」という枠組みの対象に対する看護を学ぶことにある。

したがって，看護を，従来のように診療における看護といった狭い立場からではなく，保健医療という幅広い視野のなかで健康の保持・増進という視点においてとらえ，一方，疾患をもった患者に対しては，それぞれの患者が最も必要としている援助を行うという看護本来のあり方に立脚して学習しなければならない。

本書「成人看護学」は，以上のような考え方を基礎として編集されたものである。

まず「成人看護学総論」においては，成人各期の特徴を学び，対象である成人が，どのような状態のもとで正常から異常へと移行していくのか，またそれを予防し健康を維持していくためには，いかなる方策が必要であるかを学習し，成人の全体像と成人看護の特質をつかむことをねらいとしている。

以下，「成人看護学」の各巻においては，成人というものの概念を把握したうえで，人間の各臓器に身体的あるいは精神的な障害がおこった場合に，その患者がいかなる状態におかれるかを理解し，そのときの患者のニーズを満たすためにはどのようにすればよいかを，それぞれの系統にそって学習することをねらいとしている。

したがって，「成人看護学」の学習にあたっては，従来のように診療科別に疾病に関する知識を断片的に習得するのではなく，種々の障害をあわせもつ可能性のある1人ひとりの人間，すなわち看護の対象としての人間のあらゆる変化に対応できる知識・技術・態度を学びとっていただきたい。

このような意味において，学習者は対象の健康生活上の目標達成のために，より有効な援助ができるような知識・技術を養い，つねに研鑽を続けていかなければならない。

以上の趣旨のもとに，金子光・小林冨美栄・大塚寛子によって編集された「成人看護学」であるが，日進月歩をとげる医療のなかで，本書が看護学の確立に向けて役だつことを期待するものである。

● カリキュラムの改正

わが国の看護・医療を取り巻く環境は，急速な少子高齢化の進展や，慢性疾患の増加などの疾病構造の変化，医療技術の進歩，看護業務の複雑・多様化，医療安全に関する意識の向上など，大きく変化してきた。それに対応するために，看護教育のカリキュラムは，1967年から1968年の改正ののち，1989年に全面的な改正が行われ，1996年には3年課

程, 1998 年には 2 年課程が改正された。さらに 2008 年, 2020 年にも大きく改正され, 看護基礎教育の充実がはかられるとともに, 臨床実践能力の強化が盛り込まれてきた。

●改訂の趣旨

今回の「成人看護学」の改訂では, カリキュラム改正の意図を吟味するとともに, 1999年に発表され, 直近では 2022 年に改定された「看護師国家試験出題基準」の内容をも視野に入れ, 内容の刷新・強化をはかった。また, 日々変化する実際の臨床に即し, 各系統において統合的・発展的な学習がともに可能となるように配慮した。

序章「この本で学ぶこと」では, 事例を用いて, これから学ぶ疾患をかかえた患者の姿を示した。また, 本書で扱われている内容およびそれぞれの項目どうしの関係性が一見して把握できるように「本書の構成マップ」を設けている。

第 1 章「腎・泌尿器の看護を学ぶにあたって」では, 系統別の医療の動向と看護を概観したあと, 患者の身体的, 心理・社会的特徴を明確にし, 看護上の問題とその特質に基づいて, 看護の目的と機能が具体的に示されている。

第 2〜5 章では, 疾患とその医学的対応という視点から, 看護の展開に必要とされる医学的な基礎知識が選択的に示されている。既習知識の統合化と臨床医学の系統的な学習のために, 最新の知見に基づいて解説されている。今改訂では第 5 章の冒頭に「A. 本章で学ぶ腎・泌尿器疾患」を新設し, 第 5 章で学習する疾患の全体像をつかめるように工夫をこらした。

第 6 章「患者の看護」では, 第 1〜5 章の学習に基づいて, 経過別, 症状別, 検査および治療・処置別, 疾患別に看護の実際が提示されている。これらを看護過程に基づいて展開することにより, 患者の有する問題が論理的・総合的に理解できるように配慮されている。とくに経過については「A. 疾患をもつ患者の経過と看護」として, 事例を用いて患者の姿と看護を経過別に示すとともに, それらの看護と, 疾患別の看護などとの関係を示してある。

第 7 章「事例による看護過程の展開」では, 1〜3 つの事例を取り上げ, 看護過程に基づいて看護の実際を展開している。患者の有するさまざまな問題を提示し, 看護の広がりと問題解決の過程を具体的に学習できるようにしている。

また, 昨今の学習環境の変化に対応するために, 成人看護学においても積極的に動画教材を用意し, 理解を促すようにした。

巻末には適宜付録を設け, 各系統別に必要となる知識を整理し, 学習の利便性の向上をはかっている。

今回の改訂によって看護の学習がより効果的に行われ, 看護実践能力の向上, ひいては看護の質的向上に資することをせつに望むものである。ご活用いただき, 読者の皆さんの忌憚のないご意見をいただければ幸いである。

2023 年 11 月

著者ら

目次

第4章 検査と治療・処置

武田利和・菅野義彦・宮嶋哲

第5章 **疾患の理解**

菅野義彦・大東貴志・徳山博文・宮嶋哲・武田利和

第6章　患者の看護

内田智栄・杉本友紀・相良麻由・清瀧良子・菅原慈和子・
山口伸子・富樫真利子・伊澤由香・佐藤篤史・平島麻衣子

第7章 事例による看護過程の展開

平島麻衣子・今井亜矢子

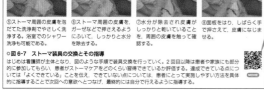

①あらかじめ古いバッグに
たまった尿は捨て，物品を
準備する。装具，ごみ袋，
剝離剤，洗浄剤，ガーゼ類
など。

②ストーマの下の腹部にご
み袋を備え，ストーマから
持続的に流れる尿を受けた
り，ごみを捨てたりできる
ようにする。

③ストーマ周囲の皮膚を押
さえつつ，剝離剤を用いな
がら装具を上から下へやさ
しくはがす。

④はがしおわったら，ス
トーマやその周囲の皮膚，
面板を観察する。

⑤ストーマ周囲の皮膚を泡
だてた洗浄剤でやさしく洗
浄する。浴室でのシャワー
洗浄も可能である。

⑥ストーマ周囲の皮膚を，
ガーゼなどで押さえるよう
にふいて，しっかりと水分
を除去する。

⑦水分が除去され皮膚が
しっかりと乾いていること
を，周囲の皮膚を触って確
認する。

⑧面板をはり，しばらく手
で押さえて，皮膚になじま
せる。

◎図 6-7　ストーマ装具の交換とその指導
はじめは看護師が主体となり，図のような手順で装具交換を行っていく。2回目以降は患者や家族にも部分
的に参加してもらい，患者がストーマケアをどのくらい習得できているか評価する。達成できている点につ
いては「よくできている」ことを伝え，できていない点については，患者にとって実施しやすい方法を具体
的に指導することで次回への意欲へとつなげ，最終的には自分で行えるように指導する。

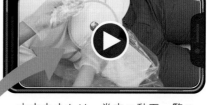

本文中または，巻末の動画一覧の
QRコードから動画を視聴するこ
とができます

序 章

この本で学ぶこと

腎・泌尿器疾患をもつ患者の姿

　この本では，腎・泌尿器に疾患をもち，その機能に障害のある患者に対する看護を学ぶ。腎・泌尿器に疾患をもつ患者とは，どのような人なのだろうか。ある患者の例について，考えてみよう。

　Aさんは，56歳男性，妻と2人で自営業をしている。全国を飛びまわっての営業や海外への買いつけなど，忙しいながらも充実した日々を送っていた。

　ある日，突然の血尿をきっかけに検査を受けたAさんは，浸潤性膀胱がんと診断された。Aさんは，医師から「浸潤性膀胱がんは，膀胱の奥深くに根をはりやすいため，進行のスピードが速い可能性があります」との説明を受けたのち，手術を受けることを選択した。Aさんは，経尿道的膀胱腫瘍切除術を受け，術後には再発予防のために，膀胱内注入療法も受けた。

　しかし，術後に再発がみられ，また，尿管閉塞から水腎症を発症していたため，緊急処置として腎瘻が造設されることとなった。さらに化学療法を受けたのち，膀胱全摘除術＋回腸導管造設術が行われる方針となり，手術の負担，イレウスなどの合併症，尿路変向・尿路ストーマ作成の必要性，5年生存率，再発の可能性などについて，再度医師から説明がなされた。

　Aさんは「いままでも腎瘻でやってきたし，ストーマにもそれほど不安はありませんが，尿の処理がたいへんでしょうし抵抗はありますね。妻に負担をかけたくないので，ストーマの管理は自分で行うつもりです」と話すなど，再発の不安を打ち消すかのように自己管理への高い意欲を見せた。また，術前も頻繁に商談の電話をかけ，「術後はどのくらいで電話をかけられますか」とたずねるなど，一日も早い社会復帰への前向きな思いがあった。

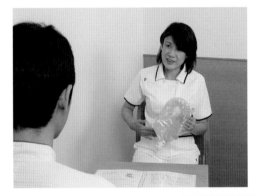

　看護師は，これらを患者の強みとしてとらえ，看護活動を行った。

　読者の皆さんは看護師になったとき，Yさんのような患者に出会うことがあるかもしれない。そのとき，看護師はなにをすることができるのだろうか。

▌**Aさんや家族に対して，看護師はなにをすることができるだろうか**

- 患者が，自分の病気や治療計画について理解できるようかかわる
- ライフスタイルの変化を受容し，QOLを維持できるようかかわる
- 本人や家族の不安を軽減する援助
- 術後急性期の合併症を予防するためのフィジカルアセスメントと看護計画
- 治療計画を日常生活に組み込めるような自己管理への指導

　ほかにも，看護師ができることはなにかを，考えてみよう。

　Yさんのように腎・泌尿器疾患を持つ患者に適切な看護を実践していくためには，以下の項目をはじめとする，さまざまな知識や技術，考え方を身につけていくことが大切である。

▌**Aさんの看護を実践するために，なにを学ぶ必要があるだろうか**

- 腎・泌尿器系の解剖生理と病態生理
- 腎・泌尿器系疾患の特徴と必要な検査・治療・処置
- 患者の身体面・心理面・社会面からの統合的なアセスメント

　近年，腎・泌尿器領域では，前立腺がんや膀胱がんが増加傾向にある。これらのがんに対しては，さまざまな治療法を組み合わせた集学的治療が行われることもあり，確実なインフォームドコンセントを得て，患者の意思決定を支援していくことが大切である。

　腎・泌尿器疾患が悪化すると，手術や透析導入などが必要となり，退院後も腹膜透析や尿路ストーマ，自己導尿など，患者自身や家族による管理が必要となることも多い。また，排尿に関する疾患であることから，羞恥心を伴う治療や処置が多い。さらに，性機能障害が発生し，セクシュアリティの問題が発生する可能性もある。

　本書では，このような腎・泌尿器疾患を持つ患者の看護を学ぶために，次ページに示すような構成になっている。本書を読み終わったときに，なぜ必要なのか，根拠をもって看護実践を考えられるように学習を進めてほしい。

本書の構成マップ

第1章　腎・泌尿器の看護を学ぶにあたって
A 医療の動向と看護　　B 患者の特徴と看護の役割

第2章　腎・泌尿器の構造と機能
A 腎臓の構造と機能
B 尿管の構造と機能
C 膀胱の構造と機能
D 尿道の構造と機能
E 男性生殖器の構造と機能

第3章　症状とその病態生理
A 尿の異常
B 排尿に関連した症状
C 脱水
D 尿毒症
E 浮腫
F 循環器系の異常
G 血液の異常
H 視力障害と眼底の変化
I 疼痛
J 腫脹・腫瘤
K 発熱
L 精巣および性機能障害

第4章　検査と治療・処置
A 診察
B 検査
C 治療と処置
D 排尿管理
E 透析療法
F 腎移植

第5章　疾患の理解
A 本章で学ぶ腎・泌尿器疾患
B 腎不全と AKI・CKD
C ネフローゼ症候群
D 糸球体腎炎
E 全身性疾患による腎障害
F 尿細管間質性腎炎
G 腎血管性病変
H 尿細管機能異常
I 妊娠高血圧症候群
J 尿路・性器の感染症
K 尿管の通過障害
L 排尿・蓄尿障害
M 尿路損傷および異物
N 尿路結石症
O 尿路・性器の腫瘍
P 男性不妊症・男性性機能障害,
　その他の男性生殖器疾患
Q 発生・発育の異常

第6章　患者の看護
A 疾患をもつ患者の経過と看護
　① 慢性腎不全をもつ患者の経過と看護
　② 前立腺がんをもつ患者の経過と看護
B 症状に対する看護
　① 浮腫のある患者の看護
　② 高血圧のある患者の看護
　③ 下部尿路症状のある患者の看護
　④ 尿の性状異常のある患者の看護
　⑤ 疼痛のある患者の看護
C 検査を受ける患者の看護
　① 尿検査を受ける患者の看護
　② 残尿測定検査を受ける患者の看護
　③ 膀胱鏡検査を受ける患者の看護
　④ 画像検査を受ける患者の看護
　⑤ 生検を受ける患者の看護
　⑥ 尿流動態検査を受ける患者の看護
D 治療・処置を受ける患者の看護
　① 食事療法・運動療法を受ける患者の看護
　② 薬物療法を受ける患者の看護
　③ 導尿を受ける患者の看護
　④ カテーテルを留置する患者の看護
　⑤ 放射線療法を受ける患者の看護
E 疾患をもつ患者の看護
　① IgA 腎症患者の看護
　② 糖尿病性腎症患者の看護
　③ ネフローゼ症候群患者の看護
　④ 腎硬化症患者の看護
　⑤ アミロイド腎症患者の看護
　⑥ 炎症性疾患患者の看護
　⑦ 多発性嚢胞腎患者の看護
　⑧ 急性腎障害患者の看護
　⑨ 慢性腎臓病患者の看護
　⑩ 腎がん患者の看護
　⑪ 膀胱がん患者の看護
　⑫ 前立腺がん患者の看護
　⑬ 精巣がん患者の看護
　⑭ 前立腺肥大症患者の看護
　⑮ 尿路結石患者の看護
　⑯ 性・生殖機能障害のある患者の看護
F 透析療法を受ける患者の看護
　① 保存機から透析導入前(治療選択期)の患者の看護
　② 血液透析患者の看護
　③ 腹膜透析患者の看護
　④ カテーテルによる血液透析を受ける患者の看護
　⑤ 持続血液透析濾過を受ける患者の看護
G 腎移植におけるドナーとレシピエントの看護
　① ドナーの看護
　② レシピエントの看護

第7章　事例による看護過程の展開
A 糖尿病性腎症から透析導入となった患者の看護　　B 前立腺全摘除術を受けた患者の看護

第 1 章

腎・泌尿器の看護を
学ぶにあたって

□ 人口の高齢化に伴って医療・看護・保健・福祉の連携が強調されるとともに，自己決定・自己管理の医療という考え方が浸透しつつある。これらは腎・泌尿器疾患においても大切な視点である。

□ 一方，科学や医療技術の進歩・発展は目ざましく，薬剤や治療法の開発，遺伝子解析などが進み，人口動態や疾病構造にも影響を及ぼしている。このような状況下で，医療専門職それぞれの役割の見直しが行われている。看護師は，治療・看護のあり方を再考しながら個々の患者のニーズに対応することが求められている。

□ 変化していく医療環境を背景に，患者の看護にあたって看護師はどのように対応し，看護実践を行うべきかを，身体的・心理的・社会的側面から考察する。さらに腎・泌尿器疾患の特徴をふまえて「チーム医療」「意思決定支援」「自己管理」をキーワードに学習する。

A 医療の動向と看護

はじめに腎・泌尿器領域における医療環境の変化ならびに医療技術の進歩，それらに伴う課題を取り上げ，本領域の看護の動きをみておきたい。

1 医療環境の変化と看護

● **環境の変化**　現代では，だれもが，病気や障害があっても自分が望む場所で，望む医療や看護，福祉サービスを受けることができる環境が求められている。いわゆる団塊の世代が後期高齢者となりつつあるなか，病床の機能分化を促進し，より地域社会との連携を強め，対象となる人の生活の場を考えた環境の整備が進められてきた。看護はあらゆる年齢層を対象にサービスを提供する職業である。超高齢社会❶の現在，看護の役割は，保健・医療機関，健康教育や福祉，地域社会など，幅広い領域に求められている。

● **生活習慣病の増加**　喫煙と肺がん・慢性閉塞性肺疾患（COPD）・循環器疾患，肥満と糖尿病，塩分摂取と高血圧症などの関連は広く知られるようになっている。こうした疾患の予防のためには，1人ひとりの生活習慣の改善はもちろんのこと，生涯を通じた健康増進のための個人の努力を，社会全体が支援する体制が必要である。そのために，保健医療機関，地域，企業や学校，家庭などが連携してケアを実施することが求められている。また，健康診断による疾患の早期発見も重要な課題となっている。

生活習慣病に対する予防策として「健康日本21（第二次）」において，がん・循環器疾患・糖尿病・COPDなどの生活習慣病に関する目標値が設定されている。腎・泌尿器領域においても，生活習慣病は疾患の発症や悪化につながることが知られている。高血圧や糖尿病と慢性腎臓病（CKD）との関係は，その典型である。

● **看護の役割の変化**　かつての医療はパターナリスティックな側面が強かったが，医療を取り巻く環境の変化や人々の権利意識の高まりなどから，

NOTE
❶超高齢社会
　高齢化率（総人口に対する65歳以上の人口の割合）が7％以上の社会を高齢化社会，14％以上を高齢社会，21％以上を超高齢社会という。

患者自身が治療方針の決定に参加し，自分で検査や治療法を判断して決定するという，自己決定の医療にかわってきている。看護師には，患者の自己決定を支援するための情報提供や相談などの役割も求められている。さらに，インフォームドコンセントのための具体的な情報提供，医療安全管理体制や院内感染の予防体制などの整備が，医療機関に義務づけられている。

このような状況に応じた看護のあり方として，だれもがその人らしい生活を送れるように活動していくことが求められている。そのためにも，1人ひとりの自己決定を尊重し，みずから健康問題を解決していけるよう，セルフケア行動を支援することが看護師にとって重要である。患者のセルフケア行動の支援として，がん看護，皮膚・排泄ケア，透析看護などの専門看護師・認定看護師が，看護外来・看護相談といった外来で患者の相談にのり，助言をするなどの機能をもつ施設が多くなっている。

② 医療技術の進歩と課題

科学の進歩・発展による診断や治療技術の開発は，疾患の治療に伴う侵襲を小さくし，予後の改善など人々に大きな恩恵をもたらしている。一方で，生と死の境界はあいまいさを増し，安楽死・体外受精・脳死臓器移植などに伴う命の問題は，人々の倫理観や価値観の多様化もあり，つねに新しく生じている。

腎・泌尿器領域においても，高齢化や医療技術の進歩は，治療や看護の方法にさまざまな変化をもたらしている。低侵襲手術やロボット手術，分子標的療法，がん遺伝子療法などは，身体への負担を小さくし，早期離床・早期社会復帰を可能にするだけでなく，予後にも影響してきている。一方で，退院後も引きつづき外来治療や家庭での療養を必要とする患者も増え，療養の場は外来や地域社会へと拡大しており，在宅看護の重要性はますます高まっている。

● **透析患者の増加**　CKD をはじめとした腎疾患によって腎機能が悪化した患者は，透析療法を受けることとなる。2006 年に「日本慢性腎臓病対策協議会」が設立されて以来，腎臓機能の維持・悪化予防へ力が入れられている。しかし，高血圧や糖尿病といった生活習慣病などが原因の CKD の患者が増加していることもあり，日本透析医学会の「わが国の慢性透析医療の現況（2021 年 12 月 31 日現在）」によれば，慢性透析患者は 2011 年には 30 万人をこえ，なお増加傾向にある（▶図 1-1-a）。透析導入の原疾患の第 1 位は糖尿病性腎症（39.4％）で，慢性糸球体腎炎，腎硬化症がこれに続いている（▶図 1-1-b）。

人口の高齢化に伴い罹患者も高齢化しており，それが透析導入患者の高齢化にもつながっている。前述の調査によれば，その平均年齢は 71.0 歳と，昨年より 0.2 歳上昇している。高齢者はほかの合併症をかかえていたり，抵抗力が低下したりしていることが多いうえ，透析が長期に及ぶと，尿毒症や腎性貧血によって日常生活行動が困難になったり，透析療法を受けつづける

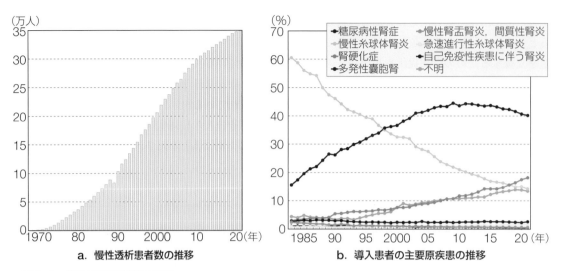

a. 慢性透析患者数の推移　　　　　b. 導入患者の主要原疾患の推移

○図1-1　慢性透析患者数の推移
(日本透析医学会：わが国の慢性透析療法の現況〔2021年12月31日現在〕による)

ことによるストレス反応などの心理的問題をかかえる場合も多く，ケアに困難を伴う場合が多い。透析療法を必要とする病状へと進行しないように，また慢性腎不全や心血管系合併症などにいたらないように，生活習慣病を予防し，腎臓をまもることが大切である。

●**在宅医療とCAPD**　持続的携行式腹膜透析(CAPD)は血液透析と比較して多くの利点を有し，在宅療法として実施しやすいという有用性もある。また近年では，血液透析との併用療法も認識されてきている。しかし，慢性透析患者数に占める腹膜透析患者の割合は，恒常的に3%台前半にとどまっている。腹膜透析では，患者が操作などを自己管理する必要があることや，腹膜機能の低下によって治療を長期間は継続できないこと，医療者の意識の問題などがその理由としてあげられている。今後，高齢腎不全患者の治療の1つとして，腹膜透析が普及するためには，在宅療養環境の整備や，医療者の教育などが必要になると考えられる。

●**低侵襲手術の普及**　腎・泌尿器疾患の治療においては，内視鏡下での低侵襲手術の進歩・発展が著しく，とくに尿路結石の手術治療に関しては，経皮的腎(尿管)砕石術や経尿道的尿管砕石術などが一般化している。さらに，超音波を用いた体外衝撃波砕石術も普及してきている。

　また，近年はがんの罹患数が増加しており，これに対応してがん医療も年々進歩している。とくに腎・泌尿器科領域においては，前立腺がんの罹患者数・死亡者数が増加しており，その治療法の開発が進められ，腹腔鏡手術やロボット手術，小線源による放射線療法などが増えている。これらの治療は身体への負担が少なく，最近では医療費の面においても従来の治療法との差がなくなってきている。

●**新規抗がん薬の開発**　近年はがんの分子標的治療薬の開発が目ざましい。腎・泌尿器領域においても，ソラフェニブなどのチロシンキナーゼ阻害薬，エベロリムスなどのmTOR阻害薬に加え，近年ではさらに免疫チェックポ

イント阻害薬も実用化されるようになっている。

　また，前立腺がんにおいては，従来のホルモン療法に抵抗を示すようになったがんにも有効な新規ホルモン療法薬が登場してきている。

● **チーム医療の重要性**　医療機関においては，さまざまな専門家が協働・連携し，患者と家族に対して統合された質の高い医療を提供している。さらに，腎・泌尿器疾患は，慢性化することが多く，生涯にわたりケアが必要とされるため，医療機関から地域社会への継続もより強く求められている。高齢となれば薬物療法や食事療法などの治療だけでなく，日常の機能を維持するためにも多職種による専門的なケアが必要となる。

　そのなかでも，看護師は患者の最も身近な存在であり，患者の生活の質 quality of life（QOL）の向上や医療の質に強く影響を及ぼす存在である。認定看護師や専門看護師，退院調整担当看護師と協働したケアの継続のみならず，栄養士や理学療法士・作業療法士などとも協働・連携したケアが求められる。とりわけ腎不全患者の治療に際しては，腎・泌尿器科の医師や，移植を行う医師，透析技師，さらには栄養士が看護師と協働してチームで一体となって支援することが求められている。

● **人間的なかかわりを求めて**　診断技術や治療技術の開発などの急速な医療の進歩に伴って，医療職に理解・習得が期待される専門的知識や技術の水準も高まっている。その一方で，治療の高度化が進むほど，対象となる人を中心とした多職種間の連携が強く求められ，そこではつねに人間的なかかわりが重要となる。他職種と連携をとり，患者1人ひとりがその人らしい生活が送れるように支援することが看護師に求められている。

3 腎移植の動向

　腎移植には，死体腎移植（心停止下・脳死下）と生体腎移植がある。これまでわが国では，死体腎移植数を増加させるためにさまざまな施策がなされてきた（●表1-1）。しかし，依然としてその割合は少ない（●図1-2）。日本移植学会の「臓器移植ファクトブック2022」によれば，2021年末時点で，透析

●**表1-1　腎移植体制と法制度の変遷**

1977年	公的ネットワーク構築，移植希望者の登録開始。
1978年	公費負担制度成立。
1980年	「角膜及び腎臓の移植に関する法律」（角腎法）制定。心停止下であれば，生前に本人の意思表示がなくても，家族の同意で腎臓の提供が可能に。
1995年	コーディネーター制度を組み込んだ日本腎臓移植ネットワークが成立。
1997年	「臓器の移植に関する法律」（臓器移植法）施行，日本臓器移植ネットワークへの改組。脳死下での移植体制が整えられた。
2010年	改正「臓器移植法」施行。家族の書面による承諾によって，①本人の臓器提供の意思が不明な場合であっても脳死下の臓器提供が可能になり，また②15歳未満の子どもからの臓器提供も可能になった。

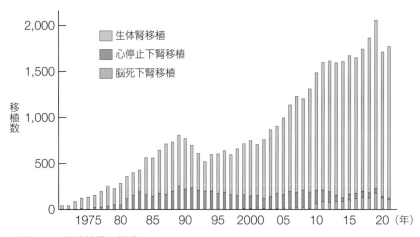

◉図 1-2　腎移植数の推移
（日本移植学会：臓器移植ファクトブック 2022 をもとに作成）

患者のうち 13,738 名が死体腎移植を希望して日本臓器移植ネットワークに登録しているが，待機者に対する死体腎移植の施行は 2021 年で 125 例にすぎない。

　また，2020 年に死体腎移植を施行した患者の平均待機日数は，16 歳以上の成人で約 17 年 4 か月，16 歳未満の小児では約 2 年 6 か月となっている。待機期間が長く，死体腎移植を希望して登録しているにもかかわらず，提供者がいないために，生体腎移植にふみきる症例もある。近年，生体腎移植数が増加している背景には，免疫抑制療法の進歩によって，夫婦間移植や血液型不適合移植が増えていることもある。

B　患者の特徴と看護の役割

　腎・泌尿器系は，尿の生成・排出という機能によって体液の恒常性を維持するという，身体にとって重要なはたらきを担っている。また腎臓は，内分泌機能をも有している。

　腎・泌尿器疾患患者の看護にあたっては，腎臓，泌尿器ならびに男性生殖器の解剖・生理と疾患の病態を正しく理解することが大切であり，そのうえで，1 人ひとりの状況に応じたケアを行うことが求められる。

● **疾患の特徴**　腎・泌尿器疾患は，慢性化しやすく，治療が長期にわたるものが多い。また，高齢者に発症することが多いことや，排尿障害・性機能障害には強い羞恥心やとまどいなどの心理的反応を伴うことから，受診・発見・治療が遅れることも多い。

　近年，腎・泌尿器系のがんの罹患者も増加しており，とくに前立腺がんの罹患率は，全世界では全がん中 2 位，先進国に限ると 1 位になっている。わが国においても，2019（令和元）年の男性の部位別がん罹患数は前立腺がんが最も多い。しかし，死亡率は 7 位であり，治療方法の進歩によって，手術療

法・ホルモン療法・放射線療法の組み合わせで根治も可能な疾患となってきたといえる。

このように，腎・泌尿器領域においても，生活習慣病や慢性疾患，がんの罹患が増加している。また，高齢者の罹患率が高いことも特徴であり，治療法や療養生活が理解できるようにすることも重要である。高齢者は，排尿や性機能に関する障害・トラブルを「歳のせい」とあきらめがちであるが，適切な治療によって改善しうることを説明し，患者・家族ともに治療に参加し，生活調整を進めることが重要である。

一方で，急性期における腎臓機能の急激な低下は，急性腎不全や尿毒症という病態を生じて生命の危機に直結する。

● **看護のあり方**　腎・泌尿器疾患をもつ患者の看護においては，疾患の特徴や病態の特徴を把握し，患者の身体的・心理的・社会的な側面からの情報を幅広く収集して，健康問題を明らかにしていくことが大切である。とくに，排尿や性機能障害などに関しては，男女を問わず個々のQOLを考慮した支援が求められる。

また，看護の対象は患者だけでなく，その家族も含まれる。疾患だけでなく，患者1人ひとりがそれぞれ個別の心理・社会的な事情をかかえていることを理解することが，看護を行ううえで重要である。そのため，入院前の治療方針を決定するプロセスにおいて，看護師が意思決定支援を行い，切れ目のない看護が提供できるよう，入院後の病棟での看護につなぐことが重要である。

1 身体的な問題とその援助

● **体液の恒常性の維持**　腎臓は尿をつくる濾過装置としてはたらき，水分や電解質，酸・塩基平衡など，体液の恒常性の維持を担っている。腎機能の低下が進行すると腎不全となり，放置すれば生命の危機に陥る。そのため，看護にあたっては，体液の恒常性の維持を目的に援助を行うことが重要となる。とくに急性期には，身体症状を観察しつつ検査データにも注目し，予測される事態に対応できるように準備する。また，飲水と排尿のバランスを保つために，水分出納を観察・測定・記録して，症状の悪化・進行を予測する。

排尿障害が生じると，腎盂・膀胱に尿が貯留して感染症の原因となる。尿の性状や水分出納，発熱・疼痛などの症状を観察し，適切な排尿を促す。

● **患者自身による観察**　自覚症状の少ない疾患では，患者自身による観察が大切である。尿の色・量の観察について説明・指導し，援助していく。また，加齢に伴う心機能，運動機能，嚥下機能，免疫機能，感覚機能などの身体諸機能の低下も，腎機能などに影響してくる。とくに，長期にわたり透析療法を受けている患者や，高齢になって透析を受ける患者では，身体機能に応じた援助が求められる。

2　心理・社会的な問題とその援助

　疾患の突然の発症や疾患に伴う身体的・心理的苦痛，慢性の腎疾患やがんなどの進行に対する不安，検査への不安，手術や化学療法・放射線療法などの治療法に対する不安など，患者はさまざまな不安や恐怖心をいだく。また，治療や経過が長期にわたる場合や，尿路変向術などの身体像（ボディイメージ）に変化をもたらす治療を受ける場合は，日常生活の厳しい規制とともに，入退院の繰り返しや透析のための頻回の通院など，患者の心理的苦痛がとくに大きい。患者の不安や苦痛を想像しながら，治療や処置の説明をていねいに行い，患者自身が疾患を理解できるように援助していかなければならない。

●**不安・苦痛への配慮**　心理的援助において大切なのは，患者が健康時には想像できなかった不安や苦痛をいだいていることを理解し，みずからの不安や苦痛を言葉にできるように援助することである。そのためには，患者の年齢・職業・信条・価値観などに配慮して，患者の考え・思いを分かちあう姿勢が求められる。

●**人間の尊厳と看護**　患者が尿路や男性生殖器に異常をきたしている場合は，羞恥心も強く，他人に相談できずに悩みや不安をかかえていることが多い。そのために受診行動が遅れたり，高齢だからとあきらめたりして，治療の遅れや QOL の低下につながる場合もある。自尊心を傷つけないように細心の注意をはらいつつも，積極的に患者にかかわることが求められる。また，排泄ケア製品の着用においても，患者に身体的・精神的ダメージを与えることが多い。人間としての尊厳をそこなうことのない配慮が，看護には必要である。

●**プライバシーの保護**　看護師には，患者が遠慮なく相談できるように，場所や時間などの環境を工夫し，患者との信頼関係の構築を意識した対応が求められる。とくに性器や性機能，排泄などに関することは，患者自身はもちろんのこと，家族にも羞恥心やためらいがあることを心にとめ，プライバシーの保護に努める。そして，知りえた患者の情報は秘密をまもり，けっして他人にもらしてはならない。個人情報保護の観点からも，看護師は守秘義務を遵守しなければならない。

●**インフォームドコンセント**　検査・治療などに際しては，医師から病状や病名の説明，検査や治療についての十分な情報が提供され，患者が理解し，承諾したうえで方法が選択される。患者は，病気や治療に対する不安・緊張などで医師の説明を正しく把握できないことが多い。看護師は患者に付き添い安心感を与え，説明の補足などといった適切な援助を行い，患者が治療の特性を理解し，選択できるように支援することが大切である。

●**意思決定を支える援助**　近年は，がんの集学的治療をはじめとして，複雑・高度な治療法が増えている。これらについてインターネットなどで容易に情報を得ることができるとはいえ，それらを正しく取捨選択し，理解することはむずかしく，助言を必要とする患者も少なくない。患者と医師とが話

し合える場の調整を行い，意思決定を支える援助が必要となる。

●**患者・家族への援助**　腎・泌尿器系疾患の発症は，小児期にも多く，慢性化して治療期間が長期になることも多い。人は各発達段階に応じた発達課題や役割をもち，それぞれの目標に向かい日々の生活を営んでいる。しかし，病気になり障害が生じると，一時的であれ，この役割や発達課題も影響を受け，さらに長期入院ともなればその影響は大きい。

　泌尿器系疾患では，いままでの排泄経路の変更を余儀なくされることがある。患者は形態や機能の変化をのりこえて生きていくことになるが，自尊感情が低下しやすく，変化した自分を受け入れるまでには時間がかかる。励ましや元気づけとともに患者の話を傾聴し，悩みや困難を分かち合うかかわりも大切となる。

●**社会資源の活用**　医療技術の進歩や高齢化に伴い，医療機関での治療期間は短縮化され，在宅療養への移行が早期化してきている。患者や家族の状況や問題によっては，介護保険や医療保険などを使い社会資源を活用する必要がある。患者が在宅で療養を継続するためには，医療機関と地域社会との連携が重要であり，非医療職も含めた多職種との連携が重要である。

　患者の支援においては，国が指定する難病や障害の認定などの制度や，関係機関についての情報を提供することも重要である。適切な申請のもと，患者は障害年金，福祉手当，医療助成，装具給付，税の免除，公営交通の無料化ないしは割引などの社会保障を受けることができる。これらの手続きは煩雑で提出書類も複雑なため，ケースワーカーや地域の福祉課などと連携することも看護師には求められる❶。

　社会資源として，「患者会」などの組織もある。泌尿器領域では，たとえば尿路変向術を受けてストーマが造設された患者（オストメイト）の集まりである「オストメイトの会」が患者相互によって組織・運営されており，オストメイトの社会生活向上を目標に活動している。

▭NOTE
❶全国腎臓病協議会から発行されている「腎臓病患者の社会保障ガイドブック」には，その詳細が書かれているため，参考になる。

③ セルフケア獲得に向けた患者・家族の支援

　患者が治療を継続しながら日常生活を送るためには，家族の援助や協力が必要となることも多い。患者の療養生活を支援する人たちへのケアも，患者へのケアと同様に重要なことである。患者の感情の変化や家族の様子に気を配り，患者が安心して闘病生活を送れるように，また，家族が互いに支え合って，困難をのりきっていけるように援助していく。

１ セルフケア行動への支援

　退院指導や療養上の生活指導において重要なことは，患者が自分自身で健康の維持や健康問題の解決に向けた努力ができ，セルフケア行動がとれるように援助することである。腎疾患では，腎機能の低下の程度によっては，生涯にわたり食事や運動に関して生活上の制限を受ける。そのため，療養にあたっては，患者本人の努力はもとより，家族や周囲の協力が必要不可欠である。

● **疾患の理解**　患者・家族に対する指導は，まず疾患を理解してもらうことから始まる。そのうえで，食事療法と運動療法を基本とした生活の仕方を指導していく。患者自身が生活の制限を理解し，実践できるかどうかで，療養生活の質は大きくかわってくる。患者の理解を促すためには，ビデオやパンフレット，テキストなどの利用が有効である。

　指導の内容としては，食事療法，服薬，運動，入浴，旅行，性生活，定期受診の必要性，症状悪化時の対応，安静の必要性と過労の防止，就労時の注意などがあるが，患者個々の生活にあったものを選択する必要がある。

● **セルフケア行動への支援**　腎疾患患者には，重症化や合併症を避けるために，生活習慣の改善に向けた指導が重要である。そのためには，患者自身が病気の自己管理を生活のなかに取り込み，生活を再構築していくことが求められる。看護師は，患者が病気をもちながら社会で生活を営んでいる「生活者」であるという視点をもち，セルフケア行動を促進する支援を行うことが重要である。

　セルフケアの支援では，行動理解のために健康信念モデル，行動ステージモデル，自己効力理論などの理論モデルが参考になる。心理的側面にも焦点をあて，セルフケア行動を支援していくことが重要である。

● **排尿・排泄管理を行う患者への指導**　ストーマやカテーテルの管理，排尿の管理などを行う患者に対しては，患者のケア能力や生活面での障害の程度など，患者個々の情報を把握し，1人ひとりの生活に即した具体的な指導が必要となる。高齢患者が増えている現在，装具の取り扱いの不備や誤った尿の管理は，スキントラブルや尿路感染の原因ともなり，腎機能の低下を引きおこしかねない。適切な自己管理ができるような支援が必要である。

　ストーマや尿失禁に関する分野では，とくに専門的な知識や正確な技術の提供が求められているため，専門看護師や認定看護師の役割が重要となっている。

2　在宅ケアへの援助

　患者・家族が安心して在宅での生活を送るためには，入院前の治療方針を決定するプロセスから看護師が意思決定支援にかかわり，切れ目のない看護が提供できるよう，入院後の病棟での看護，在宅での看護につなぐことが重要である。

　具体的には，早い時期から退院支援・退院調整が行われることが望ましい。そして，退院後も継続した医療や看護が必要な患者や家族，高齢者で他者の援助が必要な患者などに切れ目のない支援を提供できるように，地域の保健師や訪問看護ステーション，または他施設の看護師などと連携をとり，ケアを受けることができる体制をつくることが必要となる。

　地域包括ケアシステムにおいて，1人ひとりの患者の個別性に合わせた医療・看護を継続していくためには，急性期医療機関が地域の医療機関・介護施設・福祉施設・行政とつながり，退院調整カンファレンスの開催などを通して充実したサポートを担うことが重要である。在宅ケア体制の構築にあ

たって看護師の果たす役割は大きく，退院支援・退院調整を担当する専任の看護師を配置している施設もある。

　病院などの施設とは異なり，地域・家庭では日常生活において自身の判断を迫られる場面や機会が多く，また日常生活そのものに支援が必要となることも多い。そのため，在宅療養での支援は多職種で行われるようになってきており，看護師にも家族ケアや介護指導など，専門レベルの知識・技術・判断力が一段と期待されている。

🖊 work　復習と課題

❶ 腎・泌尿器領域における医療環境と看護の動きについて述べなさい。

❷ 腎・泌尿器疾患の特徴をあげ，その看護において大切な点を述べなさい。

❸ 腎・泌尿器疾患患者の身体的援助において，大切な点を述べなさい。

❹ 腎・泌尿器疾患患者の心理的援助において，大切な点を述べなさい。

❺ 腎・泌尿器疾患患者に対する社会資源の活用の仕方について述べなさい。

❻ 腎・泌尿器疾患患者および家族への生活指導において，大切な点を述べなさい。

参考文献

1. 秋葉隆・秋澤忠男編：透析療法ネクスト 18 透析医療における臨床研究の意義．医学図書出版，2015．
2. 厚生労働統計協会編：国民衛生の動向 2023/2024．厚生労働統計協会，2023．
3. ストラウス，A. L. 著，南裕子ほか訳：慢性疾患を生きる──ケアとクオリティ・ライフの接点．医学書院，1987．
4. 透析ソーシャルワーク研究会編：腎臓疾患患者の社会保障ガイドブック，2007 年度版．全国腎臓病協議会，2007．
5. 中尾俊之編：知りたいことのすべてがわかる腎臓病教室，第 4 版．医歯薬出版，2017．
6. 成清卓二：ナースのための腎臓病レクチュア（レクチュアシリーズ）．文光堂，2000．
7. 日本腎不全看護学会編：腎不全看護，第 6 版．医学書院，2021．

第 2 章

腎・泌尿器の構造と機能

本章の目標	□ 腎臓は血液を濾過し，尿を生成する。この尿を排出することは，老廃物の排泄とともに，体液の状態に応じて，水分や電解質の過不足を調節し，体液の恒常性（ホメオスタシス）の維持に重要な役割を果たしている。また，腎臓は内分泌臓器として，造血や血圧・電解質・骨代謝などの調節にも関与している。 □ 腎臓で生成された尿は腎盂に集まり，尿管を経て膀胱にたくわえられ，尿道を通って体外に排出される。本章では，これらの腎・尿路系に加えて，泌尿器科で扱われる男性生殖器の構造と機能について学習する。

A 腎臓の構造と機能

1 腎臓の位置・構造

1 腎臓の位置・肉眼的所見

　腎臓 kidney は左右一対の臓器で，背側の後腹膜腔に存在する（●図2-1）。腰の少し上あたりの，第12胸椎から第3腰椎の高さに位置し，右腎は上に肝臓があるため，左腎より約1.5 cm低い位置にある。この位置は，呼吸に伴う横隔膜の上下移動とともに上下する。

　大きさは握りこぶし大で，重量はおよそ120〜130 g程度である。ソラマメのような形をしており，表面は線維性の皮膜におおわれている。内側縁の中央部にあるくぼんだ部分を**腎門** renal hilum といい，腎動脈・腎静脈などの血管と，神経・尿管・リンパ管などが出入りしている。

　左右の腎臓にはそれぞれ，腹大動脈から分かれた左右の腎動脈を通って動脈血が流入し，腎臓から出ていく静脈血は左右の腎静脈を経て下大静脈に流

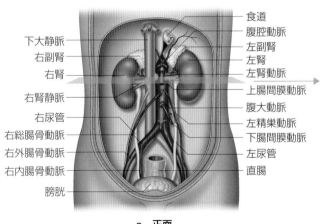

a. 正面

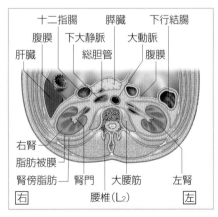

b. 横断面（下方より第2腰椎の高さを見る）

●図2-1　腎臓と尿管・大血管との位置関係

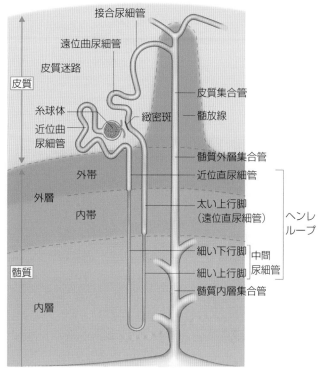

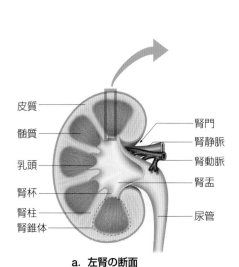

a. 左腎の断面

◎**図 2-2　背側からみた左腎の断面と尿路**
糸球体から始まり遠位尿細管で終わる尿細管は
互いに交わることがない 1 本の管である。この
尿細管と糸球体を合わせたものをネフロンとよ
ぶ。ネフロンは，腎臓の機能単位であり，1 個
の腎臓(片腎)に約 100 万〜120 万個存在する。

b. 尿細管の走行と集合管

入する。左腎静脈は，上腸間膜動脈と腹部大動脈にはさまれている。そのた
め，腎静脈圧迫 狭 窄(きょうさく)による左腎の静脈還流障害が，肉眼的血尿の原因とな
ることがある(ナットクラッカー現象，◎39 ページ)。

　腎臓の前頭面を見ると，尿を生成する腎実質と，尿の通り道である**腎杯**(じんぱい)
renal calix，**腎盂**(じんう) renal pelvis，**尿管** ureter が見られる(◎図 2-2)。腎実質は肉眼
的に，外層の**皮質** cortex と内層の**髄質** medulla が区別できる。髄質は，腎門
を中心に放射状に配列している**錐体**(すいたい) pyramid を中心としており，隣り合う錐
体の間に**腎柱**(じんちゅう) renal column という皮質の一部が存在する。

2 皮質と髄質の血管

　腎動脈は，腹大動脈から分岐し，腎門から腎臓内に入る前に通常 3 本程度
に分かれる(◎図 2-3)。腎実質内では**葉間動脈**(ようかん)となり髄質の外層へと向かう。
皮質と髄質の境界に達すると**弓状動脈**となり，そこから皮質表面に向かって
放射状に**小葉間動脈**を出し，それがさらに複数の糸球体に向かって**輸入細動
脈**を出す。**糸球体**は，毛細血管が糸毬(いとまり)のような球状になったもので，血液か
ら尿を濾過(ろか)し，尿細管に送る。

　糸球体が皮質の表層にある皮質ネフロンでは，濾過後の血液は**輸出細動脈**
を通って，尿細管周囲の毛細血管に送られる。一方，髄質近くの傍髄質ネフ
ロンでは，糸球体から出た輸出細動脈は，分かれて**下行直血管**になり，髄質
から戻る**上行直血管**は，皮質と髄質の境界近くで静脈に注ぐ。下行・上行直

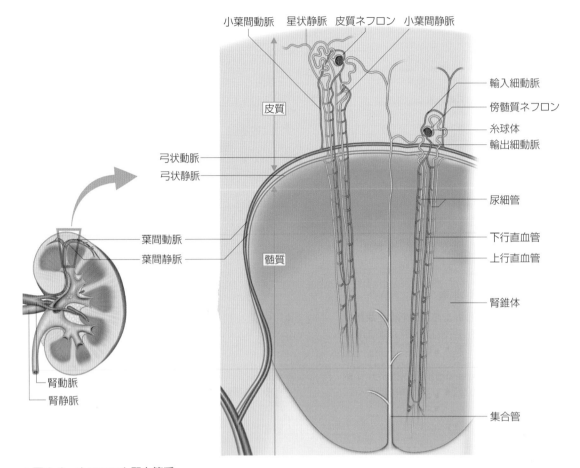

小葉間動脈　星状静脈　皮質ネフロン　小葉間静脈

皮質

弓状動脈
弓状静脈

葉間動脈
葉間静脈

髄質

腎動脈
腎静脈

輸入細動脈
傍髄質ネフロン
糸球体
輸出細動脈

尿細管

下行直血管
上行直血管

腎錐体

集合管

○図2-3　ネフロンと腎血管系

血管の間は，髄質の尿細管周囲の毛細血管によりつながれている。その後，**小葉間静脈**，**弓状静脈**，**葉間静脈**，**腎静脈**を経て，下大静脈に注ぐ。腎臓の静脈はほぼ，動脈と並行して走っている。

　このほか，皮質表層には星 状 静脈があり，小葉間静脈に接続している。

3　ネフロン

　糸球体から始まり遠位尿細管まで続く尿路は，互いに交わることがない1本の管である。これを**ネフロン** nephron とよび，1つの**腎小体**(糸球体とボウマン嚢)とそれに続く**尿細管**からなる。ネフロンは，腎臓の機能単位であり，1個の腎臓(片腎)に約100万〜120万個存在する(○図2-2)。ここで，血液の濾過，水・電解質の再吸収，分泌などが行われ，尿が生成される。

◆　糸球体

　糸球体は皮質中にあり，毛細血管が球状になったものである。輸入細動脈は，数本の毛細血管に枝分かれし，糸毬状の糸球体となり，最終的には合流して輸出細動脈となって糸球体を出る(○図2-4-a)。

●**メサンギウム**　糸球体の微細構造として，まず糸球体の毛細血管の内皮

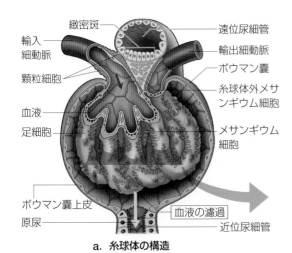

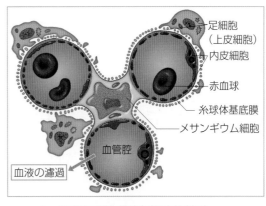

a. 糸球体の構造

b. 糸球体の微細構造(毛細血管断面)

◎図 2-4　糸球体

細胞の一部に接して糸球体を支えることで形態を維持している**メサンギウム**という結合組織がある。メサンギウムは，メサンギウム細胞とその周囲にあるメサンギウム基質からなる(◎図 2-4-b)。

　メサンギウムは糸球体の構造を保持する以外に，収縮・弛緩による糸球体濾過量の調節，貪食作用による代謝産物の処理などを行う。また，糸球体の傷害に際して増殖や活性化をおこし，サイトカインなどの伝達物質を産生する。メサンギウム細胞は，遠位尿細管の緻密斑と輸入・輸出細動脈に囲まれた糸球体外メサンギウム細胞，さらには輸入・輸出細動脈の平滑筋細胞に連続している。

●3層のバリア　毛細血管とメサンギウムの外側には，**糸球体基底膜**があり，さらにその表面を**足細胞(上皮細胞)**が取り囲んでいる。毛細血管内の血液は，内皮細胞，糸球体基底膜，足細胞の3層からなる濾過膜(係蹄壁)を障壁(バリア)として濾過され，**ボウマン嚢**の内腔である**ボウマン腔**に集められる。糸球体毛細血管の内皮細胞には70〜100 nm程度の孔が多数空いており，有窓内皮細胞ともよばれる。

　バリアの構成要素で，主要なものは糸球体基底膜である。基底膜には細孔とよばれる孔があり，血液から原尿への物質輸送を担っているが，分子量が約7万以上の物質はこの孔を通ることができずに血液中に残ることになる。これを**サイズバリア**という。また，基底膜はその構成成分により負の電荷をもっており，電気的な反発によってアルブミンなどの負電荷をもつタンパク質に対する障壁になっている。これを**チャージバリア**という。また，足細胞は**足突起**とよばれる突起を多数有しており，隣に接した足細胞と突起をからませて表面をおおっている。足突起間には薄い膜でおおわれたすきま(**濾過細隙**)があり，これもまた透過性を調節するバリアになっている。

◆ ボウマン嚢

　糸球体で濾過された糸球体濾液(**原尿**)は，糸球体を包むボウマン嚢から尿

細管に流れ込む。ボウマン囊は尿細管上皮でつくられた袋状の構造である（◯21ページ，図2-4-a）。糸球体と，それを取り囲むボウマン囊をあわせて**腎小体**とよぶ。

◆ 尿細管

● **尿細管の各部の名称** 尿細管は，ボウマン囊に続く近位尿細管から始まり，腎錐体の先端部である乳頭から腎杯につながっている尿の通路である。尿細管は，大きく①**近位尿細管**（近位曲尿細管・近位直尿細管），②**中間尿細管**，③**遠位尿細管**（遠位直尿細管・遠位曲尿細管），④集合管系（接合〔結合〕尿細管・集合管）に分けられる。集合管は厳密にはネフロンには含まれないが，腎臓の機能を考える場合には，含めて考えたほうが合理的である。

　近位尿細管は，前半2/3の近位曲尿細管と残り1/3の近位直尿細管に分けられる。**ヘンレループ**は，近位直尿細管と中間尿細管（細い下行脚・細い上行脚），遠位直尿細管（太い上行脚）で構成されている（◯19ページ，図2-2）。遠位直尿細管が同一ネフロンの糸球体の血管極❶に接している部分の上皮細胞を**緻密斑**とよぶ（◯21ページ，図2-4-a）。遠位直尿細管は緻密斑を過ぎると，遠位曲尿細管となる。

● **尿細管の走行** 糸球体は皮質に存在しているので，尿細管は皮質に始まり，皮質内で曲がり（近位曲尿細管），髄質の中を直線的に下る（近位直尿細管→ヘンレループの細い下行脚）。そしてヘアピン様に曲がり，直線的に上行し（ヘンレループの細い上行脚→遠位直尿細管），皮質へ戻る。つまり，髄質内を一往復することになる。皮質で遠位尿細管は曲がりながら走行し（遠位曲尿細管），集合管に注ぐ。

● **原尿の調整** 糸球体で濾過された糸球体濾液（原尿）は，いったん血液から濾過されたものを尿細管で取り込んで血液中に戻す**再吸収**や，血液中の物質を尿細管において尿中に出す**分泌**，濃縮などを受ける。

　水・電解質の出納は大量であるが，同時にカリウムイオンのように生体にとって安全域の狭い電解質では繊細な調節も必要である。そのため，尿細管は複数の部位で同じような役割をもち，構造的にも機能的にもきわめて複雑につくられている。

4 傍糸球体装置

　前述した緻密斑と，輸入細動脈および輸出細動脈に囲まれた領域である**糸球体外メサンギウム**は，糸球体内のメサンギウムとつながっている。また，糸球体の入り口にある輸入細動脈の平滑筋細胞由来の**顆粒細胞**は，**レニン** renin という酵素を分泌する。緻密斑，細動脈の平滑筋細胞，顆粒細胞，糸球体外メサンギウムを合わせて**傍糸球体装置** juxtaglomerular apparatus とよぶ。

● **傍糸球体装置の機能** 傍糸球体装置の機能は，糸球体と尿細管の間の情報交換をもとに行われる尿細管糸球体フィードバックと，顆粒細胞からのレニンの分泌である。緻密斑が同一ネフロンの糸球体の血管極に接するという構造が，この情報交換を可能にしている。

　尿細管糸球体フィードバック機構では，緻密斑の細胞が糸球体濾過量の増加を感知し，化学的なシグナルを出して，輸入細動脈を収縮させ，血管抵抗を増加させることなどにより糸球体濾過量を減少させる。

　レニンの分泌は，血圧の低下，緻密斑で感知した液流量や電解質濃度（塩化物イオン濃度）の低下により刺激される。分泌されたレニンは，レニン-アンギオテンシン-アルドステロン系を介して，血圧を上昇させる（◐28ページ）。

　傍糸球体装置は，このように糸球体内の血行動態を調節することで，水・電解質の出納量を増減して恒常性（ホメオスタシス）を維持している。

2 腎臓の機能

　腎臓の機能として，おもなものは以下の3つである。

● **身体に不要な物質の排泄**　代謝産物や異物などの排泄，とくに，タンパク質の代謝産物である尿素窒素や，クレアチニンなどの含窒素化合物，核酸の代謝産物である尿酸，余剰分の薬剤などを排泄する。

● **体液の量と組成の維持**　水-電解質バランス，体液の量，浸透圧，酸塩基平衡などを調節し，細胞外液を一定状態に維持している。たとえば，体液量はナトリウム・水の再吸収と分泌により，血漿浸透圧は，尿の濃縮・希釈により調節されている。

● **内分泌臓器としての機能**　赤血球産生の増加にはたらく造血ホルモンであるエリスロポエチンの産生や，カルシウム代謝に関与するビタミンＤの活性化，血圧の上昇に関与するレニン，血圧の下降などにはたらくプロスタグランジンとカリクレインを産生する。

1 尿の生成と排泄のしくみ

　不要物質の排泄と，体液量と組成の維持は，後述する糸球体濾過，および尿細管機能（再吸収，分泌）などによる尿の生成と排泄を通じて行われる。

● **腎血流量**　腎臓にはその大きさに比して大量の血液が流れており，心臓から拍出される血液（心拍出量，約5,000 mL/分）の約1/5〜1/4が腎臓を流れる。臓器重量あたりの血流量は約360 mL/分/100 gと，全身の臓器のなかでも一，二を争うほど多い。これは，腎臓で血液を処理するという作業が，生体の維持にきわめて重要であることを示している。そのため，生体が危機にあっても，腎臓への血流が保たれる安全装置が設定されている。

　たとえば，ショックなどのなんらかの原因により全身の血圧が低下し，腎動脈圧に変化が生じても，80〜180 mmHgの間では腎血流量は変化しない。これは血圧に応じて，血管抵抗を変化させることによって腎血流量が保たれているためで，これを自己調節という。この自己調節機構によって，腎動脈圧が大きく変動しても，腎機能（糸球体濾過量）は保たれる。

● **糸球体濾過**　糸球体では，内皮細胞，基底膜，足細胞（上皮細胞）の3層の濾過膜を通して，血液が濾過される（◐21ページ，図2-4-b）。水・電解質・グルコース・アミノ酸などは濾過膜を通過するが，3層の膜の構造と負の荷

電により，分子量が約7万と大きく負荷電であるアルブミンや，血球成分は，基本的には濾過されない。したがって，血液から血球・タンパク質などの高分子物質を除いた液が原尿としてボウマン嚢に濾過されて出てくる。多くの糸球体疾患では，濾過膜のバリアーが障害されて，タンパク尿などが出現する。

血漿からタンパク質などの高分子物質を除いて原尿を生成する際には**限外濾過**という機序がはたらいている（◯96ページ）。糸球体の毛細血管は，輸入細動脈と輸出細動脈にはさまれているために，毛細血管の血圧が高く，平均血圧が約50 mmHg である。それに対してボウマン腔の静水圧は低い。この毛細血管血圧とボウマン腔内の静水圧との差が血液から原尿をつくる圧力，すなわち限外濾過の機序のもととなる。

糸球体濾過量は，腎血漿流量の約1/5で，成人では1日に140〜180 L にも及ぶ。全身の血行動態に影響されるが，とくに輸入細動脈と輸出細動脈のバランスが濾過量の調節に重要である。たとえば，輸入細動脈が輸出細動脈よりも収縮すれば，糸球体に流入する血流量は低下し，糸球体内圧は減少し，糸球体濾過量も減少する。逆に輸出細動脈が輸入細動脈よりも収縮すれば，糸球体から流出する血液量が減って糸球体内に血液が貯留するため，糸球体内圧が高まり，糸球体濾過量は増加する。このような輸入細動脈や輸出細動脈の変化は，血管に作用するさまざまな物質によってもたらされる。たとえば，輸入細動脈はエンドセリンによって，輸出細動脈はアンギオテンシンⅡによって選択的に収縮する（◯図2-5）。

● **尿細管機能（再吸収と分泌）**　原尿は，尿細管で水およびアミノ酸・グルコースなどの有機溶質の大半（99%）が再吸収され，電解質は種類により適宜再吸収・分泌が行われ，約1/100の量となり，最終的に1日に約1〜1.5 L の尿が生成される。

大量の糸球体濾過と，尿細管各部位における複数回の再吸収と分泌により，状況の変化に応じて，尿の組成や尿量を迅速に変化させることで，体液の恒常性を保つことができる。

ここでは，尿細管の部位別に，その機能・特徴を述べる（◯図2-6）。

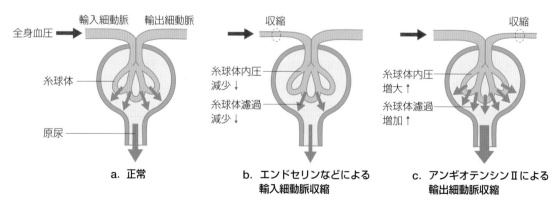

a. 正常　　b. エンドセリンなどによる輸入細動脈収縮　　c. アンギオテンシンⅡによる輸出細動脈収縮

◯**図2-5　血行動態による糸球体濾過への影響**

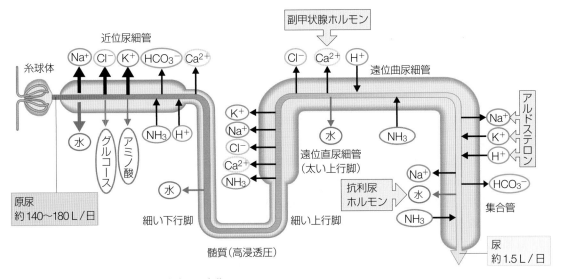

●**図2-6　尿細管において原尿が受ける変化**

　① 近位尿細管　糸球体で濾過されたアミノ酸やグルコース，水・電解質の多くが，近位尿細管で再吸収される。水，ナトリウムイオン（Na⁺），塩化物イオン（Cl⁻），カリウムイオン（K⁺）の約2/3，アミノ酸，グルコース，一部濾過された微量のタンパク質のほぼ全量が，この部分で再吸収される。そのほか，炭酸水素イオン（重炭酸イオン，HCO_3^-），リン，カルシウムイオン（Ca^{2+}）なども再吸収され，水素イオン（H⁺）や，さまざまな有機酸，有機塩基などが分泌される。アンモニア（NH_3）は近位尿細管で産生され，酸塩基平衡に重要な役割を果たしている。

　② ヘンレループの細い下行脚　細い下行脚は水に対する透過性が高く，Na⁺とCl⁻に対する透過性が低いという特徴がある。ヘンレループの下行脚は髄質の中に深く入り込んでいるが，髄質の浸透圧は腎乳頭に向けて高くなっているので，浸透圧差で水が再吸収される。水が再吸収されるので，濾過液は下行するにしたがって濃縮され，Na⁺とCl⁻の濃度が上昇する。

　③ ヘンレループの細い上行脚と太い上行脚（遠位直尿細管）　細い上行脚と太い上行脚は，いずれもNa⁺とCl⁻に対する透過性が非常に高いが，水の透過性はほとんどないという特徴がある。細い上行脚ではNa⁺とCl⁻の再吸収が行われるため，髄質は高浸透圧になる。太い上行脚では，さらにNa⁺とCl⁻の再吸収が能動的に行われ，Na⁺とCl⁻の20〜30%を再吸収している。そのため，上行するにしたがって，濾過液は希釈され，尿細管内の液は低張になる。Na⁺とCl⁻の再吸収は，尿細管腔側の細胞膜のNa⁺-K⁺-Cl⁻の共輸送体によって行われる●。またこの部分では，Ca^{2+}，マグネシウムイオン（Mg^{2+}）などの再吸収も行われている。

　④ 遠位曲尿細管　遠位曲尿細管では，Na⁺とCl⁻の再吸収とCa^{2+}の再吸収が行われている。Na⁺とCl⁻の再吸収は，Na⁺-Cl⁻共輸送体を介している。また血清Ca^{2+}濃度が下がると，副甲状腺ホルモン parathyroid hormone（PTH）およびビタミンDの作用によって，Ca^{2+}の再吸収が増加する。

NOTE
●細胞膜には，さまざまな物質を細胞内外に輸送するための膜タンパク質がある。総称して膜輸送体とよばれ，共輸送体，交換輸送体，チャネル，ポンプなどがある。

⑤**集合管**　皮質の集合管では Na^+ の再吸収と K^+ の分泌が行われるが，これには副腎皮質ホルモンのアルドステロン aldosterone が関与している。循環血液量が減少するとアルドステロンの分泌が亢進し，皮質集合管での Na^+ 再吸収が増加して体内の Na^+ 量が増加し，循環血漿量が回復する。この際に，ナトリウム-カリウムポンプが使用される。その結果，Na^+ の増加に伴い K^+ が排泄されるため，アルドステロン分泌亢進状態では低カリウム血症の傾向となる。

　髄質の集合管では，下垂体後葉から分泌される抗利尿ホルモン antidiuretic hormone（ADH，バソプレシン〔AVP〕）とアクアポリン（AQP）を介した水輸送の調節により，尿の濃縮や希釈を制御している。ADH の存在により集合管の上皮細胞の水の透過性が亢進すると，髄質の間質❶の浸透圧が高いために，尿細管から水が再吸収され，尿が濃縮される。体液の浸透圧の低下があると ADH の分泌は抑制され，水の再吸収が減少して尿量が増す。

　集合管は，酸塩基平衡の調節にも重要であり，H^+ の分泌と，HCO_3^- の再吸収を行っている。

NOTE
❶間質
　器官固有の機能を果たす細胞（実質）の間隙を満たす結合組織性の細胞や線維などの総称である。腎臓であれば，糸球体や尿細管などの間隙を満たしている部分が相当する。

2 体液の量と組成の維持

　体内には，体重の約60%の水分が存在し，この水分は細胞内液や血漿・リンパ液・間質液などの体液として存在している。40%が細胞内に，残りの20%が細胞外に分布し，細胞外液のうち約1/4は血漿に，3/4は間質液（組織液，組織間液）として存在している（◎図2-7）。

● **電解質と非電解質**　体液中には，イオンとして存在するナトリウムイオン（Na^+），カリウムイオン（K^+），塩化物イオン（Cl^-），カルシウムイオン

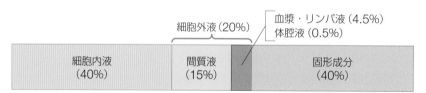

◎**図2-7　体液区分（体重に占める割合）**

plus	**H^+ の排泄**

　体液のpHは通常，7.4前後の非常に狭い範囲に維持されており，この調節は肺と腎臓で行われている（◎55ページ）。

　食事摂取により，体内ではリン酸や硫酸など数種の酸が生成されるが，これらの有機酸や H^+ は腎臓から排泄される。また，重要な塩基であり血液中のpHを保つために必要な HCO_3^- は，糸球体で濾過される。糸球体で濾過された HCO_3^- の80〜90%は，近位尿

細管で H^+ の分泌に依存したかたちで再吸収され，最終的にはすべて再吸収される。

　また，リン酸やアンモニアと結合したかたちで排泄することで，H^+ 単独で排泄する場合に比べて，大量の H^+ を排泄することができる。アンモニアは，主として近位尿細管でグルタミンから生成され，これが尿細管内で H^+ と結合し，アンモニウムイオン（NH_4^+）となり尿中に排泄される。

（Ca^{2+}），リン酸水素イオン（HPO$_4^{2-}$），マグネシウムイオン（Mg^{2+}）などの電解質と，グルコース，尿素，クレアチニン，コレステロールなどの非電解質がある。

電解質のうち，Na$^+$は細胞外液に含まれる主要な陽イオンで，体液の浸透圧を規定するとともに，さまざまな調節系を介して，細胞外液量も規定している。K$^+$は，主として細胞内液に存在する陽イオンで，Na$^+$やH$^+$とともに，酸塩基平衡に関与している。Cl$^-$は細胞外液の主要な陰イオンで，通常はNa$^+$と並行して変化する。HPO$_4^{2-}$は細胞内液の主要な陰イオンである。

これら電解質濃度は，比較的狭い範囲に維持されており，その大きな変化は生命の危険をもたらす場合がある。

● **水の調節**　正常な状態では，水や電解質の摂取量と排泄量はバランスがとれており，体内にはつねに一定量が存在し，過不足をみとめることはない（●表2-1）。この調節はおもに腎臓が行っている。術後や意識障害のある患者への輸液時には，このような出納表を参考に投与量を決めることになる。

● **浸透圧の調節**　健康な人の血漿浸透圧は270〜295 mOsm/kgH$_2$Oである。血漿浸透圧が上昇するような状況では，視床下部にある浸透圧受容体が反応して口渇を自覚し，水を欲する（●図2-8）。同時に，下垂体後葉からADHが分泌され，集合管に作用して水の再吸収が亢進する。その結果，尿は濃縮され，尿量は減少する。このようにして，浸透圧は正常域に調節される。

◖**表2-1　健康人における水の出納**

摂取量(mL)		排泄量(mL)	
飲料水	1,200	尿	1,500
食物からの水分	1,000	便	100
代謝水	300	不感蒸泄(肺)	300
		不感蒸泄(皮膚)	600
合計	2,500	合計	2,500

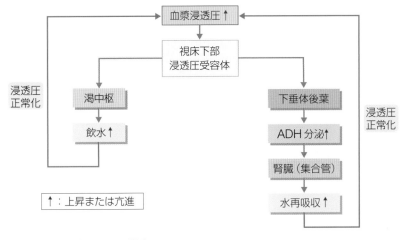

◖**図2-8　体液量の調節機序**

● **ナトリウムの調節**　前述したように，細胞外液の主要な陽イオンである Na^+ は，細胞外液量や浸透圧の維持に重要な役割を果たしている。このナトリウムバランスの調節は，腎臓における糸球体濾過量や，副腎皮質から分泌されるアルドステロン，尿細管周囲毛細血管の静水圧や膠質浸透圧，ナトリウム利尿ペプチドなどによって，濾過量や再吸収量を変化させることで巧妙に行われている。すなわち，尿以外からのナトリウム排泄は，便や汗などごく微量であり，大量の発汗や嘔吐・下痢などといった事態がなければ，ナトリウム摂取量と尿中ナトリウム排泄量はほぼ等しくなる。

3　内分泌臓器としての機能

　腎臓は排泄臓器としての機能のほかに，内分泌臓器としての作用がある。腎臓においては，次のような物質が産生・活性化される。

● **レニン**　レニンは，腎臓の傍糸球体装置の顆粒細胞から分泌される酵素で，主として肝臓で産生されたアンギオテンシノーゲンに作用して，アンギオテンシン I を産生する。アンギオテンシン I は，肺や腎臓などに存在している**アンギオテンシン変換酵素** angiotensin converting enzyme（**ACE**）の作用で**アンギオテンシン II** となるが，これは生体内で最も強力な昇圧物質の１つで，動脈の平滑筋を収縮させて血圧を上昇させる。また，アンギオテンシン II は，副腎皮質に作用して**アルドステロン**の分泌を増加させ，遠位尿細管での Na^+ 再吸収，K^+ 分泌を増加させ，体液量の増加と血圧上昇をおこす。血圧上昇に関するこの一連のしくみを**レニン-アンギオテンシン-アルドステロン系**とよぶ（●図2-9）。

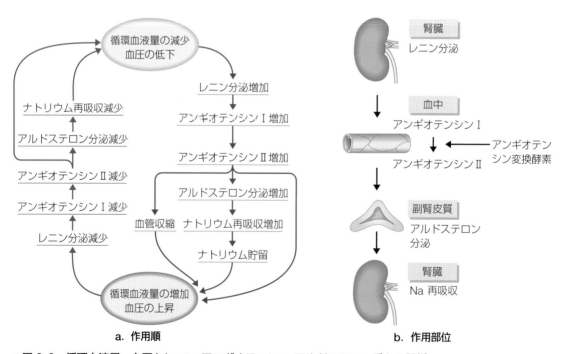

a.　作用順　　　　　　　　　　　　　　　　b.　作用部位

●**図2-9　循環血液量・血圧とレニン-アンギオテンシン-アルドステロン系との関係**

● **エリスロポエチン**　エリスロポエチン erythropoietin（EPO）は，赤血球の形成を刺激する。赤芽球前駆細胞に作用し，赤芽球への分化・増殖を盛んにする。成人の EPO の主要な産生部位は腎臓であり，皮質と髄質外層の間質にある細胞で産生される。そのため腎機能が著しく低下する慢性腎不全では，EPO が減少し，**腎性貧血**をおこす。腎性貧血は，合成された EPO を薬剤として投与して治療する。

● **プロスタグランジン，カリクレイン，キニン**　プロスタグランジン prostaglandin（PG），カリクレイン kallikrein，キニン kinin はいずれも腎臓で産生され，それほど強くはないが血圧を下げる作用がある。

　プロスタグランジンには数種類があり，作用も多様であるが，そのうちのプロスタサイクリンは血管拡張により血圧を下げる。また，プロスタグランジン E_2 はナトリウム・水の排泄を増加させるとともに，血管拡張作用がある。

　カリクレイン-キニン系も降圧にはたらく。腎カリクレインは遠位尿細管細胞で産生され，血管拡張作用のあるブラジキニンを産生する。

● **ビタミン D**　肝臓で OH 基がついた 25-（OH）ビタミン D は，腎臓で活性型の 1,25-（OH）$_2$ビタミン D に変換される。活性型ビタミン D は，主要標的臓器である腸管からのカルシウム吸収を促進する。慢性腎不全では，カルシウム代謝異常と骨の異常をおこすが，これはビタミン D の活性化の低下が大きな原因となっている。

B　尿管の構造と機能

　尿管 ureter は，腎盂と膀胱をつなぐ長さ 25〜30 cm，直径 4〜7 mm の管腔臓器❶である。腎実質で生成された尿は腎杯から腎盂に達し，尿管に注がれる。

● **尿管の走行**　尿管は腎盂を出たあと腸腰筋の前面を下降して総腸骨動脈と交差し，その前面をまたいで小骨盤腔に入ると，膀胱に接続する直前で，男性では精管，女性では子宮円索の後方を迂回する（●図 2-10, 11）。

● **生理的狭窄部位**　尿管には 3 か所の生理的な狭窄部位があり，上から①**腎盂尿管移行部**，②総腸骨動脈・静脈との交差部，③膀胱壁の筋層の部位（**尿管膀胱移行部**）である。

● **尿管の構造**　尿管壁は平滑筋からなっていて，上から下に向かってたえず蠕動運動を行っている。したがって，腎盂に集まった尿はただちに腎盂尿管移行部をこえて下方に運ばれ，断続的に膀胱に排泄される。尿管内腔は腎盂や膀胱と同様の尿路上皮によりおおわれている。尿管が膀胱筋層を斜めに貫く尿管膀胱移行部には，膀胱にたまった尿が尿管に逆流しないための逆流防止機構がある。

● **尿路**　なお，尿の通り道，すなわち尿路は，腎盂と尿管からなる**上部尿路**と，膀胱と尿道からなる**下部尿路**に分けてよばれることがある。

□ NOTE

❶管腔臓器

　消化管・尿路・血管などの管状・袋状の臓器をさす。これに対し，臓器単位が明らかで，断面が充実性の臓器（腎臓・肝臓・脳など）を実質臓器あるいは固形臓器という。

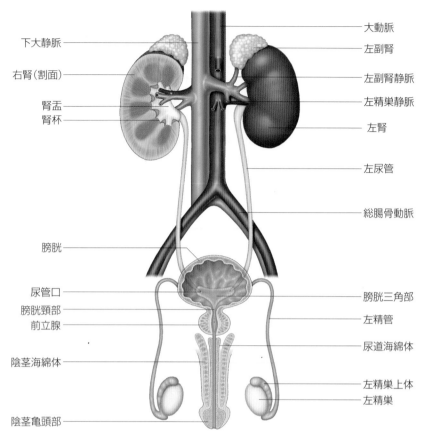

下大静脈

右腎（割面）

腎盂
腎杯

膀胱

尿管口
膀胱頸部
前立腺

陰茎海綿体

陰茎亀頭部

大動脈

左副腎

左副腎静脈

左精巣静脈

左腎

左尿管

総腸骨動脈

膀胱三角部

左精管

尿道海綿体

左精巣上体
左精巣

○図 2-10　腎・尿路・男性生殖器系

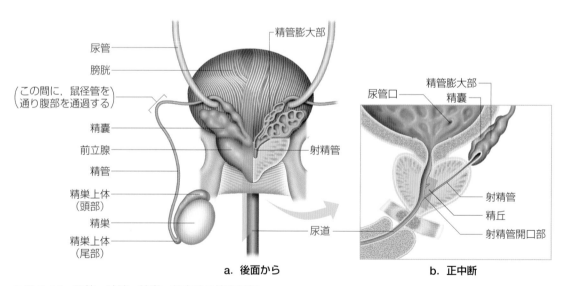

精管膨大部

尿管

膀胱

（この間に，鼠径管を
通り腹部を通過する）

精嚢

前立腺

精管

精巣上体
（頭部）

精巣

精巣上体
（尾部）

射精管

尿道

a. 後面から

精管膨大部
精嚢

尿管口

射精管
精丘
射精管開口部

b. 正中断

○図 2-11　尿管・膀胱・精嚢・前立腺の位置関係

C 膀胱の構造と機能

1 膀胱の構造

膀胱 urinary bladder は，骨盤腔内で恥骨の後方，男性では直腸の前面，女性では子宮の前面にある袋状の臓器で，上面は腹膜におおわれている（◉図2-12, 13）。膀胱壁は粘膜と3層の平滑筋層からなっている。平滑筋層は，内縦・中輪・外縦の筋線維の走行を示す。

● **各部の名称**　膀胱の内面は尿路上皮におおわれた粘膜で，頂部，側壁・後壁，三角部，膀胱頸部の区別がある。**膀胱頸部**は尿の出口であり，内尿道口に移行する。**膀胱三角部**は膀胱頸部と左右の尿管口（尿管の出口）を結ぶ部分で，ハンモック状のつり手の部分に尿管口が開口している。

● **内尿道・外尿道括約筋**　膀胱頸部の周囲は筋線維が豊富で，**内尿道括約筋**を形成している（◉図2-12）。男性ではこの部分は前立腺に接している。さらにその先の尿道の周囲には随意筋である**外尿道括約筋**が存在する。

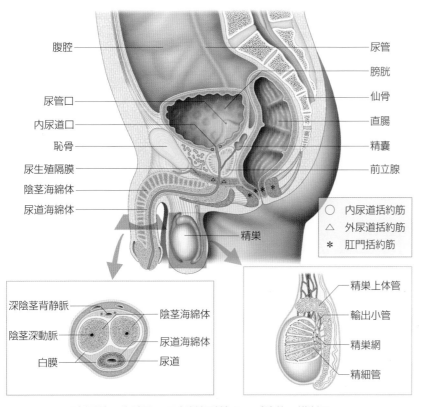

腹腔
尿管口
内尿道口
恥骨
尿生殖隔膜
陰茎海綿体
尿道海綿体
精巣

尿管
膀胱
仙骨
直腸
精嚢
前立腺

○　内尿道括約筋
△　外尿道括約筋
＊　肛門括約筋

深陰茎背静脈
陰茎深動脈
白膜
陰茎海綿体
尿道海綿体
尿道

精巣上体管
輸出小管
精巣網
精細管

◉**図2-12　下部尿路・生殖器の正中断（男性）および陰茎の横断図**

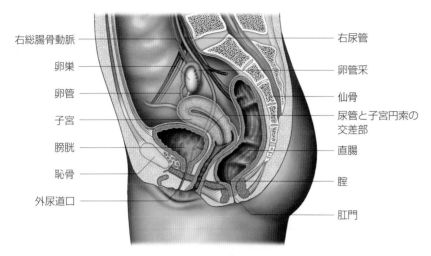

左側ラベル（上から）：
右総腸骨動脈
卵巣
卵管
子宮
膀胱
恥骨
外尿道口

右側ラベル（上から）：
右尿管
卵管采
仙骨
尿管と子宮円索の交差部
直腸
腟
肛門

◎図 2-13　下部尿路・生殖器の正中断(女性)

2　膀胱の機能

　膀胱の機能は，尿をためる**蓄尿**と，一定の内圧に達すると尿意を感じ，貯留した尿を尿管に逆流させないで，これを完全に排出する**排尿**である。これらの機能は，膀胱壁の伸展性と，橋の排尿中枢(橋排尿中枢)や脊髄の自律神経中枢などの膀胱と尿道を支配する複雑な制御機構により実現されている(◎図2-14)。

● **蓄尿**　尿が膀胱にたまるにしたがい尿意が大脳に伝えられ，橋排尿中枢を抑制する。また，胸髄・腰髄の交感神経を介して，膀胱平滑筋(排尿筋)は弛緩，内尿道括約筋は収縮し，さらに陰部神経を介して外尿道括約筋も収縮する。この結果，蓄尿がおこる。

● **排尿**　排尿は，大脳からの橋排尿中枢に対する抑制を随意的に解除することによって開始される。橋排尿中枢の興奮は仙髄排尿中枢を介して副交感神経を刺激し，排尿筋を収縮させる。外尿道括約筋の収縮を解除することにより，尿を残すことなく排出することができる。

D　尿道の構造と機能

　尿道 urethra は，膀胱の内尿道口から，外陰部の外尿道口に通じている管である。直径 1 cm 以下の管で，長さは女性で 3〜4 cm，男性で 16〜20 cm である。通常，粘膜面は密着して内腔はほとんどないようにみえるが，尿の通過時には拡張する。**内尿道括約筋**は内尿道口の近くにあり，**外尿道括約筋**は尿生殖隔膜にある(◎図2-12)。

● **女性の尿道**　女性の尿道は，膀胱を出るとすぐに尿生殖隔膜を貫き，外尿道口へといたる。

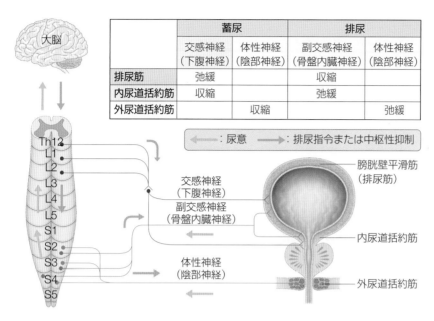

	蓄尿		排尿	
	交感神経 （下腹神経）	体性神経 （陰部神経）	副交感神経 （骨盤内臓神経）	体性神経 （陰部神経）
排尿筋	弛緩		収縮	
内尿道括約筋	収縮		弛緩	
外尿道括約筋		収縮		弛緩

◖図2-14　蓄尿・排尿と神経の作用

蓄尿時は，大脳皮質が排尿中枢を抑制し，交感神経（下腹神経）を通じて，排尿筋を弛緩，内尿道括約筋を収縮させる。また，外尿道括約筋は体性神経（陰部神経）により収縮する。排尿時は，排尿中枢が興奮し，副交感神経（骨盤内臓神経）を通じて排尿筋の収縮と内尿道括約筋の弛緩がおこる。同時に外尿道括約筋も体性神経（陰部神経）により弛緩する。

● **男性の尿道**　男性の尿道は，内尿道口から順に，**後部尿道**（前立腺部・隔膜部）と**前部尿道**（海綿体部）の区別がある。**前立腺部**には，尿道を取り囲むように前立腺が存在する。続く**隔膜部**は，尿生殖隔膜に囲まれている。最後に，尿道海綿体に囲まれた**海綿体部**（**球部**と**振子部**）を経て，外尿道口へといたる。

　前立腺部の後面には**精丘**（**精阜**）という隆起があって，前立腺を貫いた射精管が開口している（◖30ページ，図2-11）。海綿体部には多数の尿道側管が開いており，球部には豆粒大の**尿道球腺**（**カウパー** Cowper **腺**）の開口部がある。

E 男性生殖器の構造と機能

1 精巣の構造と機能

　精巣 testis は**陰嚢**内にある左右一対の生殖腺で，長径4cm，短径3cm，幅3cm ほどの楕円体をなしている（◖31ページ，図2-12）。表面は灰白色でじょうぶな線維性の**白膜**におおわれ，白膜は精巣の後方で精巣縦隔をつくる。ここから線維性の中隔が精巣の実質に向かってのび，精巣実質を多数の小葉に区分している。それぞれの小葉内には曲がりくねった**精細管**が多数存在する。精細管は精巣縦隔に集まってここで**精巣網**をつくり，輸出小管と

なって精巣上体の頭部に連絡する。

●**精子の造成と男性ホルモンの分泌**　精巣には2つの基本的なはたらきがある。1つは男性の生殖器としての機能で，精子を造成すること（造精）である。組織学的に精細管の断面を観察すると，精子形成までの各段階の精子形成細胞（精原細胞→精母細胞→精子細胞）と精子がみとめられるほか，管腔基底部にこれらを支持栄養するセルトリ Sertoli 細胞がみられる。

　もう1つの精巣機能は，内分泌臓器として男性ホルモンを分泌することであり，ホルモン（テストステロン）の産生は間質のライディッヒ Leydig 細胞によって行われている。

2　精巣上体の構造と機能

　精巣上体 epididymis は，精巣の表面に付着している西洋ナシ状の細長い臓器で，頭部・体部・尾部の3部に分けられる。頭部は幅が広く，帽子のように精巣の上極についているが，体部は精巣とやや離れ，尾部にいくにしたがって細くなる。頭部には精巣から入ってくる**輸出小管**が集まり，体部では曲がりくねった1本の管を形成する。尾部ではこの管が精管に移行する。

●**精子の吸収・分泌**　精巣上体のはたらきは，精巣においてつくられた精子の吸収・分泌であり，さらに精子の貯蔵所としての機能もある。

3　精管・精嚢の構造と機能

　精管 deferent duct は全長40〜50cm，直径3〜3.5mmほどの管で，精巣上体尾部に始まり，上行して**精索**❶の一部を形成しつつ鼠径管を通って精嚢の後方から前立腺を貫き，尿道に開口している（●30ページ，図2-11）。精管は豊富な平滑筋に取り囲まれた管で，精巣において産生された精子を蠕動運動によって運搬する。精嚢の後面では管の内腔が広がり，**精管膨大部**とよばれる。

　精嚢（精嚢腺）はこの膨大部と膀胱との間に存在する長さ3.5cm，幅1cmぐらいの不規則な管腔臓器で，精液の液体成分である**精漿**を分泌している。分泌液はプロスタグランジンやフルクトース（果糖）を含み，精子の運動性促進に関与していると考えられている。精嚢は精管膨大部と接合して**射精管**となり，前立腺の中葉と後葉との間を貫通して精丘の両側に開口する。

●**精路**　精子の通り道である精巣上体，精管，尿道を**精路**とよぶ。

4　前立腺の構造と機能

　前立腺 prostate は，後部尿道を取り囲むクルミ大の実質臓器で，上方は膀胱頸部，下方は尿生殖隔膜に接し，中心を尿道が貫く（●30ページ，図2-11，および31ページ，図2-12）。従来，前立腺は内腺と外腺に分けられると考えられていた。しかし最近では，①前立腺底部を占め射精管の周囲にある**中心領**

□NOTE

❶**精索**
　精管・動静脈・リンパ管・神経などからなる，陰嚢から鼠径管にかけての索状物。

域，②前立腺尖部（遠位部）の**辺縁領域**，③中心部で尿道をとりまく**移行〔領〕域**，④尿道前面の前部線維筋性間質，の4つに分類するようになった❶（▶154ページ，図5-15）。

● **前立腺液の分泌と作用**　前立腺は乳白色の前立腺液を分泌する。この液は射精の際に精巣からきた精子を薄めるとともに，精子の運動を活発にする役割を果たしている。

● **PSA**　前立腺の腺上皮からは前立腺特異抗原 prostate specific antigen（PSA）が血中に分泌されており，前立腺がんの重要な腫瘍マーカーとなっている。

NOTE
❶前立腺肥大症は移行域から発生し，本来の腺組織である中心領域や辺縁領域を圧排しながら増殖し，前立腺部尿道を閉塞する。一方，がんの多くは辺縁領域から発生する。

5 陰茎の構造と機能

陰茎（いんけい） penis は，左右2個の**陰茎海綿体**と尿道周囲の**尿道海綿体**から形成され，その先端は**亀頭部**（きとう）といわれる（▶31ページ，図2-12）。尿道は，尿道海綿体を貫いて，この亀頭部に開口する。陰茎海綿体の根部は左右に分かれ，ともに坐骨海綿体筋の中に接続する。それぞれの海綿体は，**白膜**という強い弾力性のある結合組織の膜に包まれ，さらにその外側を複数の筋膜に包まれている。陰茎の皮膚は薄くて弾力性に富み，その先端は包皮を形成する。

● **勃起現象**　海綿体はきわめて血管が豊富で，性的に興奮するとこの中の血液が急激に増加し，陰茎全体が硬化・膨張する。これを**勃起**（ぼっき）という。勃起現象はおもに血管内の血流の変化によっておこり，陰茎への支配血管が重要な役割を果たしている。

すなわち，内陰部動脈から分かれた陰茎動脈は，陰茎背動脈・陰茎深動脈・尿道球動脈の3動脈に分かれたあと，陰茎背動脈は陰茎の背面に沿って亀頭部にいたり，陰茎深動脈は陰茎海綿体の根部から海綿体に入る。これらはそれぞれに静脈が存在し，勃起の際にも一定量の血液が流出しているが，全体としての血液量が増えるのは，動脈からの流入量が著しく増大するほか，尿道海綿体における静脈からの流出量が減少するためと考えられている。

6 陰嚢の構造と機能

陰嚢（いんのう） scrotum は収縮性に富む皮膚によっておおわれた袋で，内部には精巣・精巣上体・精索が存在する。陰嚢は隔壁によって左右に分けられ，その接合部には中央縫線（ほうせん）が走っている。皮膚はやわらかく皺襞（しゅうへき）が多く，色素や汗腺に富む。皮下には**挙睾筋**（きょこう）があり，内腹斜筋に連結している。

精巣は，陰嚢の皮膚を含め6～7枚の膜によって防護されている。陰嚢の多くの皺襞は，精巣で盛んに進行する精細胞の減数分裂のために，その放熱作用を受けもっているといわれている。

⚡work 復習と課題

❶ 腎臓の位置と構造，およびネフロンと糸球体の構造について述べなさい。

❷ 腎臓の排泄臓器・内分泌臓器としての機能について述べなさい。

❸ 膀胱と尿道，括約筋の関係は，男性と女性ではどのように異なるかを述べなさい。

❹ 男性の尿道の各部の名称を順序に従って記しなさい。

❺ 精巣のおもなはたらきを2つあげ，それに関する細胞について述べなさい。

❻ 前立腺のはたらきについて述べなさい。

参考文献

1. 並木幹夫監修：標準泌尿器科学，第 10 版. 医学書院，2021.
2. 西澤理ほか編：New 泌尿器科学，改訂第 2 版. 南江堂，2007.
3. 菱田明ほか編：標準腎臓病学. 医学書院，2002.
4. John E. Hall 著，石川義弘ほか総監訳：ガイトン生理学，原著第 13 版. エルゼビア・ジャパン，2018.
5. McAninch, J. W. and Lue, T. F.：*Smith & Tanago's General Urology, 19th ed.* McGraw Hill, 2020.

推薦図書

1. エレイン N. マリーブ著，林正健二ほか訳：人体の構造と機能，第 4 版. 医学書院，2015.
2. 坂井建雄ほか著：人体の正常構造と機能 V，腎・泌尿器，改訂第 4 版. 日本医事新報社，2021.
3. Rohen, J. W. et al.：解剖学カラーアトラス，第 9 版. 医学書院，2023.
4. Partin, A. W. et al.：*Campbell-Walsh Urology, 12th ed.* Elsevier, 2021.

第 **3** 章

症状とその病態生理

本章の目標
□ 腎・泌尿器疾患において出現する症状は，尿の異常や，排尿に関する症状，脱水，尿毒症，浮腫，高血圧などの循環器系の異常，血液の異常，疼痛，腫脹・腫瘤などであり，自覚症状・他覚症状は多種多様である。
□ 本章では，腎・泌尿器疾患に伴うおもな症状の発生する原因，およびその病態生理を学び，また原疾患との関連を理解することで，第6章「患者の看護」へつながる基礎を学習する。

A　尿の異常

　尿の異常はさまざまな情報を示してくれる。そのため尿検査は，診断，病勢の評価，治療法の検討にきわめて有効な検査である。

1　尿量の異常

1　乏尿・無尿

　健康な人の尿量は，通常1〜1.5 L/日程度であるが，摂取水分量や，不感蒸泄，季節による発汗量の変化，下痢・嘔吐などにより変動する。1日の食事中の溶質の量は500〜600 mOsm であり，これを尿にすべて排出しなくてはならない。腎機能が正常な場合の最大尿濃縮能は1,200〜1,300 mOsm/kgH$_2$O であることから，溶質排出のためには最低でも400〜500 mL/日の尿量が必要ということになる。したがって，尿量が400 mL/日以下になると，体内に代謝産物が蓄積することになる。

　尿量が400 mL/日以下を**乏尿**，100 mL/日以下を**無尿**とよぶ。

● **乏尿の原因**　乏尿の原因は，腎前性・腎性・腎後性に分類できる。乏尿の原因の特定は，治療方針の決定や予後の推定のためにきわめて重要である。

　1 **腎前性乏尿**　腎臓には問題がないが，嘔吐・下痢，心筋梗塞などによって体液量や心拍出量が減少することにより腎血流量が減少しておこる。

　2 **腎性乏尿**　急性糸球体腎炎や急速進行性糸球体腎炎などの際に，糸球体が障害されて糸球体濾過量が減少する一方で，尿細管での再吸収能は維持されるために乏尿となる。また，腎臓虚血や薬剤によって尿細管壊死が引きおこされた場合も腎性乏尿となる。

　3 **腎後性乏尿**　悪性腫瘍や後腹膜線維症などでの両側尿管閉塞や，前立腺肥大・前立腺がんなどによる排尿障害時に発症する。

2　多尿

　1日の尿量が2,500 mL 以上の場合を**多尿**という。多尿の原因は，水利尿と浸透圧利尿に分けることができる。

● **水利尿**　自由水❶が過剰に排泄される状態であり，心因性多飲❷，中枢性

NOTE

❶**自由水**
　溶質を含まない純粋な水のことで，水の出入りなどを考える際に用いる概念上の水である。
❷心因性多飲において水分摂取量が増加すると，血液の浸透圧が低下し，下垂体後葉からの ADH の分泌が減少する。ADH は集合管における水の再吸収を促進することから，ADH の分泌が減少すると尿量は増加することになり，これにより低下していた血漿浸透圧は正常に回復する。したがって，継続的な水分摂取量の増加は多尿の原因となる。

尿崩症，腎性尿崩症などがある。中枢性尿崩症は，下垂体後葉からの抗利尿ホルモン（ADH）の分泌が減少しておきるもので，特発性，遺伝性，外傷・脳腫瘍・脳炎などによるものがある。腎性尿崩症は，ADHに対する腎臓の反応性が低下しておきるもので，遺伝性，低カリウム血症・高カルシウム血症，ファンコーニ症候群・多発性嚢胞腎，薬剤などによるものがある。

● **浸透圧利尿**　尿細管内の溶質量が増加することによって尿量が増加する。コントロール不良の糖尿病患者では，尿細管でのグルコースの再吸収が間に合わなくなり，尿細管内のグルコース濃度が上昇し，水が尿細管内に引かれ，尿量が増加する。同様の機序により，マンニトールや造影剤の投与時においても浸透圧利尿がみられる。

② 色調の異常と混濁

● **色調の異常**　尿の色調は通常，淡黄色から淡黄褐色である。水分摂取が十分に行われ，尿量が多いときは透明に近い尿となり，また，水分摂取が不十分で脱水傾向のときは，尿が濃縮し，色調も濃い黄褐色になることがある。

　尿の色調は，疾患や薬剤などにより変化することがある。肝機能障害で高ビリルビン血症を呈する場合は，橙色の**ビリルビン尿**となる。尿管結石や膀胱がんなどの泌尿器系の疾患に罹患している場合は，肉眼的血尿（赤色）となる。薬剤では，ビタミン剤を服用すると濃黄色を示すことがあり，抗結核薬のリファンピシンでは橙赤色を示すことがある。

● **尿の混濁**　通常，尿は透明であるが，正常な尿であっても長く放置されると混濁することがある。検体の尿は採取後すみやかに検査されるべきである。尿の混濁は細菌尿・膿尿・血尿・乳び尿などによっておきるが，いずれも病的であり，すみやかに原因を特定する必要がある。

1 血尿

　尿に血液が混入した状態を血尿といい，**肉眼的血尿**と**顕微鏡的血尿**がある。肉眼的血尿は尿が赤〜赤褐色を呈し，尿1Lに血液が1mL混入しただけでも色調が変化する。ときに血液そのものであるかのような赤色を呈することがある。一方，顕微鏡的血尿は外見的な尿性状からは血液が混入していることはわからず，顕微鏡による尿沈査❶で赤血球をみとめることができる。

　同じように赤〜赤褐色尿を呈するものに不適合輸血などの血管内溶血でおこる**ヘモグロビン尿**や横紋筋融解症でおこる**ミオグロビン尿**があり，これらは試験紙法で尿潜血陽性となるが，尿沈査では赤血球をみとめない。

● **血尿の原因**　肉眼的血尿の原因には，膀胱炎などの尿路感染症や，腎がん・尿管がん・膀胱がん・前立腺がんなどの悪性腫瘍，腎結石・尿管結石などの泌尿器系疾患，急性糸球体腎炎・IgA腎症などの糸球体疾患などがある。さらに，凝固異常を呈する血液疾患や，外傷，ナットクラッカー症候群❷などでも肉眼的血尿を呈することがある。

● **出血部位の判定**　腎臓の糸球体で血液から原尿がこし出され，尿管を通

▭ NOTE

❶尿沈査
　尿を遠心分離して得られる沈殿物のこと（◉60ページ）。

❷ナットクラッカー症候群
　左腎静脈は大動脈と上腸間膜動脈の間を走行する。この大動脈と上腸間膜動脈の間が狭く，左腎静脈が強く狭窄すると左腎がうっ滞し，肉眼的血尿を呈することがある。

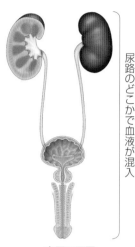

a.　血尿の原因

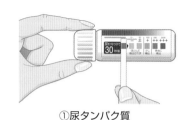

①尿タンパク質

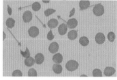

②変形赤血球

③赤血球円柱

b.　糸球体性の血尿であることを疑わせる所見

●図3-1　血尿

り，膀胱に貯留し，尿道から尿が排出されるどこかで血が混入することで血尿となる（●図3-1-a）。血尿の原因が，糸球体性のものか，尿路・膀胱などの泌尿器系のものかを判別することはきわめて重要である。糸球体性血尿の場合，その他の検尿所見として，尿タンパク質・変形赤血球・赤血球円柱をみとめる（●図3-1-b）。これらすべてがみられなくても，一部でもみとめられれば糸球体性の血尿を疑う。

　変形赤血球は，糸球体疾患がある場合，障害された糸球体基底膜を赤血球が通過するときに形成される。位相差顕微鏡という特殊な光学顕微鏡や走査電子顕微鏡で観察することができる。

　赤血球円柱は，円柱内に赤血球が3個以上含まれる場合をいう。

● **原因疾患の確定**　一般検尿，尿沈査，尿培養，尿細胞診，血液検査，腹部超音波，腹部コンピュータ断層撮影（CT），腹部磁気共鳴画像法（MRI），経静脈性腎盂造影，逆行性腎盂造影，膀胱鏡，尿道造影，血管造影などを施行し，原因疾患を特定する。

2　膿尿

　通常，膿尿は腎盂腎炎・腎膿瘍・膀胱炎・前立腺炎・尿道炎などの尿路感染症でみられ，尿沈査中に白血球・細菌が多数混入している。このとき，原因菌の同定や菌の薬剤に対する感受性を評価するために，中間尿の定量培養❶を行う必要がある。定量培養で原因菌が確認されない無菌性膿尿の場合は，結核菌などの特殊な菌による感染も考えられる。

3　乳び尿

　乳び尿は，リンパ液が尿中に出現することによりみられる。牛乳のように白色に混濁し，放置すると寒天のようにかたまる。このため，排尿時に違和感や痛みを訴えることがある。原因として，悪性腫瘍，フィラリア症❷など

NOTE

❶**中間尿の定量培養**

　尿1mL中に10^5コロニー以上の菌が確認されれば，膀胱内で繁殖した原因菌と考えられる。

❷**フィラリア症**

　糸状虫症で，わが国ではバンクロフト糸状虫によるものが多い。

正常なリンパの流れを障害するものや，外傷がある。

3 尿比重・尿浸透圧の異常

　生体は，尿の濃縮・希釈により血漿浸透圧を一定に保とうとする。尿の濃縮・希釈能の評価には尿浸透圧測定が最適であるが，尿比重も簡易な検査として用いられる。

　尿浸透圧は，尿中の溶質の分子濃度に比例し，健康な人の随時尿❶では50〜1,300 mOsm/L の範囲で変化する。血漿と浸透圧の等しい尿を**等張尿**といい，300 mOsm/L に相当する。これより低い場合を**低張尿**，高い場合を**高張尿**という。

　尿比重検査は，試験紙を使って尿に含まれている成分の濃度を調べるもので，尿と水との重量比であらわされる。通常，健康な人の随時尿での尿比重は 1.005〜1.030 の範囲で変動し，1.010〜1.015 が等張尿に相当し，1.010 以下を**低比重尿**，1.030 以上を**高比重尿**とする。

● **疾患との関係**　尿が排出されるとき，遠位尿細管と集合管で尿が濃縮され，最終的な尿比重・尿浸透圧が決定される。腎臓がもつ緻密な生体内調節機構により，尿比重・尿浸透圧は正常時ではむしろ幅をもって変動する。つまり，疾患がなくても，水分摂取量が少ないと尿比重・尿浸透圧は高値となり，水分摂取量が十分であれば尿比重・尿浸透圧は正常〜低値となる。

　しかし，尿比重・尿浸透圧が異常をきたす場合，腎臓の水分調節機能が障害されている可能性もある。尿を濃縮する機能が低下すると希釈尿となり，逆に尿を希釈する機能が低下すると濃縮尿となる。

　尿崩症では尿を濃縮する機能が低下し，希釈尿が排出される。また，利尿薬投与時においても，希釈尿が排尿され，尿比重・尿浸透圧は低値となる。

　一方，抗利尿ホルモン不適合分泌症候群(SIADH)では，異常に分泌された ADH により，遠位尿細管からの水の再吸収が促進されて濃縮尿となり，血漿浸透圧に比べ尿比重・尿浸透圧が高値となる。また，糖尿病では尿糖が，ネフローゼ症候群では尿タンパク質が多く含まれるため尿比重・尿浸透圧は高値となる。

4 尿の pH の異常

　尿の pH は試験紙で測定され，健康な人では弱酸性 pH5.5〜6.0 を示す。

　pH7.0〜8.0 の**アルカリ尿**がみられるときは，尿路感染症や遠位尿細管障害などを疑う。尿路感染症では細菌によりアンモニアが産生されることで，遠位尿細管障害では遠位尿細管での水素イオン(H^+)分泌による尿酸性化が障害されることで，アルカリ尿となる。

　一方，発熱時や激しい運動をしたときなどは，pH4.5〜5.0 の**酸性尿**がみられることがある。

　また，尿の pH は，食事による影響も受けることがあり，肉食が多い場合

は酸性尿に，植物性食品が多い場合はアルカリ尿になることがある。

5　タンパク尿

　タンパク尿は無症状で進行する腎臓疾患の早期発見の手がかりとなるため，きわめて重要である。また，尿中のタンパク質量が多ければ多いほど，腎臓疾患の腎予後はわるくなり，心血管疾患発症のリスクが高くなる。

　健康な人でも100〜150 mg/日程度の尿タンパク質をみとめることがあり，また，発熱や，激しい運動などにより尿タンパク質が陽性となることがある。そのため，タンパク尿をみたときに，病的意義の低い生理的タンパク尿なのか，腎臓疾患などによる病的タンパク尿なのかを鑑別することが重要になる。

● **生理的タンパク尿**　起立性タンパク尿は，起立時にみとめられるが，臥位では消失するタンパク尿である。腎臓は後腹膜臓器であり，起立時に行っている歩行や運動などにより，多少上下に動く。とくに遊走腎❶ではこの上下の動きが大きくなり，物理的刺激が加わってタンパク尿を呈することがあるが，病的意義は低い。

　このほか，感冒などによる発熱時における熱性タンパク尿や，激しい運動を行ったあとなどに生じる機能性タンパク尿などがある。健康診断などで尿タンパク質陽性となったにもかかわらず，早朝尿で尿タンパク質陰性の場合は，生理的タンパク尿である可能性が高い。

● **病的タンパク尿**　生理的タンパク尿が否定され，尿タンパクが持続する場合，病的タンパク尿を考えなくてはならない。病的タンパク尿には，おもに①糸球体性，②尿細管性，③オーバーフローによるものの3つが原因として考えられる（◐表3-1）。病的タンパク尿をみとめた場合，腎臓生検による組織診断は重要である。尿タンパク質が何g/日以上であれば腎臓生検を施行するという明確な基準はないが，持続する病的タンパク尿はつねに腎臓生検の適応である。

1　糸球体性タンパク尿

　糸球体が障害されることによって生じたタンパク尿である。

　糸球体係蹄壁は，タンパク質が尿中に漏出しないようバリアの構造を形成している。このバリアには，糸球体基底膜の陰性荷電によるチャージバリア

□ NOTE
❶遊走腎
　体位や呼吸運動によって生じる腎臓の上下運動が，生理的な範囲をこえてしまう状態をいう。

◐表3-1　タンパク尿の種類

種類		タンパク質の種類	原因	試験紙法	スルホサリチル酸法
生理的タンパク尿		アルブミン	起立，発熱，運動	○	○
病的タンパク尿	糸球体性	アルブミン	糸球体腎炎，ネフローゼ症候群	○	○
	尿細管性	β_2ミクログロブリン	間質性腎炎，金属，薬剤	×	○
	オーバーフロー	ベンス=ジョーンズタンパク質	多発性骨髄腫	×	○

と，内皮細胞・基底膜・上皮細胞に存在するサイズバリアがある。チャージバリアが障害されるとおもにアルブミンが漏出し，サイズバリアを含め係蹄壁が広範に障害されると分子量の大きい IgG などのグロブリン分画のタンパク質が漏出する。

　トランスフェリン（分子量8万）に対する IgG（分子量15万）のクリアランス比をセレクティビティインデックス selectivity index（SI）といい，0.2 以下を高選択性タンパク尿とする。高選択性の場合，相対的に分子量の小さいトランスフェリンは漏出してしまうが，分子量の大きい IgG は漏出していない，つまり係蹄壁が重度には障害されていないと考えられ，治療効果が期待できる。

　糸球体性タンパク尿の原疾患としては，一次性糸球体腎炎（IgA 腎症，急性糸球体腎炎など），糖尿病性腎症，膠原病による腎症（ループス腎炎など）などがある。ネフローゼ症候群では，尿タンパク量は 3.5 g/日以上となる。

2　尿細管性タンパク尿

　間質性腎炎，金属（水銀，カドミウムなど），薬剤などによる尿細管障害で生じるタンパク尿である。本来はその大部分が近位尿細管で再吸収される α_1 ミクログロブリンや β_2 ミクログロブリンなどの低分子量タンパク質が，尿細管障害のために再吸収されずに尿中に排泄されたものである。尿細管性タンパク尿は 1 g/日以下であることが多い。

3　オーバーフロータンパク尿

　多発性骨髄腫などでみられるタンパク尿である。多発性骨髄腫では，ベンス=ジョーンズ Bence-Jones タンパク質の産生が異常亢進しており，糸球体からの濾過量が近位尿細管での再吸収能をこえ，尿中に排泄される。

　試験紙法はアルブミンを感知するが，ベンス=ジョーンズタンパク質や β_2 ミクログロブリンは検出できない。臨床上，24 時間蓄尿検査では尿タンパク質がみとめられるのに，試験紙法では陰性という場合，ベンス=ジョーンズタンパク質や β_2 ミクログロブリンの存在を疑う。これらのタンパク質はスルホサリチル酸法を用いることで確認できる。

6　尿糖

　健康人の尿糖は通常 20 mg/dL 以下であり，100 mg/dL 以上になると試験紙法で検出される。糖尿病やクッシング症候群，副腎皮質ホルモン製剤の服用などによって，高血糖（160〜180 mg/dL 以上）となり，糸球体で濾過される糖の量が近位尿細管での再吸収量を上まわる場合に，検出されるようになる。また，血糖も糸球体濾液中の糖の量も正常であるが，尿細管の糖再吸収能が低下しているために出現する腎性糖尿などもある。

　近年，血糖降下薬として，近位尿細管でのグルコース吸収を抑制する SGLT2 阻害薬が用いられることが多くなっている。SGLT2 は近位尿細管に

存在し，グルコースとナトリウムを再吸収する。SGLT2阻害薬はこのはたらきを阻害することにより，尿にグルコースを排出することで血糖値をコントロールする薬剤であるため，SGLT2阻害薬使用時は，尿糖は強陽性となる。

　なお，アスコルビン酸(ビタミンC)を多く含む柑橘類などの食品・飲料を摂取すると，尿糖が偽陰性になることがあるので注意する必要がある。

B　排尿に関連した症状

　尿を膀胱にためて，尿道から排出するという排尿行動を正常に行うためには，十分な容量があり知覚や機能が正常な膀胱と，通過障害のない尿道と正常な機能をもつ尿道括約筋が必要である。

　下部尿路の機能障害は，**蓄尿障害**と**排尿障害**に大別される。また，これらの機能障害などによる症状を**下部尿路症状** lower urinary tract symptom（**LUTS**）とよび，①**蓄尿症状**と②**排尿症状**，そして③**排尿後症状**の3つがある。

　①蓄尿症状には頻尿，尿意切迫感，尿失禁がある。②排尿症状は前立腺肥大症を中心とする尿排出にかかわる症状である。以前は，残尿感は排尿症状の1つとされていたが，排尿後尿滴下とともに新たに定義された③排尿後症状に分類された。

1　蓄尿症状

蓄尿症状は蓄尿期にみられる症状である。

1　頻尿，夜間頻尿

　排尿回数の個人差は大きく，水分摂取量や気温などにも左右されやすいが，夜間尿意によって覚醒するのは通常0〜1回，昼間は3〜5時間に1回，計4〜7回といえる。それよりも排尿回数が多くなった状態を**頻尿** frequent urination といい，とくに夜間就寝中に頻尿になることを**夜間頻尿** nocturia という。

　なお，排尿回数の減少については，1日に1〜2回という状態は明らかに異常で，尿量の減少を伴うのが通例である。

● **頻尿の原因**　排尿回数は1日尿量と膀胱容量によって規定されるが，頻尿の原因としては以下のものなどがあげられる。

（1）多尿：水分多量摂取，降圧利尿薬の服用，尿濃縮力の低下など
（2）膀胱刺激状態：下部尿路の炎症，結石など
（3）器質的膀胱容量の減少：膀胱結核治療後，放射線治療後などの萎縮膀胱，大きな膀胱結石，大きな膀胱腫瘍など
（4）機能的膀胱容量の減少：排尿筋の過活動，残尿量の増加など
（5）心因的要因：**神経性頻尿**とよばれ，膀胱などの神経支配に器質的異常は

ない。昼間の頻尿のみで，睡眠時には頻尿を訴えない。

● **夜間頻尿の原因**　多尿，夜間多尿，膀胱蓄尿障害，睡眠障害がおもな原因であり，これらを含む多因子が複雑に関与している。また，下部尿路症状や夜間多尿を引きおこす薬剤の服用が原因となる場合もある。

2　尿意切迫感

　尿意切迫感 urinary urgency とは急におこる，抑えられないような強い尿意で，がまんすることが困難な症状である。このとき，不随意の排尿筋の収縮が生じることでおこる尿失禁を**切迫性尿失禁**という。神経因性膀胱（●152ページ）や加齢による膀胱機能変化，尿路感染などが原因となる。

● **過活動膀胱**　過活動膀胱 overactive bladder（**OAB**）とは尿意切迫感を必須とした症候群であり，通常は頻尿と夜間頻尿を伴うものである。場合によっては後述する切迫性尿失禁を伴うこともある（●図3-2）。OAB は症状症候群であり，その診断は，膀胱炎や膀胱結石，膀胱腫瘍や間質性膀胱炎など類似の症状を示す疾患を排除したうえで下される。

　男性では前立腺肥大症が，女性では骨盤臓器脱が原因となっていることも多いため，その有無を鑑別する。近年では OAB とフレイル❶や認知機能の密接な関係が指摘されつつある。

3　尿失禁

　尿失禁 urinary incontinence とは，膀胱に貯留した尿が不随意または無意識のうちに尿道もしくはそれ以外の部位を通じて外陰部に漏出する状態をいう。すなわち膀胱に尿を保持できない状態であり，蓄尿障害による症状の1つである。

● **腹圧性尿失禁**　尿道括約筋がわずかに障害された状態でおこる。中年以後の女性で，骨盤底筋の筋力の低下によっておこることが多く，夜間睡眠中にはもれることがない。

● **切迫（急迫）性尿失禁**　高度の膀胱炎や頻尿がある場合にみられ，トイレに間に合わず尿がもれてしまう状態で，女性に多い。感染がなくてもおこることがある。

● **溢流（奇異）性尿失禁**　膀胱にたまった尿がある一定の量に達し，括約筋の限界をこえてあふれ出る状態である。オーバーフロー尿失禁ともいわれ，前立腺肥大症による尿閉の一部に特徴的にみられる。

● **反射性尿失禁**　意思とは関係なく排尿筋が収縮し，尿が尿道からもれる

━NOTE
❶フレイル
　加齢に伴うさまざまな機能変化や予備能力低下によって，健康障害に対する脆弱性が増加した状態。

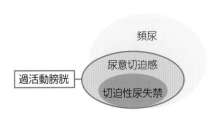

●**図 3-2　過活動膀胱と頻尿，尿意切迫感との関係**
頻尿を呈する症状のなかに尿意切迫感を伴うものがあり，ときに失禁（切迫性失禁）を伴う場合がある。図中の■の部分と▨の部分を合わせた症状を過活動膀胱という。その病因は神経因性と非神経因性に分けられる。

状態である。仙髄の排尿中枢が保たれ，より上位の中枢が損傷される脊髄損傷などでみられる。

● **機能性尿失禁**　排尿機構は保たれているが，体動が不自由であり，尿意を感じてからトイレにたどり着くまでにもらしてしまう状態をいう。認知症や運動障害などによる。

● **真性尿失禁**　括約筋そのものの欠如ないしは機能異常による。膀胱外反症，尿道上裂，尿管異所開口，尿道括約筋の外傷，前立腺手術の合併症としての外尿道括約筋の損傷などによる。先天的な神経性要因によるものは，膀胱の機能異常を伴う。

● **遺尿**　遺尿とは，膀胱に尿を保持することはできるが，無意識にその全量を排出してしまう状態をいう。大部分は**夜間遺尿症（夜尿症）**，いわゆる「おねしょ」である。生後3年ぐらいまでは生理的なものであり，排尿訓練によって正常な排尿を自然に身につけられる。生後4年を過ぎても続くような場合には，尿道・膀胱の神経機能の発育遅延が疑われ，治療の対象となる。夜尿症とともに昼間も尿失禁・遺尿を伴う場合には，尿道閉塞や神経因性膀胱，尿管異所開口などに留意して検査する。

2　排尿症状

　尿を排出する際の症状で，多くは排尿困難にあたる。前立腺肥大症や尿道狭窄（きょうさく）などの下部尿路閉塞でみとめられることが多い。この際に，排尿後にもまだ膀胱内に尿が残るが，これを**残尿**という。排尿困難を客観的に示す検査として尿流測定（ウロフローメトリ）がある（◯図3-3）。また，前立腺肥大症が疑われる下部尿路症状を客観的かつ定量的に評価する方法として国際前立腺症状スコア（IPSS）がある（◯154ページ，表5-14）。

　夜間頻尿の診断や治療効果判定には，排尿日誌が有用である（◯94ページ）。さらに，女性の下部尿路症状の評価にも排尿日誌は有用である。

● **尿勢低下**　尿の勢いが弱くなり，遠くへ尿が飛ばなくなる状態をいう。

● **尿線分割・散乱**　尿道から排出された尿が描く流れを**尿線**といい，これ

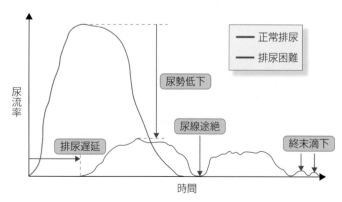

◯**図3-3　健康な人と排尿困難のある患者の尿流測定の比較**

が排尿中に1本にならず散乱する状態である。尿道炎や外尿道口狭窄などにみられる。

● **尿線途絶**　排尿中に突然尿の流出がとまる状態をいい，膀胱内の結石や腫瘍が内尿道口を閉塞するときにおこる。

● **排尿遅延**　尿意をおぼえ排尿を試みるが排尿までに時間を要する状態で，前立腺肥大症にみられる。

● **腹圧排尿**　排尿開始時または排尿中に腹圧をかけ，いきまなければ排尿できない状態をいう。

● **終末滴下**　排尿の最後のきれがわるく，排尿の終了が延長し，尿滴下がみられる状態をいう。

3　排尿後症状

● **残尿感**　排尿しおわっても，まだ尿が残っているような感じがする状態である。膀胱頸部の刺激によっておこるもので，実際に残尿があるとは限らない。

● **排尿後尿滴下**　排尿直後に尿が滴下してくる状態で，尿道に尿が残っていることが原因である。この場合の直後とは，通常は，立ち上がったり，着衣を整えたりしたあとのことを意味し，終末滴下とは異なる。

4　尿閉

　膀胱が尿で充満しているにもかかわらず，排尿がまったく(あるいはほとんど)できない状態を**尿閉** urinary retention という。排尿相にみられる症状ではないので正確には排尿症状に含まれないが，排尿症状の最も高度なものと考えてよい。

● **急性尿閉**　急に尿閉となった状態をいう。恥骨上部の疼痛を伴うことが多い。前立腺肥大症を有する患者が多量に飲酒した場合に生じるとされる膀胱排尿筋の活動低下と前立腺部尿道の著しい浮腫や，総合感冒薬などの抗コリン作用を有する薬剤による排尿筋の弛緩作用などによる。

● **慢性尿閉**　残尿が徐々に増大し，最終段階として尿閉になるもので，尿意はあまり感じなくなっており，尿が少しずつもれることがある(溢流性尿失禁)。腎不全をきたしていることもある。下腹部恥骨上に，尿で充満した膀胱による膨隆をみとめる。

C　脱水

　体液はおもに，水とナトリウムイオン(Na^+)，カリウムイオン(K^+)，塩化物イオン(Cl^-)などの電解質で構成され，必要な栄養素・酸素の運搬，老廃物の運搬，体温調節など多彩なはたらきをしている。**脱水** dehydration と

は，この体液が体外へ失われ，体液量❶が減少した状態である。脱水の重症度は，体液が失われることによる体重減少の割合により３段階に分類され，3％未満の減少を軽度，3～9％の減少を中等度，10％以上の減少を重度脱水とする。中等度脱水では，意識がもうろうとし，高度脱水では昏睡に陥ることがあり，すみやかな治療が必要となる。

また，水と Na^+ の欠乏の程度によっても分類され，水の欠乏が優位な**水欠乏型脱水（高張性脱水）**，Na^+ の欠乏が優位な**ナトリウム欠乏型脱水（低張性脱水）**，および混合型に大別される。高張性脱水と低張性脱水では，病態，原因，症状，身体所見，検査所見が異なる（◐表3-2）。

● **高張性脱水** 水の喪失が Na^+ の喪失を上まわる脱水のため，高ナトリウム血症を呈する。病態形成の過程で，健常人の場合は口渇感が生じるため水を摂取しようとするが，脳血管障害などで意識障害がある場合は水分摂取ができないため，高張性脱水を生じることになる。同様に，不感蒸泄の増加や尿崩症などで水を体外へ失い，水分摂取ができないときも，高張性脱水を生じる。

● **低張性脱水** Na^+ の喪失が水の喪失を上まわる脱水のため，低ナトリウム血症を呈する。利尿薬投与，腎臓の Na^+ 保持機構の障害時（塩分喪失性腎炎，副腎不全），中枢性塩喪失症候群（脳性塩類喪失症候群）cerebral salt wasting syndrome（CSWS）などでみられる。Na^+ の補給が不十分で水だけを補給した場合や，不適切な補液による医原性低ナトリウム血症が続いた場合におこることがある。

NOTE
❶年齢とともに体重に占める体液の割合は減少し，小児は80％，成人は60％，高齢者は50％となる。

◐**表3-2 高張性脱水と低張性脱水**

		高張性脱水（水欠乏型）	低張性脱水（ナトリウム欠乏型）
病態		水の喪失が Na^+ の喪失を上まわる	Na^+ の喪失が水の喪失を上まわる
自覚症状	口渇感	＋＋	＋
	立ちくらみ	－	＋＋
身体所見	頻脈	－	＋
	血圧低下	－	＋
	起立性低血圧	－	＋＋
検査所見	血清 Na^+	↑	↓
	血漿浸透圧	↑	↓
	尿中 Na^+	＜20 mEq/L	＞20 mEq/L （尿中に Na^+ がもれ出てしまう）
	ヘマトクリット	↑	→
原因		• 脳血管障害などによる意識障害 • 渇中枢障害 • 大量発汗 • 尿崩症	• 利尿薬投与 • 腎臓の Na^+ 保持機構の障害時（塩分喪失性腎炎，副腎不全） • 中枢性塩喪失症候群（脳性塩類喪失症候群）

D　尿毒症

　腎臓は, 老廃物を体外に排出するはたらき, 水や電解質の調節, 血圧の調整をするレニンや造血にかかわるエリスロポエチンの産生など, 多彩な機能を果たす臓器である。

　尿毒症 uremia とは, 腎臓のはたらきが極度に低下し, 体液の恒常性が維持できなくなることによっておこる全身性の変化をさす。腎機能が廃絶するとさまざまな代謝性物質が体内に蓄積するが, そのなかで毒性をもつ物質を尿毒素とよび, これらが尿毒症を引きおこす(◯表 3-3)。

　尿毒症のおもな症状は, 中枢・末梢神経症状, 眼症状, 循環器症状, 呼吸器症状, 消化器症状, 皮膚症状, 骨・関節症状などであるが, どのような症状が出現するかは患者ごとに異なる。

　尿毒素として, 尿素やクレアチニン, 有機酸, 副甲状腺ホルモン, β_2 ミクログロブリン, インドキシル硫酸, p-クレシル硫酸, インドール酢酸など, 数多くのものが報告されている。これらの物質が複合的に関与し, 尿毒症を引きおこしていると考えられ, 血液透析や腹膜透析などの血液浄化療法によって症状を軽減させることができる。また, 腎臓移植を施行するとこれらの症状は著明に改善する。

　尿毒症の症状のうち, 循環器症状, 消化器症状, 呼吸器症状, 中枢神経症状, 血液・凝固異常がみられる場合は, 緊急透析の適応となる。

◯**表 3-3　尿毒症の症状**

分類		症状
中枢神経症状		集中力低下, 傾眠, せん妄, 痙攣, 振戦, ミオクローヌス, 抑うつなど
眼症状		眼底出血, 網膜剝離など
循環器症状		高血圧, 心不全, 尿毒症性心膜炎, 不整脈, 浮腫など
呼吸器症状		肺水腫・肺うっ血・尿毒症性肺, クスマウル呼吸など
消化器症状		食欲不振, 吐きけ・嘔吐, 尿毒症性口臭, 消化管出血など
皮膚・粘膜症状		瘙痒感, 湿疹, 色素沈着など
末梢神経症状		レストレッグス症候群, 多発神経炎など
骨・関節症状		骨痛・関節痛, 線維性骨炎など
血液検査異常	血液・凝固異常	腎性貧血(正球性正色素性), 出血傾向, 溶血など
	内分泌・代謝障害	二次性副甲状腺機能亢進症, 耐糖能不安定化など
	電解質異常	高カリウム血症, 高リン血症, 高マグネシウム血症, 低カルシウム血症など
	酸・塩基平衡異常	アニオンギャップ上昇性の代謝性アシドーシス

E 浮腫

　細胞外液のうち，間質液が増加し，組織間質に過剰な水分が貯留した状態を**浮腫** edema という。胸水や腹水なども過剰な間質液ということになり，浮腫の特殊型と考えられる。全身性浮腫は，通常，間質液が3L程度増加するとみとめられるようになる。顔面（とくに眼瞼周囲）や下腿（とくに前脛骨部，足背部）の浮腫は指圧により圧痕を残すため見つけやすい。このほか，大腿内側部や腰背部などにおいても，浮腫がみられることがある。

● **浮腫の成因**　浮腫の発生は，毛細血管内の静水圧の上昇，血漿膠質浸透圧の低下，リンパ管閉塞，血管壁透過性亢進，間質の膠質浸透圧の上昇が原因である。毛細血管静水圧と血管外の間質液の膠質浸透圧は，血管内から血管外への水分移動を促進する。一方，血管内の膠質浸透圧と間質液の組織圧は，血管外から血管内への水分移動を促進する。この両者が拮抗することにより，毛細血管での水分移動が調整される（◯図3-4）。したがって，この両者の拮抗関係がくずれ，不均衡になることにより，水分の過剰な移動が生じ，浮腫が形成されることになる。

　心不全・腎不全・肝硬変などでは体内水分量が増加し，毛細血管静水圧が上昇して浮腫が生じる。また，ネフローゼ症候群や低栄養で血漿アルブミンが低下し，血漿膠質浸透圧が低下したときも，浮腫が生じることになる。血管外の間質液の一部は，リンパとして血漿へ回収されるが，悪性腫瘍・手術後・フィラリア症などでリンパの流れが障害・閉塞された場合，浮腫を生じる。さらに，炎症・外傷などで組織間隙の構造が障害されたり，間質液への血漿透過性が亢進した場合も，浮腫を生じることがある。

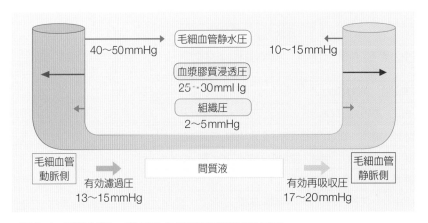

◯**図 3-4　毛細血管レベルでの水の出納に関連する因子**
間質液と毛細血管との間の水の移動は，圧格差によっておきる。間質液と毛細血管動脈側との間では，間質液側へ押し出す圧として毛細血管静水圧が40〜50mmHgかかる。一方，毛細血管内へ引き入れる圧として，血漿膠質浸透圧25〜30mmHgと組織圧2〜5mmHgがかかる。これらを総合して，有効濾過圧として13〜15mmHgがかかる。
以上から，毛細血管動脈側では水が間質液側へ移動し，その水を毛細血管静脈側で回収することになる。このバランスがくずれ，間質液が増加して組織間質に過剰な水分が貯留した状態を浮腫という。

　このほか，健常人においても，長時間の立位で水分が下腿方向へと移動し，末梢性の浮腫を形成することがある。また，甲状腺機能低下症による下腿浮腫では，指圧による圧痕を形成しない浮腫をみとめることがある。

◆ 腎疾患による浮腫

　水，電解質を制御する腎臓における障害は，浮腫の重要な原因となる。
● **腎不全に伴う浮腫**　慢性腎不全では，糸球体濾過量の低下により，生体内に過剰なナトリウムイオン（Na^+）と水の貯留がおこり，全身浮腫や胸水，腹水を生じることがある。臨床症状が強い場合，ループ利尿薬（フロセミドなど）やバソプレシン V_2 受容体拮抗薬（トルバプタン）を投与し，利尿をはかる。
● **ネフローゼ症候群に伴う浮腫**　ネフローゼ症候群では尿タンパク質が 3.5 g/日以上となる。大量のタンパク質漏出に伴う低タンパク質血症により，血漿膠質浸透圧が低下し，血管外間質へと血漿成分が漏出し，浮腫を生じる。同時に，有効循環血漿量の低下がみられ，その結果として，レニン-アンギオテンシン-アルドステロン系の亢進，抗利尿ホルモンの ADH 分泌亢進がみられ，腎臓での Na^+ と水の再吸収が増加して浮腫を増悪させる。

　ネフローゼ症候群による浮腫を治療するとき，ループ利尿薬の効果が乏しい場合が多々みられる。ループ利尿薬はアルブミンに結合して尿細管周囲に運ばれ，尿細管腔に分泌されて作用するが，ネフローゼ症候群では低アルブミン血症のために結合できるアルブミンが少なく，ループ利尿薬が尿細管まで運ばれないためにこのようなことがおこる。また，ネフローゼ症候群では，腸管粘膜も浮腫状になっているため，薬剤が吸収されにくいという要因も考えられる。

F 循環器系の異常

　心臓と腎臓は密接なかかわりをもち，心腎連関とよばれる（◉図3-5）。

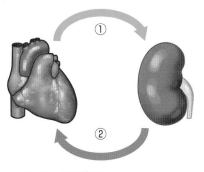

①心臓から腎臓への影響
・心拍出量低下による腎虚血
・心不全による腎静脈うっ滞

②腎臓から心臓への影響
・高血圧　　　・腎性貧血
・血管石灰化（カルシウム・リン異常，二次性副甲状腺機能亢進症による）
・活性酸素　　・ホモシステイン
・体液過剰　　・炎症性ケモカイン

◉**図 3-5　心腎連関**
心臓と腎臓は密接なかかわりをもち，心腎連関とよばれる。そのメカニズムについては心臓から腎臓への影響と腎臓から心臓への影響があり，さまざまな因子が関与している。

　心臓から駆出される血液の受け手である腎臓は，心拍出量が減少すると虚血にさらされることになる。また，心不全状態では，腎静脈の血流が全身循環に戻ろうとするときに停滞し，腎臓機能障害を助長することになる。

　逆に，腎機能低下や尿アルブミン・尿タンパク質は，心血管疾患発症の重要な危険因子となる。慢性腎臓病などで腎機能低下により形成される高血圧，腎性貧血，カリウム・カルシウム・リンなどの電解質異常，体液過剰は，心負荷につながる。さらに，腎臓において誘導された炎症性ケモカイン，酸化ストレスが全身循環し，心臓に組織学的障害をもたらす。

高血圧

　腎臓は，腎性昇圧因子のレニン-アンギオテンシン（RA）系やエンドセリン系による血圧上昇作用や，腎性降圧因子のプロスタグランジン系，カリクレイン-キニン系，一酸化窒素（NO）による血圧降下作用，および水・電解質の調節によって，血圧を適正に保っている。

---

plus	**RA系の役割と高血圧の治療**

　レニン-アンギオテンシン（RA）系は，はじめから悪性のものとして生体内に存在するわけではない。出血・脱水・血圧低下など生体内に緊急事態が生じた際にRA系が誘導され，全身血圧を上昇させ，また，糸球体の輸入細動脈・輸出細動脈をそれぞれ収縮させて糸球体内圧を上昇させることで，緊急事態においても尿を産生しつづけることができる。つまり，RA系は生体の機能を維持しているのである（○図-①）。

　しかし，原因がすぐに解除されず，慢性的にRA系が誘導されつづけると，糸球体高血圧となり，糸球体は障害されてしまう。糸球体が障害され，腎機能が低下すると，さらにまた血圧が上昇し，糸球体が障害さ

れるという悪循環に陥ることになる。

　腎機能障害と高血圧の悪循環を断ち切るためには，早期からの治療介入が重要である。塩分制限などの食事指導，生活指導を行うとともに，降圧薬による血圧コントロールを行う。

　降圧薬の第一選択薬はアンギオテンシンⅡ受容体拮抗薬（ARB），アンギオテンシン変換酵素（ACE）阻害薬である。ARBやACE阻害薬は，RA系を抑制することによって輸出・輸入細動脈を輸出細動脈優位にそれぞれ拡張させ，糸球体内圧を低下させるため，全身血圧を下げるのと同時に腎臓の保護にもはたらく（○図-②）。

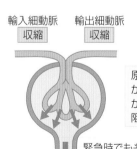

① 生体の機能を維持するためのRA系の誘導

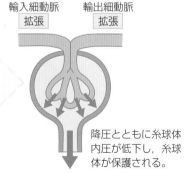

② ARB・ACE阻害薬によるRA系の抑制

○図　RA系とARB・ACE阻害薬

　脱水・出血など，生体内に緊急事態が生じ，血圧が低下すると，腎臓がこれを感知し，RA系が誘導され，血圧を上昇させようとする。また，心不全では，心房から分泌された心房性ナトリウム利尿ペプチド(ANP)を腎臓が感知し，腎動脈を拡張させ，余分なNa^+を排出する。これらの恒常性を維持しているシステムが破綻をきたすと，高血圧を呈することになる。

　臨床的には，腎障害と高血圧は密接に関係しており，ときに悪循環を形成する。つまり，高血圧は腎障害を引きおこし，その腎障害は高血圧をさらに悪化させることになる。この悪循環を断ち切るために，早期からの血圧管理が重要である。

● **腎障害が高血圧を引きおこす機序**　腎機能が低下すると，ナトリウムと水の調節ができずにそれらが貯留し，血圧を上昇させる方向にはたらく。また，腎障害による組織の虚血により，昇圧因子のRA系が誘導され，降圧因子のNOが低下し，血圧を上昇させる方向にはたらく。

● **高血圧が腎障害を引きおこす機序**　健常人では，一時的に高血圧を呈しても，糸球体の輸入細動脈は筋原性収縮反応により収縮し，高い圧が直接糸球体にかからないように調節される(●137ページ，図5-6)。しかし，高血圧状態が長期に持続する場合や，肥満・糖尿病・慢性腎臓病などでは，この輸入細動脈の筋原性収縮反応が障害され，高血圧による高い圧が直接糸球体にかかる糸球体高血圧となり，組織障害が進行することになる。

G　血液の異常

　腎疾患においては，さまざまな血液の異常を呈する。たとえば，ネフローゼ症候群では低アルブミン血症・脂質異常症などを示し，腎不全では血清クレアチニン高値・電解質異常・酸塩基平衡異常・腎性貧血などを示す。

1　ネフローゼ症候群による血液の異常

1　低アルブミン血症

　ネフローゼ症候群では，大量のアルブミンが尿中に失われる。そのため，低アルブミン血症による血漿膠質浸透圧の低下により，毛細血管内に水分を保持できなくなり，顔面浮腫・下腿浮腫・胸水・腹水を呈する。また，アルブミン以外にも，免疫グロブリンなどのタンパク質が著しく減少することがあり，免疫能が低下していることに注意しなくてはならない。

2　脂質異常症

　ネフローゼ症候群では脂質異常を呈する。その機序として，①失われたアルブミンを肝臓で合成する際にコレステロールの合成亢進を伴うこと，②低比重リポタンパク質 low-density lipoprotein(LDL)受容体の活性低下に伴う

LDL クリアランスの低下，③毛細血管でのリポタンパク質リパーゼ活性の低下，④高比重リポタンパク質 high-density lipoprotein（HDL）の尿中への喪失，などが考えられており，結果として LDL 高値，中性脂肪高値，HDL 低値を呈する。

　ネフローゼ症候群に伴う脂質異常は，心血管疾患の重要な危険因子となるため，ネフローゼ症候群の治療と並行して，脂質異常に対する治療を行うことが重要である。

2 腎不全による血液の異常

1 血清クレアチニン高値

　慢性腎不全で高値となる物質の1つに，血清クレアチニンがある。血清クレアチニン値は，腎機能を示す糸球体濾過量（GFR）の推計に有用である（◉72 ページ）。

　慢性腎不全では時間経過とともに腎臓機能が低下し，GFR は経年的に右下がりの直線状に低下する（◉図 3-6）。しかし，血清クレアチニン値は，初期はゆるやかに上昇し，GFR が 50 mL/分未満に低下するあたりからカーブを描くように急上昇してくる。このように，血清クレアチニン値の初期の小さな変化に対応する GFR の変化量は大きいため，これを見逃さず，早期から介入することが重要である。

　血清クレアチニンは筋肉内のクレアチンから生成されるため，その値は筋肉量，年齢，性別の影響を受ける。同じ血清クレアチニン値でも，若い筋肉質の大柄な男の人と高齢の小さな体の女性とでは，実際の腎臓機能は異なると考えられるため，注意しなくてはならない。

　同様に慢性腎不全で高値となる物質の1つに，血清シスタチン C があり，こちらも腎臓機能障害の評価に用いられることがある。シスタチン C には，筋肉量，年齢，性別に左右されないというメリットがある。

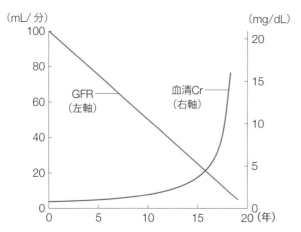

◉図 3-6　血清クレアチニンと GFR の関係

2　電解質異常

● **ナトリウム**　Na^+濃度は水とナトリウムのバランスで決定され，腎臓機能障害が進むとこの調節が不十分になる。腎不全の場合，水，Na^+はともに貯留傾向となるが，相対的に水の貯留が多く，低ナトリウム血症になることが多い。そのため，腎不全での低ナトリウム血症では，Na^+の投与よりも溢水の改善を試みる。

● **カリウム**　腎不全では，K^+の排泄能が低下するため，高カリウム血症を呈する。また，高血圧を合併した腎不全患者に対し，腎臓保護作用を併せもつ降圧薬である ARB や ACE 阻害薬を投与することが多いが，これらの薬剤は高カリウム血症をまねくことがある。食事指導として，カリウム含有量が多い野菜，果物，イモ類の摂取については指導する必要がある。血清カリウム値が 6.0 mEq/L 以上となり，心電図変化がみられ，循環動態が不安定な場合は，緊急の血液透析などの処置が必要な場合がある。

● **カルシウム・リン**　腎不全では，リン酸イオン(PO_4^{3+})の排泄能が低下するため，高リン血症を呈する。また，腎臓でのビタミン D 活性化が障害され，消化管からの Ca^{2+} の吸収が減少し，低カルシウム血症となる。高リン血症，低カルシウム血症を補正するために，リンを多く含む食材(卵，レバー，煮干し，イクラ，タラコ，豆類など)の摂取制限，カルシウム製剤投与，リン吸着薬投与などを行う。

　高リン血症，低カルシウム血症を治療せず放置すると，副甲状腺ホルモン parathyroid hormone(PTH)の分泌が亢進し，二次性副甲状腺機能亢進症が生じる。過剰に分泌された PTH は骨に作用し，カルシウムとリンを溶出させ，骨密度が低下する線維性骨炎を発症させ，骨・関節痛，骨折などを引きおこす。

3　酸塩基平衡異常

　血液の pH は正常では 7.35〜7.45 の間に調節されており，7.35 未満の酸性に傾く場合をアシドーシス，7.45 以上のアルカリ性に傾く場合をアルカローシスという。この調節には，細胞内液・外液の緩衝系や肺のほか，腎臓が重要なはたらきを担っている(●図 3-7)。

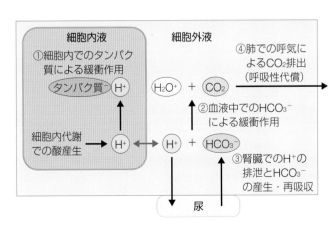

● **図 3-7　酸塩基平衡**
①細胞内代謝で酸(H^+)が産生されると，細胞内のタンパク質によってすぐさま緩衝される。
②血液中の過剰な H^+ は，炭酸水素イオン(HCO_3^-)によって緩衝される。HCO_3^- は緩衝作用のため消費され低下する。
③腎臓で中性物質から同量の H^+ と HCO_3^- を生成して，H^+ は尿中に排泄し，HCO_3^- は近位尿細管において体内に再吸収し，皮質集合管に到達するまでにほぼすべて再吸収する。
④細胞外液に貯留した CO_2 は呼気として肺から排出される(呼吸性代償)。

　酸塩基平衡異常は，この調節過程のいずれかに問題がおきることで生じるが，その成因により代謝性と呼吸性に分類できる。すなわち，HCO_3^- の代謝異常により HCO_3^- が低下する病態を代謝性アシドーシス，HCO_3^- が上昇する病態を代謝性アルカローシスという。また，呼吸の要因によって動脈血炭酸ガス分圧（$PaCO_2$）が上昇する病態を呼吸性アシドーシス，$PaCO_2$ が低下する病態を呼吸性アルカローシスという。

　pH は，HCO_3^- と $PaCO_2$ を用いたヘンダーソン−ハッセルバルヒ Henderson-Hasselbalch の式で，下記のように示すことができる。

$$pH = 6.1 + \log\left(\frac{[HCO_3^-]}{0.03\, PaCO_2}\right)$$

●**アニオンギャップ**　血清中のおもな陽イオン（カチオン）である Na^+ の濃度（$[Na^+]$）と，おもな陰イオン（アニオン）である Cl^- と HCO_3^- の濃度 $[Cl^-]$，$[HCO_3^-]$ の差をアニオンギャップ anion gap（AG）という。$AG = [Na^+] - ([Cl^-] + [HCO_3^-])$ であらわされ，正常値は 10〜14 mEq/L である。リン酸，硫酸，有機酸などの陰イオンが増加する状態では，相対的に $[Cl^-]$ ＋ $[HCO_3^-]$ の値が低くなり，AG が大きくなる。代謝性アシドーシスには，AG 正常の代謝性アシドーシスと，AG 上昇性の代謝性アシドーシスがあり，腎不全・糖尿病性ケトアシドーシスなどでは AG 上昇性の代謝性アシドーシスを示す。

4　貧血

　腎皮質線維芽細胞は，赤血球生成促進因子であるエリスロポエチン（EPO）を産生している。慢性腎不全では，腎皮質線維芽細胞が筋線維芽細胞へ形質転換してしまうため，EPO を産生できなくなり，造血能が低下する。これを**腎性貧血**という。また，慢性腎不全における赤血球の寿命の短縮や，組織粘膜における易出血性により，貧血が助長される。

---

plus	**腎性貧血治療薬である HIF-PH 阻害薬と糖尿病性網膜症の関係**

　腎性貧血の治療薬として，従来から用いられていた赤血球造血刺激因子製剤 erythropoiesis stimulating agent（ESA）に加え，近年，新たに低酸素誘導因子プロリン水酸化酵素 hypoxia-inducible factor-prolyl hydroxylase（HIF-PH）阻害薬が使用されるようになった。HIF-PH 阻害薬は，低酸素誘導因子（HIF）の調節酵素である HIF-PH を阻害することで，転写因子である HIF-α の分解を抑制して，HIF-EPO 経路を活性化させる。その結果，赤血球造血が刺激され，貧血が改善する。

　一方で，HIF-PH 阻害薬は HIF の下流に位置するその他の 400 以上もの遺伝子も誘導すると考えられている。このうちの 1 つである血管内皮細胞増殖因子 vascular endothelial growth factor（VEGF）は，糖尿病性網膜症の増悪因子である。そのため，HIF-PH 阻害薬の投与前には眼底検査を行い，網膜症の有無，進行度を評価する必要がある。

3　その他の腎疾患における血液の異常

● **ASO・ASK**　A群β溶血性レンサ球菌感染後の糸球体腎炎では，抗ストレプトリジンO（ASO）値や抗ストレプトキナーゼ（ASK）値が上昇する。

● **抗好中球細胞質抗体（ANCA）**　ANCA関連急速進行性糸球体腎炎のうち，顕微鏡的多発血管炎（MPA）と多発血管炎性芽腫症（GPA）ではミエロペルオキシダーゼ（MPO）に対する自己抗体であるMPO-ANCAが，好酸球性多発血管炎性肉芽腫症（EGPA）では，プロテイナーゼ3（PR3）に対する自己抗体であるPR3-ANCAが検出される。

● **IgA**　慢性糸球体腎炎の主要な疾患であるIgA腎症は，異常なIgAがIgGと免疫複合体を形成し，糸球体に沈着することで発症する。ただし，血清IgA高値を示す患者は，IgA腎症患者のうち50%程度といわれている。

● **LE細胞，抗核抗体，抗DNA抗体**　全身性エリテマトーデス（SLE）による腎症であるループス腎炎では，LE細胞や抗核抗体，抗DNA抗体などが陽性を示す。

● **補体**　C3，C4，CH50などの血清補体価は，感染後糸球体腎炎やループス腎炎などで減少する。

H　視力障害と眼底の変化

● **視力障害**　腎疾患が軽症の場合，視力障害を訴える患者は少ない。しかし，高血圧による腎硬化症，悪性高血圧，尿毒症，糖尿病性腎症などでは，眼底出血，網膜剝離などのために視力障害をおこすことがある。

● **眼底の変化**　腎疾患において，眼底検査は重要な検査の1つである。急性・慢性腎炎では，ときに小出血斑，白斑，限局性浮腫，細動脈狭小化などがみられる。高血圧を伴う場合には，網膜細動脈の攣縮，細動脈狭小化・硬化性変化などの眼底所見をみとめる。

　また，末期腎不全では，乳頭浮腫，網膜浮腫，出血，白斑などの高度の変化をみとめることがある。

I　疼痛

1　病態からみた疼痛

　腎・尿路および生殖器の疼痛（とうつう）については，その神経支配を知っていると理解しやすい。尿路系の病態によっておこる疼痛には2種類あり，1つは局所性の疼痛，もう1つは放散痛である。どちらかといえば放散痛のほうが多い。

● **局所性疼痛**　局所性疼痛には疝痛❶・鈍痛・圧痛・叩打痛があり，病変のある臓器または部位や，そのごく近くに感じる。すなわち，病変が腎臓であれば，第10〜12胸椎ないし第1腰椎の付近や**肋骨脊椎角** costovertebral angle（**CVA**）または第12肋骨の直下の側腹部に感じる。また，精巣，精巣上体が炎症をおこしている場合には，精巣自体の痛みとして感じる。

● **放散痛**　放散痛の場合には，実際に病変がある部分から離れた部分に疼痛を感じるのが特徴で，**関連痛**ともよぶ。たとえば，尿管結石による疝痛の場合は，結石が上部尿管にあれば痛みは同じ側の精巣に感じる。これは神経支配が精巣のそれと同じく，第11〜12肋間神経によるためである。下部尿管の結石による放散痛は，陰囊の皮膚に感じることが多い。

2　部位からみた疼痛

● **腎性疼痛**　典型的な腎臓の痛みは，ふつう鈍痛または持続性の疼痛として，CVAの部分に主として左右どちらかにかたよった痛みとして感じる。この種の疼痛は，第12肋骨の下方から臍部に向かって広がることが多い（◯図3-8）。急性の腎盂腎炎の場合には腎被膜が緊張し，尿管の閉塞の場合には腎盂の内圧の上昇が腎実質に向かって圧力を加えるため，腎性の疼痛をおこす。

● **尿管性疼痛**　尿管による疼痛の典型的な場合は，急性の閉塞である。その原因は主として結石，まれに凝血である。この場合の痛みは，腎被膜の緊張による疼痛と腎盂・尿管の筋肉の攣縮によっておこる。通常，痛みは尿管に沿って前下方に放散する。男性では膀胱・陰囊・精巣部に放散するが，女性では外陰部に放散することが多い（◯図3-8）。下部尿管の場合には，尿管下端の浮腫によって膀胱炎の症状がおこることが多い。

● **膀胱痛**　膀胱に尿がたまって過度に伸展された場合の痛みで，しばしば急性尿閉時におこるが，恥骨上部の疼痛として感じる。膀胱に尿がたまると疼痛が増強し，排尿すると消失するような場合には，膀胱の潰瘍や，間質性膀胱炎などが考えられる。

◻ **NOTE**

❶**疝痛**
　比較的強い痛みが一定の時間をおいて周期的に繰り返すもの。平滑筋の痙攣様の収縮に基づいて生じる。

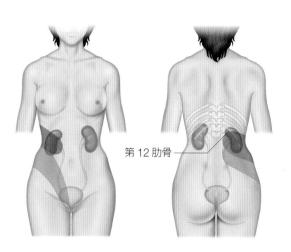

：腎性疼痛
：尿管性疼痛

第12肋骨

◯**図3-8　腎性疼痛・尿管性疼痛の放散**
腎性の疼痛は，第12肋骨の下方から臍部に向う。尿管性疼痛は，男性では膀胱・陰囊・精巣へ，女性では外陰部に放散する。

　膀胱痛の原因で最も多いのは膀胱炎で，女性では主として尿道口に感じ，排尿時，とくに排尿終末時に疼痛を訴える。

● **前立腺性の疼痛**　前立腺に炎症があると，多くは膀胱頸部にも波及し，膀胱炎と同様の疼痛を尿道ないし尿道口に感じる。前立腺自体の疼痛はふつう鈍痛であり，通常は軽度であるが持続性である。会陰部に不快感・灼熱感を生ずる場合は，慢性無菌性前立腺炎あるいは慢性骨盤疼痛症候群が考えられる。

● **陰囊・精巣の疼痛**　陰囊内容の疼痛は，鼠径部から下腹部にかけての放散痛を伴う。急性精巣上体炎・精巣炎・精索捻転・精巣外傷などにより発生する。急性に発症した陰囊部の強い疼痛を急性陰囊症とよび，手術を含む緊急処置を必要とすることがある。思春期のほか，成人でもみられる。

● **その他の疼痛**　腰痛は，しばしば尿路の悪性腫瘍や前立腺の悪性腫瘍の転移の徴候としてあらわれる。また，尿路・生殖器系の疾患による疼痛であっても，胃腸症状その他の症状を訴えることがあるので気をつけなければならない。

3　動作に伴う疼痛

● **排尿痛**　排尿に伴う疼痛で，膀胱・尿道・下腹部に感ずる。一回の排尿の時期との関連から排尿初期痛，排尿終末時痛，全排尿痛に分けられ，膀胱・尿道などの病変部位を推定することもできる。

● **射精痛**　射精直後に下腹部や尿道にみとめられる不快感を伴った痛みで，前立腺炎などにより生ずる。勃起障害の原因となることもある。

J　腫脹・腫瘤

1　腹部の腫脹・腫瘤

　腎・泌尿器領域において，腹部の著しい腫脹および腫瘤を触知する場合は，腹水の貯留，水腎症，腎囊胞，腎腫瘍などである。

● **腹水**　腹水の場合は，びまん性に腫脹がみとめられ，波動を触れる。

● **水腎症**　水腎症の場合は，どちらか一側に寄って腫脹がみとめられることが多い。1L以上も腎盂に尿が停滞した状態は，巨大水腎症とよばれ，正中線をこえて腫脹することがある。この場合は，表面から腫脹を観察することもできる。

● **腎囊胞**　巨大な腎囊胞では，腫瘍との鑑別が重要である。先天性におこる囊胞腎では腫瘤を両側に触知し，多数の囊胞形成のために表面は凹凸不整となり，硬度も増している。

● **腎腫瘍**　腎腫瘍で最も多いのは腎細胞がんで，巨大なものでは被膜の腫

脹のために圧痛・側腹部痛がみとめられる。これらの疾患を鑑別するために，超音波検査，CT，MRI などの画像検査が行われる。

● **下腹部膨隆**　下腹部の著しい膨隆は，腹部腫瘤として鑑別しなければならないものであるが，恥骨上部正中線に沿っておこる臍部までの腫脹は，しばしば膀胱内に貯留した尿が原因である。このような場合には，恥骨上部からの穿刺による検査よりも，チーマンカテーテル（◯82ページ）などで導尿を試みる。

2　陰嚢部の腫瘤

● **陰嚢水腫と精索静脈瘤**　陰嚢部腫瘤で多いものは**陰嚢水腫（瘤）**である。ときに巨大なものもおこりうるが，懐中電灯によって透光性をみると実質性腫瘍との鑑別ができる。**精索静脈瘤**は，左側におこるのは生理的であるが，右側におこれば精索静脈が下大静脈に流入する部位を圧迫するような病変を疑わねばならない。

● **精巣腫瘍**　精巣（睾丸）腫瘍は，外部からはほとんど腫脹がみとめられないこともあるが，腫瘤として触れるようになると，表面の性状・硬度，精索に圧痛をみとめないことなどの症状から，悪性腫瘍としての診断がつく。しかし，触診によって転移を促進することも考えられるので，何回も繰り返し触診することは好ましくない。超音波検査が鑑別に役だつ。

● **精巣上体腫瘤**　精巣上体（副睾丸）の腫瘤は，ほとんどが精巣上体炎によるものであり，急性の場合には著しい圧痛を示す。精巣炎で精巣が腫脹する例は少ないが，存在するとすれば流行性耳下腺炎に続発する場合で，著しい疼痛を伴う。

3　前立腺の腫瘤

　前立腺の腫瘤は直腸診によって診断する。表面平滑で弾力性があり，硬式テニスボールのようなかたさにふれるのは前立腺肥大症であり，凹凸不整で石のようにかたく，ゴルフボールのようにふれるのは前立腺がんである。前立腺がんでは腫瘤部に圧痛がなく，慢性前立腺炎や前立腺結石との鑑別が必要である。前立腺がんの診断には，前立腺腫瘍マーカーである前立腺特異抗原 prostate specific antigen（PSA）の測定が重要である。

K　発熱

● **発熱の要因**　尿路・生殖器系の疾患で発熱をおもな症状とする場合は，急性腎盂腎炎，急性前立腺炎，急性精巣上体炎の3つ，またはこれに関連した病態と考えてよい。

　□1　**急性腎盂腎炎**　尿管結石，尿管閉塞，尿管逆流現象など，尿流の停滞

が原因となっている場合が多い。ふつうは 39℃ 以上の弛張熱で，悪寒戦慄
を伴うことが多い。感染側の腎部の疼痛は，おもに腎臓の被膜の緊張による
ものである。

　②**急性前立腺炎**　会陰部の鈍痛とともに 38℃ 前後の熱が持続することが
多く，頻尿・排尿痛などの排尿異常も伴うことが多い。前立腺の触診によっ
て腫脹と圧痛をみとめれば，原因が前立腺にあることがわかる。この場合，
前立腺マッサージやカテーテル，内視鏡の挿入は禁忌である。とくに内視鏡
の挿入は炎症をさらに拡大するおそれがあるので，絶対禁忌とされている。

　③**急性精巣上体炎**　38℃ 以上の高熱が持続することが多く，局所の腫脹
と圧痛をみとめる。前立腺に原因があり，精管を通って炎症が精巣に波及し
た場合が多いので，前立腺の触診所見を知ることが大切である。

　カテーテルの挿入や，ブジー（●82 ページ）による治療のあとにみられる一
過性の高熱は，以前は**カテーテル熱**とよばれていたが，やはり一時的な菌血
症によるものと解釈すべきである。内視鏡やカテーテルの挿入が無菌操作に
よって行われた場合には発熱の頻度が少ないことが，これを実証している。

L　精巣および性機能障害

● **精巣機能障害**　精巣の機能には，男性ホルモンの分泌と精子形成の 2 つ
がある。精巣から分泌される男性ホルモンであるテストステロンは，下垂体
前葉からの性腺刺激ホルモンと協調し，第二次性徴を発現させ，精子形成を
進める。精巣機能の発達の異常は思春期早発症や遅発症をもたらす。精子形
成能の異常による造精機能障害は，男性不妊症の大部分を占める。男性不妊
症の原因には造精機能障害のほか，精路通過障害や勃起障害などがある。

　生殖年齢の男女が妊娠を希望し，ある一定期間，避妊することなく性生活
を行っているにもかかわらず妊娠の成立をみない場合を**不妊**という。その一
定期間は 1 年というのが一般的である。

● **性機能障害**　性的刺激は脳および脊髄の勃起中枢を経て，さまざまな神
経伝達物質を介して陰茎海綿体内に充血，すなわち勃起をもたらす。射精は
性器からの刺激を受け交感神経と体性神経の協調作用によっておこる。

　男性性機能障害は，性欲・勃起・性交・射精・オルガズムの 1 つでも欠け
るか，不十分なものと定義される。このうち，**勃起障害** erectile dysfunction
（**ED**）は性交時に有効な勃起が得られないために満足な性交が行えない状態
と定義され，器質性と心因性に分類される。器質的勃起障害には，性器異常
などの解剖学的異常によるもの，内分泌機能不全・神経障害によるもの，血
管異常によるもの（陰茎動脈や海綿体の障害），糖尿病や腎不全によるもの，
前立腺がんなどの手術や薬物によるものがある。

📝 **work**　復習と課題

❶ 尿量，尿色調の異常はどのような状態で生じるかを述べなさい。

❷ 尿混濁がみられるときは，どのような場合が考えられるか述べなさい。

❸ タンパク尿を原因によって分けて説明しなさい。

❹ 排尿異常の種類にはどのようなものがあるかを述べなさい。

❺ 遺尿症と尿失禁の違いを述べ，尿失禁の種類をあげて説明しなさい。

❻ 腎炎とネフローゼ症候群での浮腫発生の機序について述べなさい。

❼ 高血圧の発症と腎臓との関係を述べなさい。

❽ 脱水の種類とその原因を説明しなさい。

❾ 腎疾患において血液の異常をきたすものにどのような疾患があるかを述べなさい。

❿ 尿路系疾患による疼痛の成因と種類について記しなさい。

⓫ 男性性機能障害の定義について述べなさい。

参考文献

1. 並木幹夫監修：標準泌尿器科学，第10版．医学書院，2021.
2. 西澤理ほか編：New 泌尿器科学 改訂第2版．南江堂，2007.
3. 菱田明ほか編：標準腎臓病学．医学書院，2002.
4. McAninch, J. W. and Lue, T. F.：*Smith & Tanago's General Urology, 19th ed.* McGraw Hill, 2020.
5. Partin, A. W. et al.：*Campbell-Walsh Urology, 12th ed.* Elsevier, 2021.

第 4 章

検査と治療・処置

> | 本章の目標 | □ 治療に先だって，まず正確な診断が基本となる。病歴を聴取し，身体所見を取り，正しい検査を行い，それらに基づいて的確な治療方針をたてる。
> □ 本章では，この一連の流れにそった診察・診断と各種検査法，および治療の基礎としての総論を学び，あわせて腎臓の機能不全に対する透析療法，さらに腎移植について学習する。なお治療の各論は第5章「疾患の理解」の各項で学習する。

A 診察

1 病歴聴取

　患者は自覚症状をもっているか，あるいは他覚症状を指摘されるなどして受診する。医師・看護師は，問診により病気に罹患した時期とその背景を明らかにし，患者の訴える症状の推移を要領よく整理して記載する。囊胞腎のような遺伝性疾患や，結核のような感染性疾患などの家族歴と，妊娠の有無を含む過去の既往歴の聴取は，診断に際しての重要な情報となる。

　患者のなかには，気が弱かったり羞恥心が強かったりするために，症状を十分に訴えることができなかったり，うまく表現できなかったりする人もいる。医師や看護師はその訴えをうまく聞き出すように心がけ，要領よく記載することが重要である。問診により鑑別すべき疾患を想定し，検査を行っていく。

2 診察法

1 視診

　顔貌・顔色，浮腫，静脈怒張，多毛，女性化乳房，手術創，外傷，瘻孔の有無などを観察する。一般に腎・尿路疾患は視診によって発見されることは少ないが，腹部腫瘤や，膀胱の尿貯留などをみとめることがある。

2 触診

● **腎臓**　仰臥位にして双手，あるいは片手で肋骨弓下の部分を触診する（◉図 4-1）。腎臓は呼吸性に移動し，表面が平滑な，水中でゴムまりをつかむような特有の浮球感を有する充実性臓器である。肥満のない人では，深吸気時に腎臓の下極を触知し，呼気時にはそれが上方へ移動するのがわかる。腎腫瘍・水腎症・腎囊胞などでは腎臓が腫大して，よく触れるようになる。

　腎臓の炎症や，尿管の閉塞・炎症などで腎臓の被膜に緊張がおこっているような場合には，腎部の叩打痛をみとめる。

● **膀胱部**　正常では膀胱は外部から触れないが，およそ 500 mL 以上の尿

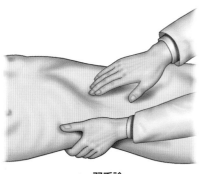

a. 双手診　　　　　　　　　b. 片手診

▶図 4-1　腎臓の触診

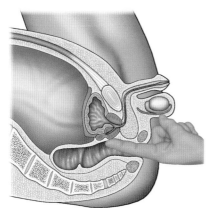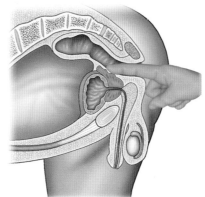

a. 截石位（砕石位）　　　　　　b. 立位前屈位

▶図 4-2　直腸内前立腺触診

がたまると腫瘤として触れる。膀胱炎では，膀胱部を圧迫すると尿意と不快感を訴える。膀胱腫瘍では双手診を行い，腫瘍の大きさ・性状・可動性，および周囲臓器との関係を検査する。

● **外陰部**　鼠径部リンパ節を調べる。停留精巣では鼠径部に精巣を触れることがある。陰茎は包皮・亀頭・尿道口と順次触診し，炎症・潰瘍・腫瘍の有無を検査する。陰囊は皮膚の発赤や浮腫などを診察するとともに，そのなかにある精巣・精巣上体・精索の状態を検索する。

● **前立腺および精嚢**　直腸内触診により，前立腺の大きさ・形・かたさなどを調べる。患者には仰臥位で膝を曲げて脚を胸にかかえ込むようにする截石位（砕石位）か，立ったまま肘をベッドにつけて前屈させる立位前屈位をとらせる（▶図 4-2）。

　術者は手袋を着用するか，示指に指囊をかぶせ，十分に潤滑剤をつけたのち，静かに示指を肛門から挿入して触診する。

B　検査

1　尿の検査

　腎臓および泌尿器疾患において，尿を系統だてて調べることは，泌尿器の病変の有無およびその性質を知るうえで欠かすことができない。したがって，尿の検査は診断上きわめて重要であり，正確に行われなければならない。そのためには，まず正しい方法で採尿をすることが大切である。

　採取した尿を放置すると細菌が繁殖して pH が変化し，また pH や温度の変化によって塩類が析出し，円柱や細胞成分も崩壊する。そのため，検査は一般に採取直後の尿（**新鮮尿**）で行わなければならないが，ホルモン・電解質などの検査が，正確に 24 時間の間の尿を蓄尿（**24 時間尿**）して行うこともある。

1　適切な採尿法

　通常，尿道には男性においても女性においても，いわゆる正常細菌叢と少数の白血球がみられる。自然排尿で 1 個の容器に採取した場合には，外陰部や尿道の細菌が混入するため，膀胱尿の正確な状態を知ることは困難である。とくに女性は解剖学的に外尿道口が奥まった位置にあり，外陰部の細菌が混入する可能性が高い。

　したがって，膀胱尿の採取のためには膀胱穿刺による方法がより正確であるが，患者に対する侵襲や手技の煩雑さなどから，対象（被検者）に応じて次のような方法で行うことが望ましい。

◆ 男性の採尿

　採尿は前立腺液の混入を避けるため，必ず直腸診による前立腺の触診の前に行い，包皮を十分に引っぱって排尿するように指導する。
●**2 杯分尿法**　いわゆる 2 杯分尿法は**トンプソン** Thompson **法**ともいわれるもので，2 杯のカップを用意し，1 杯目には約 50 mL を，2 杯目には残りの全量を採尿させ，検査に用いる方法である。尿道疾患では第 1 尿に，膀胱頸部や後部尿道の疾患では第 2 尿により強く異常がみられ，両方の異常は膀胱・腎臓の疾患を疑わせる。

◆ 女性の採尿

　外陰部を洗浄液で清拭したあと，小陰唇を開いて排尿させる。外陰部や尿道の細菌の混入を避けるために，排尿初期の尿は採取せず，中間の尿（**中間尿**）を採取するのが望ましい。しかし，自分で尿を採取できない場合や，感染の有無を調べるためにできるだけ外部の細菌の混入を避けたい場合は，カテーテル導尿が行われることもある。この際，カテーテル挿入によって感染

を引きおこす可能性がないわけではないが，必要な膀胱尿が採取できるほか，あわせて女性の尿路感染の原因ともなる尿道狭窄〔きょうさく〕の有無をも知ることができるという大きな利点がある。

◆ 小児の採尿

幼児であれば，採尿に際してもほぼ協力が得られるので，前述の方法で行う。新生児・乳児の場合には，接着剤のついた採尿バッグが市販されており，男女ともに外陰部の清拭後にバッグをはりつけて採尿する方法が行われる。しかし，この方法では包皮や腟の細菌が混入することは避けられないので，感染の有無を調べるときには，導尿または膀胱穿刺を行う場合もある。

2 尿の肉眼的異常

得られた尿は新鮮なうちに検査される。肉眼的に判別できる尿の色調の異常や，混濁，血尿なども鑑別に有用な情報である（●39ページ）。

なお，尿が混濁する原因としては，細菌尿・血尿・膿尿などの病的な原因のほかに塩類尿がある。混濁尿の鑑別には，加熱と酢酸の滴下によって判定するウルツマン Ultzmann 法が用いられる（●図4-3）。

3 試験紙法

一般尿検査は通常，試験紙によって行われることが多い。診断用試験紙キットを尿検体に浸し，その色調の変化を比色する（●図4-4）。検査項目に

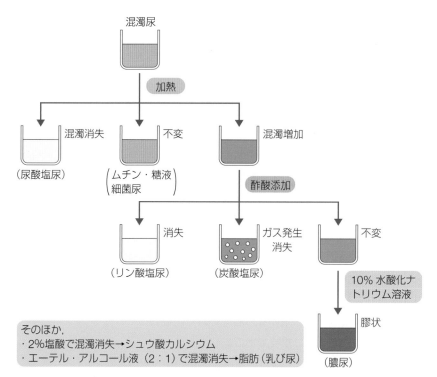

●図4-3　混濁尿の鑑別（ウルツマン法を改変）

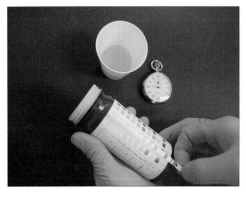

◗**図 4-4　試験紙による尿検査**
①検査紙を尿検体に浸す。
②検査項目ごとに異なる判定時間ま
　で待つ。
③診断キットに表示された色見本と
　比較し，判定を行う。

より判定時間は異なる。全自動尿分析装置を用いると，一度にたくさんの検体も処理できる。尿比重，pH，タンパク質，糖，ケトン体，潜血反応，ウロビリノーゲン，ビリルビン，白血球などを測定する。

●**尿比重**　比重は尿の濃縮の程度を示す。正常範囲は 1.003～1.030 ぐらいで，尿量が増加すれば低下し，減少すれば上昇する。正確な測定には比重計を用いる。

●**尿の pH**　健康な人の新鮮尿は弱酸性(pH 6.0 程度)で，pH 4.5～8.0 の範囲で変動する。糖尿病性アシドーシスではこれよりも酸性になり，逆に尿素分解細菌感染尿では，アルカリ性(pH 7.5 以上)になる。

●**タンパク尿**　健康な人でも尿中にごく微量のタンパク質(1 日 100～150 mg)がみとめられるが，通常の検査では検出されない。一般に，腎実質障害の場合には尿中に多量のタンパク質の混入がみられるが，膀胱炎のような膀胱だけの疾患においてはその量も少なく，多くても 100 mg/dL 程度までである。

　試験紙法以外の定量試験としてはエスバッハ Esbach 法がある。また，定性試験として煮沸法やスルホサリチル酸法がある。

●**糖尿**　健康な人の尿糖は通常 20 mg/dL 以下であるが，100 mg/dL 以上になると紙験紙法で検出される。試験紙法のほか，ニーランデル Nylander 法も用いられる。5 mL の尿にニーランデル試薬 1 mL を加え，軽く振りながら加熱すると，糖があるときは黒色か暗褐色の沈殿が生じる。

●**潜血反応**　試験紙中の還元型クロモゲンが，尿中赤血球のヘモグロビンにより酸化されて青色となることで潜血反応を調べることができる。潜血反応でスクリーニングし，尿沈渣を顕微鏡で観察して赤血球数を検査する。

4 より詳細な検査

●**尿沈渣の顕微鏡的検査**　尿に混濁がある場合には，遠心沈殿器を用いて沈渣をつくり，これをスライドガラスに塗布し，生標本または染色標本をつくって顕微鏡的検査(鏡検)をする。腎疾患では，尿の有形成分である沈殿物の検索は，診断的意義および経過の観察のうえで重要である。

1 **生標本**　赤血球，白血球，上皮細胞，円柱，塩類，細菌，真菌，トリコモナスをみることができる(◗図 4-5)。

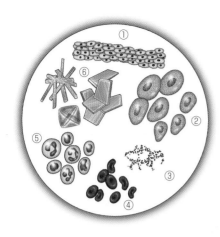

①円柱(硝子白血球円柱)
②上皮細胞
③細菌
④赤血球
⑤白血球
⑥結晶

▶**図 4-5　尿沈渣標本**
図は模式的なものであり，実際に顕微鏡で
見ると色はほとんどない。

　②**染色標本**　沈殿物をスライドガラスにのせ，火炎で乾燥固定して，単染色(レフレルメチレンブルー)によって，白血球，上皮細胞，細菌などを識別する。さらに，複染色(抗酸菌染色またはチール-ネールゼン染色)によって結核菌を，またグラム染色によってグラム陰性菌(大腸菌・淋菌など)とグラム陽性菌(レンサ球菌・ブドウ球菌など)を区別する。

● **尿細菌学的検査**　尿路感染症の診断・治療には，尿培養が重要な検査となる。とくにその菌数が問題で，通常，尿 1 mL を培養して 10 万個以上のコロニー(細菌の集団)がみとめられれば起炎菌とされるが，それ以下でも意義のある場合がある。また尿路結核が疑われる場合には，塗抹染色(チール-ネールゼン染色)のほかに，必ず結核菌培養を数回行ってみることが大切である。

● **尿細胞診**　泌尿器の悪性腫瘍のうち，尿路上皮腫瘍(腎盂・尿管・膀胱腫瘍など)の診断には，パパニコロウ Papanicolaou 法による尿中脱落細胞の細胞診が有効であることが多い。脱落細胞ばかりでなく，疑わしい部分の粘膜を内視鏡操作によってブラッシングし，剝離細胞を集めて細胞診を行うこともある。

● **24 時間尿の生化学的検査**　病態によっては，ホルモン・電解質・酵素などの尿中排泄量測定が，診断・経過観察のよい指標となる。24 時間の間に排泄された尿を確実に集め，全量を正確に計測してその一部を検査室へ提出する。蓄尿に関するていねいな患者指導が大切である。

2　分泌物検査

● **尿道分泌物**　尿道分泌物の流出をみとめる場合や，尿道炎が疑われる場合は，分泌物検査を行う。男性は，亀頭部を清拭後に陰茎基部から外尿道口にかけて尿道部を圧迫し，スライドガラスを尿道口に密着させて分泌物の塗布を行い，淋菌やクラミジアなどを検査する。女性は，外尿道口を清拭後に，経腟的に尿道を圧迫して分泌物を得る。

● **前立腺分泌物**　肛門より挿入した示指で前立腺をマッサージすると，乳

白色に混濁した前立腺液の小滴が外尿道口に出現する。白血球や細菌の有無を調べることにより，慢性前立腺炎の診断に有用である。分泌量が少ないときはマッサージ後の尿をとって検査する。

3 腎機能検査

　試験紙法による尿タンパク質の出現と尿比重の異常は，腎機能障害を示唆しており，さらに詳しい腎機能検査が必要となる。腎機能検査は，両腎の機能を総合的に検査する**総腎機能検査**と，左右の腎機能を個別に調べる**分腎機能検査**に分けられる。

　総腎機能検査には，尿浸透圧測定，濃縮力試験，クレアチニン・尿素窒素測定，クリアランス試験などがある。また，クリアランス試験を行わずに糸球体濾過量（ろか）や内因性クレアチニン-クリアランスを推定する方法として，血清クレアチニン値を用いた計算式がある。

　分腎機能検査には，静脈性（排泄性）尿路造影（●74ページ）や腎シンチグラフィ（●78ページ），尿管カテーテル法（●85ページ）などがあるが，これらについては画像検査と経尿道的操作の項目でそれぞれ後述する。

1 血中尿素窒素および血清クレアチニン測定

　タンパク質代謝産物のうち一般的に測定されるのは，**血中尿素窒素** blood urea nitrogen（**BUN**）と**血清クレアチニン** creatinine（**Cr**）である。タンパク質代謝産物の血中濃度は，体内での産生量と糸球体からの排泄量とのバランスによって決まるため，産生量がほぼ一定している場合には，これらの血中濃度の上昇は糸球体の排泄機能の低下を意味する。

　● **BUN・Cr の増減**　BUN の産生量は，食事中のタンパク質の増加や，消化管出血，脱水，感染，副腎皮質ステロイド薬の投与などによって上昇し，逆に低タンパク質食，肝不全，妊娠などによって低下する。一方，筋肉のクレアチニンに由来する血清クレアチニン値はこれらの因子に左右されにくいが，全身の筋肉量（体格）および長期臥床などによるその変化により誤差が生じる可能性がある。また BUN/クレアチニン比は約 10 なので，10 をこえる場合は，消化管出血やタンパク質の過剰摂取，脱水，副腎皮質ステロイド薬の内服を含む異化亢進などを疑う。

　BUN の基準値は 8～20 mg/dL 程度である。血清クレアチニンは男性で 0.6～1.0 mg/dL，女性で 0.4～0.8 mg/dL 程度で，男性で 1.2 mg/dL 以上，女性で 1.0 mg/dL 以上あれば，腎機能障害が疑われる。なお，血清クレアチニンは，腎機能が 50% 未満に低下してはじめて上昇するため，初期の軽微な腎機能の低下を発見することはできない。血清クレアチニンの上昇が明らかでない場合の腎機能の評価は，後述のクリアランス試験などで行う。

2 クリアランス試験

　クリアランスとは，腎臓の排泄能力を定量的に表現した数値であり，ある

物質について，一定の時間内に尿中に排泄された量を供給するのに必要な血漿量であらわされる。イヌリンやクレアチニンなどの特定の物質に対するクリアランス試験を行うと，以下の式により，クリアランスが算出される。

$$クリアランス = \frac{ある物質の尿中の濃度 \times 一定の時間中の尿量}{ある物質の血漿中の濃度}$$

クリアランス試験を用いて，下記の測定が可能である。

● **糸球体濾過量（GFR）**　糸球体濾過量（値）glomerular filtration rate（**GFR**）は，単位時間に糸球体で濾過される血漿量をあらわしている。一般に腎臓の糸球体濾過機能を最も正確にあらわす数値として用いられている。

イヌリンのように，糸球体から自由に濾過され，尿細管からは再吸収も分泌もされない物質では，糸球体で濾過された量が尿中排泄量と等しくなるため，そのクリアランス値が GFR となる。水・電解質などは糸球体で濾過されたあとに，必要な量が再吸収されるが，老廃物は基本的には濾過された量の大半が排泄される。そのため，GFR は老廃物を排泄する腎臓の能力（腎機能）をあらわしているといえる。

GFR の正常値はおよそ 70〜100 mL/分である。

● **クレアチニンクリアランス**　体内で筋肉から生じるクレアチニンはほとんど再吸収がないため，臨床的には，**クレアチニンクリアランス** creatinine clearance（Ccr）を GFR として用いることができる。ただし，イヌリンと異なりクレアチニンは尿細管から一部分泌されるので，検査値は後述のイヌリンクリアランスに比べて高値をとる。

従来，内因性クレアチニンクリアランスは，1 時間のクリアランスを測定する **60 分法** などの方法によって測定されていたが，現在ではより正確な **24 時間法** によって求める 24 時間内因性クレアチニンクリアランスが一般的に用いられている。この方法でも，蓄尿が不完全であれば誤差が生じるが，1 日のクレアチニンの排泄量はほぼ一定なので，クレアチニン濃度をみることにより，ある程度蓄尿の信頼性の目安になる。

成人の基準値はおよそ 80〜120 mL/分である。

● **イヌリンクリアランス**　腎機能がほぼ正常の場合には，Ccr を GFR とみなしても臨床的に問題がない。しかし，腎機能が低下している場合には，Ccr は GFR の低下に見合った低下を示さず，腎機能の低下を過小評価する可能性があることが知られている。より正確な測定が必要な場合には，**イヌリンクリアランス法** が行われる。

イヌリンクリアランスは，GFR 測定に最適であり，2006（平成 18）年から保険適用となっている。イヌリンを持続静注したのち，30 分間隔で 3 回測定し，平均値をとる（●図 4-6）。また，イヌリン投与後の採血を 2 回とする簡易法も用いられている。

● **腎血漿流量（RPF）**　パラアミノ馬尿酸 para-aminohippurate（PAH）を静注すると，糸球体で自由に濾過され，ほとんど全部が近位尿細管で分泌され，そのうえ再吸収もされない。1 回の腎循環でほぼ完全に尿中に排泄されること

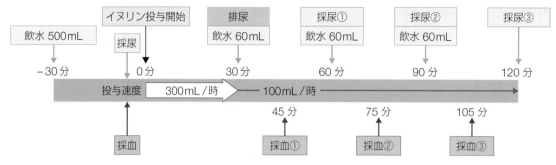

◎図4-6　イヌリンクリアランスの実施スケジュール

から，PAHクリアランス値は，腎臓を通過する血漿流量である**腎血漿流量** renal plasma flow（**RPF**）を示す。健常人のPAHクリアランス値は400～600 mL/分である。

実際は，腎臓を流れる血液の約10%が排泄と無関係な部位を流れるので，血漿PAHの尿への排泄は全体の約90%である。したがって，PAHクリアランス法で求めた値は実際のRPFより約10%小さい値をとるので，PAHクリアランスで計算されたRPFを有効腎血漿流量 effective RPF（eRPF）とよぶ。

また，RPFとヘマトクリット値（Ht）を用いて，下記の式から**腎血流量** renal blood flow（**RBF**）を求めることができる。

$$RBF = RPF \times 100/(100 - Ht)$$

● **濾過比（FF）**　濾過比 filtration fraction（**FF**）は，腎臓を流れる血漿水分の何%が糸球体で濾過されるかを示すもので，GFRをRPFで除した値（GFR/RPF）がこれに相当する。この値は，体位などに影響されずほとんど一定で，基準値は約0.2（20%）である。FFは輸入細動脈と輸出細動脈の血管抵抗のバランスに左右される。

3 推算糸球体濾過量 estimated GFR（eGFR）

クリアランス試験は，外来で簡単に測定できないために，より簡便に腎機能を評価する方法として，血清クレアチニン（Cr）値を用いた計算式が用いられる。これによってGFRを推定しようとする動きが，慢性腎臓病（CKD）という概念の普及とともに一般化している。わが国をはじめ，世界で広く使用されてきた腎機能簡易推算式はコッククロフト-ゴールト Cockcroft-Gault の計算式で，血清Cr値，年齢，性別，体重からクレアチニンクリアランス（Ccr）を推算するものであるが，体格などの問題から式の係数が日本人に合わないという意見もあった。

そこで，日本人のデータをもとにCr，年齢，性別からeGFRcreatを算出する式が策定され，現在はこれが広く用いられている（◎表4-1）。また，血清シスタチンC（Cys-C）値をもとにした推算糸球体濾過量（eGFRcys）も利用できる。

● **eGFRcreat**　血清Cr値はGFRが50%未満に低下してはじめて上昇す

●**表 4-1　糸球体濾過量(GFR)とクレアチニンクリアランス(Ccr)の計算式**

日本人の GFR creat 推算式注1, 3	eGFRcreat(mL/分/1.73 m²)＝194×Cr$^{-1.094}$×年齢(歳)$^{-0.287}$[女性は×0.739]
日本人の GFR cys 推算式注2, 3	eGFRcys(mL/分/1.73 m²)＝(104×Cys-C$^{-1.019}$×0.996$^{年齢(歳)}$[女性は×0.929])−8
体表面積の式	体表面積を補正しない eGFR(mL/分)＝eGFR(mL/分/1.73 m²)×BSA/1.73 体表面積：BSA(m²)＝体重(kg)$^{0.425}$×身長(cm)$^{0.725}$×0.007184
24 時間内因性 Ccr	Ccr(mL/分)＝(Ucr×V)/(Scr×1,440)≒GFR/0.789

Cr・Scr：血清 Cr 濃度(mg/dL)，Cys-C：血清 Cys-C 濃度(mg/L)，Ucr：尿 Cr 濃度(mg/dL)，V：尿量(mL/日)
注 1：酵素法で測定された Cr 値を用いる。血清 Cr 値は小数点以下 2 桁表記を用いる。
注 2：国際的な標準物質(ERM-DA471/IFCC)に基づく測定値を用いる。
注 3：18 歳以上に適用する。小児の腎機能評価には小児の評価法を用いる。
(日本腎臓学会編：CKD 診療ガイド 2012. p.129，東京医学社，2012 をもとに作成，一部改変)

るため，推算式を用いて正確な腎機能の推定が行えるのは，GFR が 60 mL/分/1.73 m² 未満の場合である。

●**eGFRcys**　Cys-C は血清タンパク質の一種で，糸球体で濾過され，尿細管で再吸収される。血清 Cys-C 値は筋肉量・食事・運動の影響を受けにくいため，eGFRcreat が高く推算される筋肉量が減少した症例などに eGFRcys が有用と考えられている。ただし，①妊娠や HIV 感染，甲状腺機能障害などに影響されること，②腎不全末期では一定値以下にならないこと，③マイナス値をとりうること(この場合は 5 mL/分未満として考える)，などの問題があり，注意を要する。

4　フィッシュバーグ Fishberg 濃縮試験

　腎臓の尿濃縮能をみることにより，尿細管機能を調べる検査である。水が欠乏した状態で，尿の濃縮能をみる。検査前日の午後 6 時に食事(乾燥食)をとり，以後検査が終了するまで禁飲食とする。起床と同時に採尿し，引きつづき 1 時間ごとに 2 回採尿する。この 3 回の尿比重(浸透圧)を測定し，少なくとも 1 回以上が 1.025(850 mOsm/kgH₂O)以上であれば正常である。1.022(770 mOsm/kgH₂O)以下の場合は腎髄質機能障害を意味している。

　この検査は，腎機能の検査としてよりも，尿崩症の鑑別診断などに用いられている。病状によっては，水制限が危険な場合もあるので，検査にあたっては注意を要する。

5　近位尿細管機能検査

　尿中の β₂ ミクログロブリン β₂ microglobulin(β₂MG)，α₁ ミクログロブリン α₁ microglobulin(α₁MG)，N アセチル-β-ᴅ-グルコサミニダーゼ N-acetyl-β-ᴅ-glucosaminidase(NAG)は，近位尿細管障害の指標として用いられる。

　近位尿細管の障害により，小分子量タンパク質である β₂MG と α₁MG は再吸収が阻害され，尿中への排泄が増加する。近位尿細管細胞内の NAG は障害により尿中に出てくる。

6 PSP 排泄試験

　フェノールスルホンフタレイン phenolsulfonphthalein（PSP）は赤色の色素で近位尿細管から95％が排泄されることから，尿細管機能の指標となる。PSP 試薬6 mg を静脈内に注射して，15分後，30分後，60分後，120分後に排尿して PSP 試薬の濃度を測定する。正常なら15分後には25〜50％，120分後には55％以上が排泄されるが，15分後に37％以上の PSP の排泄が確認できれば機能正常と判定し，それ以上の検査は行わない。PSP の排泄を阻害する作用をもつアスピリン，ペニシリン，プロベネシッドなどは検査前に休薬する。

　ただし臨床的意義は少なく，現在はほとんど行われていない。

7 尿酸性化能検査

　尿細管での尿酸性化をみる検査として，塩化アンモニウム負荷試験，炭酸水素ナトリウム負荷試験などがある。尿細管アシドーシスの診断に用いられる。

4 画像検査

1 X線撮影

◆ 腎尿管膀胱部単純撮影（KUB）

　腎尿管膀胱部単純撮影は，特殊な操作を必要としない X 線撮影法で，腎臓 kidney，尿管 ureter，膀胱 bladder の頭文字をとって，**KUB** とよばれる。腎臓の上極から骨盤腔，すなわち恥骨まで含まれるように撮影する。これによって，腎臓の大きさ・位置・形のほか，腸腰筋陰影，尿路結石を含む石灰化の有無，異物の存在，骨の変化（二分脊椎，腫瘍の転移像など），消化管のガス像などを観察する（●図4-7）。

◆ 静脈性尿路造影（IVU）

　静脈性尿路造影 intravenous urography（IVU）は，ヨウ素（ヨード）化合物水溶液である造影剤を 20〜60 mL 静脈内に注射し，経時的に撮影する方法である。腎実質造影像（ネフログラム）による腎臓の形態および大きさの観察とともに，腎臓から排泄される造影剤の状態および腎盂・尿管・膀胱の形態を観察する（●図4-8）。

　IVU は，**静脈性腎盂造影** intravenous pyelography（**IVP** または **IP**）ともよばれる。また，静脈性のかわりに排泄性を用いて，排泄性尿路造影や排泄性腎盂造影とよばれることもある。

●点滴（静注）腎盂造影　IVU 法において，腎盂尿管像や病変部位が十分に得られないときには，造影能力を強化するために造影剤を大量に使用し，で

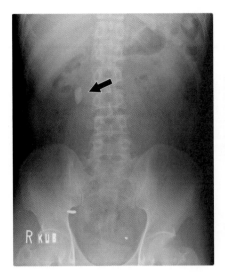

● 図 4-7　腎尿管膀胱部単純撮影（KUB）
　像

第２腰椎から第３腰椎右側に石灰化陰影を
みとめる（→）。小骨盤内の２個の陰影は，
以前に行われた消化管造影の検査の造影剤
の遺存と思われる。

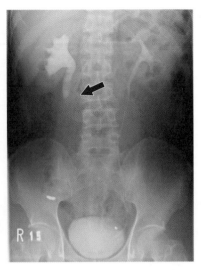

● 図 4-8　静脈性尿路造影（IVU）像

図 4-7 と同一症例の IVU の造影剤注射
15 分後の像である。尿管結石により右
腎盂・腎杯の拡張がみられ，結石より上
部の尿管の造影剤の排泄停滞がみられる
（→）。

きるだけ早く静脈内に点滴注入する**点滴（静注）腎盂造影** drip infusion
pyelography（**DIP**）が行われる。点滴尿路造影 drip infusion urography（DIU）とも
いう。

● **禁忌・適応**　IVU は，ヨード過敏症❶，喘息，褐色細胞腫や多発性骨髄
腫のある患者に対しては禁忌とされている。また，腎機能低下を伴う患者に
は行わない。検査前に造影剤使用の説明と同意を得ることが必要である。超
音波検査や CT，MRI など，近年の画像検査の進歩により，IVU を行う頻
度は低くなっている。

◆ 逆行性腎盂造影（RP）

　逆行性腎盂造影 retrograde pyelography（RP）は，膀胱鏡下に尿管カテーテル
を腎盂に挿入し，カテーテルより造影剤を注入して撮影し，腎盂・腎杯，尿
管を描出する方法である（● 図 4-9）。

● **適応**　①IVU や DIP によって鮮明な像が得られないとき，②重篤な腎機
能障害やヨード過敏症のため IVU が禁忌のとき，③腎盂尿管移行部や尿管
の閉塞が IVU で疑われ，その程度を正確に知りたいとき（造影剤を腎盂内に
注入すれば，ふつうは 15 分以内にほとんど排泄される），④斜位・側位の腎
盂撮影が必要なとき（静脈法より鮮明な腎盂像が得られる）である。

　RP に付随して，挿入したカテーテルから，左右の腎臓からの尿を採取し
て検査することもできる。

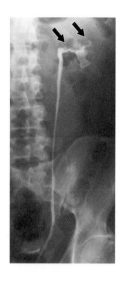

◖図4-9　逆行性腎盂造影(RP)像
左腎盂内の陰影欠損をみとめ，腫瘍の存在を疑う(→)。

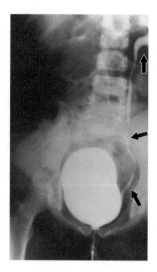

◖図4-10　排尿時膀胱造影(VCG)像
左腎への膀胱尿管逆流(→)をみとめる。

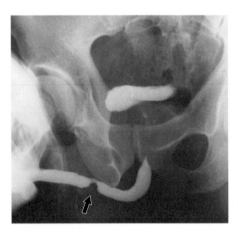

◖図4-11　尿道造影(UG)像
前部尿道の狭窄(→)がみとめられる。

◆ 膀胱造影(CG)

　膀胱造影 cystography(CG)は，排尿後，さらにカテーテルを挿入して膀胱内の残尿を排除し，造影剤を150～200 mL注入して前後・斜位方向で撮影する方法である。膀胱全体を描出し，膀胱憩室や膀胱腫瘍の存在を知ることができる。

　必要に応じて，造影剤を排尿させながら撮影する**排尿時膀胱造影** voiding cystography(**VCG**)を行う(◖図4-10)。これにより，膀胱尿管逆流や後部尿道弁形成，尿道狭窄の存在を知ることができる。

◆ 尿道造影(UG)

　尿道造影 urethrography(UG)は，静脈性尿路造影に用いる造影剤とキシロカインゼリーを等量混合し，20～30 mLを尿道内に注入しながら斜位方向で撮影する方法である。油性造影剤は肺塞栓をおこすことがあるので，絶対に用いてはならない。尿道狭窄，損傷，腫瘍，憩室，瘻孔，その他の尿道・前立腺疾患を証明することができる(◖図4-11)。

◆ 血管造影

　血管造影 angiography は，泌尿器科領域においても腎臓・副腎などのいろいろな疾患の診断に重要な検査法であったが，近年マルチスライス CT multiditector-row CT（MDCT）などによる **CT アンギオグラフィー（CT 血管造影）** の出現などにより，その適応は少なくなっている。腫瘍血管や出血血管を塞栓物質で閉塞させたり（エンボリゼーション embolization），抗がん薬の投与を行ったり，特殊なカテーテルで動脈の狭窄を拡張させるなど，治療にも応用されている。

● **経皮カテーテル法**　大動脈造影は，大腿動脈を穿刺針で経皮的に穿刺し，血管カテーテルを挿入する経皮カテーテル法（**セルディンガー** Seldinger **法**）によって行われる。本法では，カテーテルの形・太さ・種類をかえることによって，副腎・腎臓などさまざまな臓器の血管を選択的に造影することが可能である（●図 4-12）。

　検査後は，カテーテル挿入部位の出血や血腫形成を防止することが大切で，6 時間ないし 12 時間の安静が望まれる。

● **DSA**　一方，外来検査としても可能な血管造影として，造影剤を注入する前後で撮影し，コンピュータを用いて血管のみの画像を得る**デジタルサブトラクション血管造影法** digital subtraction angiography（**DSA**）が行われる。この方法では，従来の血管造影法に比べて造影剤の量が少なく，また静注でも動脈像を得ることができるので簡便で侵襲も少ない。腎動脈病変の検査や，生体腎移植時のドナーの術前検査に用いられる（●図 4-13）。

◆ 精囊造影

　精囊造影 seminal vesiculography は，精管・精囊・射精管の造影を目的として，精管から造影剤を注入し，撮影する方法である。閉塞性無精子症の診断を目的に施行されるが，超音波や MRI などのその他の画像検査の進歩により，近年では施行されなくなってきている。

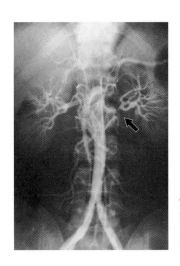

● **図 4-12　腹部大動脈造影像**
左腎動脈本幹に狭窄（→）がみられる。線維筋性過形成による若年性高血圧症の例である。

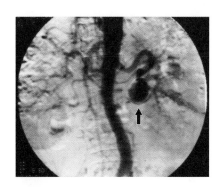

● **図 4-13　DSA による大動脈造影像**
単純撮影で左腎門部に石灰化をみとめたため DSA を施行，左腎動脈の動脈瘤（→）と判明した。

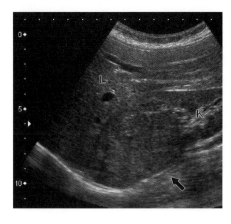

○**図4-14　超音波断層撮影像**
図4-17, 18-cと同一症例。肝臓(L)の
下方(図では右方)の腎(K)の上極に大き
な腫瘤(→)をみとめる。

2 超音波検査

　超音波検査は，組織によって超音波の吸収・反射の度合が異なることを応用した検査法である。

　超音波による診断は，主として対象物からの反射波を画像化して得られた断層像にて行われる。超音波カラードプラ法やパワードプラ法は，血液などの動くものに超音波をあてると反射波の周波数が変化するドプラ効果を利用した検査法である。腎血流の評価による腎血管性病変や腎腫瘍性病変の診断，精巣血流の評価による精索捻転の診断に有用である。

●**適応**　超音波検査は侵襲が少なく，簡便に施行できることから外来診察室やベッドサイドでも施行されている。経皮的走査により，腎腫瘍や腎嚢胞などの腎臓の腫瘤性病変や，水腎症の診断と鑑別に有用である(○図4-14)。排尿後に膀胱を観察し，**残尿測定**を行う際にも用いられる。また，探触子を膀胱内や直腸内に挿入して，体腔内走査により膀胱や前立腺の形態を描出することも可能である。

　このほか，腎嚢胞の穿刺，後腹膜腫瘍あるいは前立腺組織の生検(経直腸的前立腺針生検)，経皮的腎瘻造設術や経皮的腎砕石術の際の腎臓の穿刺などにも超音波診断装置が用いられる。

3 核医学的診断法

　放射性同位元素 radioisotope (ラジオアイソトープ，RI)を利用した検査法，いわゆる核医学的診断法として，腎臓の機能や形態を明らかにする方法や，悪性腫瘍の骨転移，腫瘍の局在を調べる画像診断法がある。また，ホルモンや腫瘍マーカーの測定にも核医学が応用されている。

◆ 腎シンチグラフィ

　腎シンチグラフィ renal scintigraphy には大きく分けて，腎臓に取り込まれて尿中に排泄されるRIを用いる**腎動態検査**と，尿中に排泄が少なく腎実質に集積するRIを用いる**腎静態検査**に分けられる。RIを投与し，その動きを腎部の体表にあてたガンマカメラで画像として計測し，形態や機能を診断する。

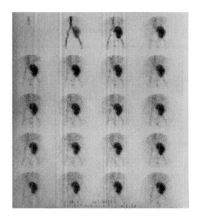

○図4-15 腎シンチグラム

99mTc-DTPA を用いた，移植腎に対する術後第1日目の腎シンチグラム。移植腎への血流が良好なことを示している。

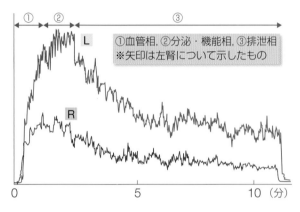

①血管相，②分泌・機能相，③排泄相
※矢印は左腎について示したもの

○図4-16 レノグラム

右腎動脈狭窄による腎血管性高血圧症の症例である。左腎(L)に比べ右腎(R)の血管相の立ち上がりが低いことがわかる。

|1| **動態腎シンチグラフィ** 腎臓の機能的形態情報とともに，尿路の通過性の評価も行う方法である。RI としては糸球体濾過物質である 99mTc-DTPA❶や近位尿細管分泌物質である 99mTc-MAG3❷などがある(○図4-15)。これらの RI の腎臓への吸収・排泄を計測し，左右の腎別に得られる経時的な活動曲線のことを**レノグラム**という(○図4-16)。レノグラムは①血管相(腎臓への血流を示す)，②分泌・機能相(糸球体濾過あるいは尿細管機能を示す)，③排泄相(腎盂から尿管への排泄を示す)よりなる。

|2| **静態腎シンチグラフィ** 皮質ネフロンに集積する RI を用いることにより，分腎機能，形態情報や局所機能の情報も得られる。膀胱尿管逆流症における腎瘢痕の有無の診断や，形成不全腎の位置の同定などに使われる。

◆ ポジトロン断層撮影(PET)

ポジトロン断層撮影 positron emission tomography(PET)は，グルコースに類似した性質をもつ 18F-FDG❸を用いたシンチグラフィである。糖代謝が亢進している部位に集積し，悪性腫瘍の診断に用いられる。FDG は尿路排泄性であり尿路に生理的集積をみとめるため，泌尿器がんの原発巣の診断に適しているとはいえないが，転移巣の診断において，ほかの画像検査により確定診断が得られない場合に有用であると考えられている。

▢ NOTE

❶99mTc-DTPA
テクネチウム 99m-ジエチレントリアミン五酢酸。

❷99mTc-MAG3
テクネチウム 99m-メルカプトアセチルグリシルグリシルグリシン。

▢ NOTE

❸18F-FDG
フッ素 18-フルオロデオキシグルコース。

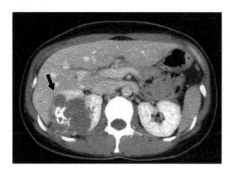

○**図4-17　コンピュータ断層撮影
(CT)像**

図4-14, 18-c と同一症例。右腎に大き
な腫瘤(→)をみとめる。

◆ その他の核医学的診断法

　1 骨シンチグラフィ　泌尿器科領域では，腎細胞がん・前立腺がんなど
といった悪性腫瘍の骨転移の診断に，骨のX線写真とともに骨シンチグラ
フィが有用である(●170ページ，図5-35)。

　2 腫瘍シンチグラフィ　尿路・生殖器系悪性腫瘍の転移病巣の診断には，
ガリウム67(^{67}Ga)による腫瘍シンチグラフィが行われる。

4 コンピュータ断層撮影(CT)

　コンピュータ断層撮影 computed tomography(CT)では，X線照射により得
られたデータをコンピュータ処理してから画像に再構成することにより，単
に断層像を得るだけではなく，従来のX線像では区別できなかった軟部組
織を区別することができるようになった(●図4-17)。そのため，肝臓・脾臓
などの腹腔内臓器はもとより，膵臓・腎臓・副腎などの後腹膜腔の臓器や血
管，さらには膀胱・子宮・卵巣などの骨盤腔の臓器の病変も，明瞭に描出さ
れることが多い。さらに造影剤を使用することにより，診断をより確実にで
きる。高速らせんCT(ヘリカルCT)，さらにはマルチスライスCT(MDCT)
による三次元CT検査も行われている(●図4-18)。

5 磁気共鳴画像(MRI)

　磁気共鳴画像 magnetic resonance imaging(MRI)は，人体を強い磁場の中に
置き，人体内の水素原子核，すなわち陽子に核磁気共鳴をおこさせ，そこか
ら発生する信号を探知して画像化したものである。放射線被曝などの副作用
はとくにみとめられない。腎がんに多くみられる偽被膜の抽出，前立腺がん
の診断，膀胱がんの筋層浸潤の評価などに用いられる(●図4-19, 20)。造影
剤を使用せずに尿路の閉塞性疾患を評価するMRウログラフィや，造影剤
を使用せずに血管画像をつくり出せるMR血管撮影法も行われる。

●**長所と短所**　MRIの長所として，①自由な断層面が得られること，②対
象組織の生化学特性によって得られる信号が異なることから，臓器の機能的
側面をもある程度とらえることが可能なこと，③X線CTに比べて軟部組
織のコントラストがより鮮明となっていることなどがあげられる。一方短所
として，撮影時間がやや長いこと，設備が高価であることなどがある。しか

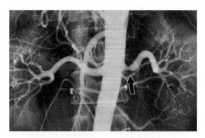

a. 従来の大動脈造影の所見
左腎動脈の狭窄(→)をみとめる。

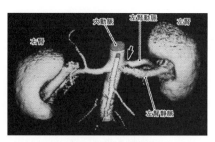

b. 三次元 CT 像(動脈の狭窄)
左腎動脈の狭窄(→)が立体的に示されている。

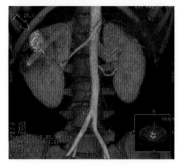

c. 三次元 CT 像(腫瘤)
図 4-14, 17, 19 と同一症例。ボリュームレンダリングによるカラー画像。右腎に外方に突出する腫瘤をみとめる。

◉図 4-18　三次元 CT 像

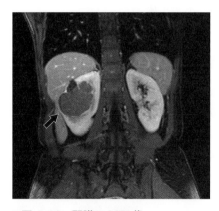

◉図 4-19　腎臓の MRI 像
図 4-14, 17, 18-c と同一症例の T_2 強調像である。右腎中極を大きく占拠する低信号腫瘤(→)をみとめる。

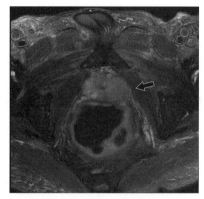

◉図 4-20　前立腺の MRI 像
T_2 強調像である。前立腺左葉皮膜をこえる腫瘤(→)をみとめる。

し，前述した MDCT の普及により，自由な断層面が得られることは，もはや MRI の長所ではなくなりつつある。

5 経尿道的操作および内視鏡検査

　カテーテル，ブジー，および膀胱鏡をはじめとする器械的検査は，泌尿器科領域でも特徴のある操作の 1 つである。この場合，最も重要なことは無菌的操作である。すなわち，経尿道的操作は容易に尿路感染，とくに腎盂腎炎，

前立腺炎，精巣上体炎などを併発し，重篤な菌血症へと結びつくので，慎重に行われるべきである。

1 術前処置

　使用されるカテーテル類・器械類は，オートクレーブ滅菌ないしはガス滅菌されている必要がある。外陰部は，通常の手術と同様に消毒を完全に行い，滅菌四角巾などでおおって無菌の操作野を得る。術者は滅菌ゴム手袋を使用し，内視鏡検査の場合はキャップ・マスク・手術衣をつけることが望ましい。

　カテーテルなどの器械および尿道の潤滑剤は，水溶性のものを十分に用いる。

●麻酔　麻酔は女性では無麻酔，男性では尿道粘膜浸潤麻酔だけでも可能であるが，脊椎麻酔などの局所麻酔，さらには全身麻酔が必要なこともある。患者に十分説明し，協力を得ることが必要である。

2 器具を用いる検査

◆ カテーテル

　一般にカテーテル catheter は，ゴム，化学的合成品（シリコンなど），絹，金属などでつくられた中空の管である。尿道カテーテルの挿入は，採尿や尿道狭窄の有無の判断，残尿測定，膀胱造影，尿流動態検査などの検査を目的にして行われるほか，尿閉の治療にも用いられる。

●種類　さまざまな種類のカテーテルがある（●図4-21）。

　通常は先端に側孔のついたネラトン Nelaton（ロビンソン Robinson）カテーテルが最も多く使用されるが，男性の尿道カテーテルには先曲りのチーマン Tiemann（クデー Coude）カテーテルが適している。

　留置カテーテルには先端にバルーンのついたフォリー Foley カテーテルが

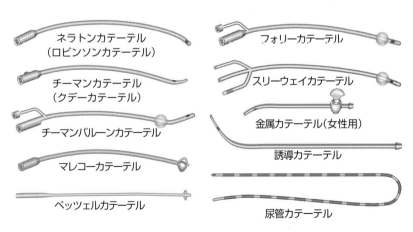

ネラトンカテーテル
（ロビンソンカテーテル）
チーマンカテーテル
（クデーカテーテル）
チーマンバルーンカテーテル
マレコーカテーテル
ペッツェルカテーテル
フォリーカテーテル
スリーウェイカテーテル
金属カテーテル（女性用）
誘導カテーテル
尿管カテーテル

◎図4-21　各種のカテーテル

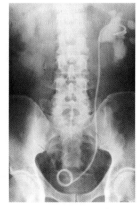

◎図4-22　尿管ダブルJ
　　　　　カテーテル
サンゴ状結石治療前に挿入されたダブルJカテーテル。

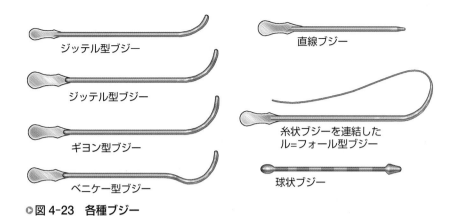

ジッテル型ブジー

ジッテル型ブジー

ギヨン型ブジー

ベニケー型ブジー

直線ブジー

糸状ブジーを連結した
ル=フォール型ブジー

球状ブジー

▶図4-23 **各種ブジー**

使われる。膀胱内でバルーンをふくらませることにより留置を可能とする。

女性の導尿などでは，金属カテーテルが使用されることもある。

そのほか，尿管カテーテル法に用いる尿管カテーテルや，特殊な形のマレコー Malecot カテーテルなどもある。また，経尿道的尿管砕石術の術後や尿管閉塞時の一時的閉塞解除に用いられる特殊な尿管カテーテルとして，カテーテル両端が J 型をしたダブル J カテーテル（尿管ステント）もある（▶図4-22）。

● **太さ**　カテーテルの太さは外径で表示し，通常シャリエール Charriere の計測板によるフランス式が用いられる。1 フレンチ(Fr)は直径 1/3 mm で，1 番増すごとに 1/3 mm ずつ太くなる。

◆ ブジー

ブジー bougie は尿道を拡張するのに広く使用される内腔のない棒で，金属製と合成樹脂製のものがある。女性の尿道および男性の前部尿道に対してはまっすぐな棒状のブジーを使用するが，男性の後部尿道まで挿入して拡張するには彎曲したブジーを使用する（▶図4-23）。この彎曲は尿道の彎曲に応じたもので，ギヨン Guyon，ベニケー Benique およびジッテル Dittel の 3 つの代表的彎曲がある。そのほか女性や小児の尿道サイズを測定する球状ブジーがある。

● **糸状ブジー**　糸状ブジーは非常に細いブジーで，高度の尿道狭窄の拡張に使用する。このブジーの根もとには「ねじ」がついている。尿道に多数の糸状ブジーを挿入し，狭窄部をこえたブジーのねじに，金属のブジーあるいはカテーテルを連結して挿入する。これを**ル=フォール** Le Fort **操作**という。

◆ その他のカテーテル

エンドウロロジー❶endourology の進歩とともに，いろいろな目的でさまざまな種類のカテーテルが使われるようになってきた。

[1] **腎瘻カテーテル**　開放手術の際に挿入するときは，マレコーカテーテルやフォリーカテーテルが用いられる（▶図4-21）。

経皮的に腎瘻を造設する場合には，先端が彎曲したピッグテイルカテーテ

NOTE

❶エンドウロロジー
　内視鏡による泌尿器科的手術や処置をエンドウロロジー（泌尿器内視鏡学）と称する。

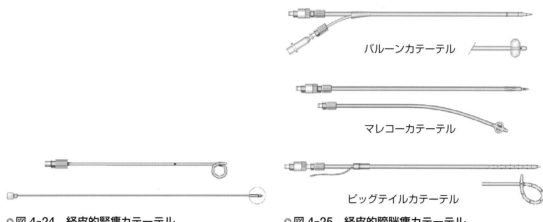

バルーンカテーテル

マレコーカテーテル

ピッグテイルカテーテル

◑図4-24 経皮的腎瘻カテーテル
　　　　（ピッグテイルカテーテル）

◑図4-25 経皮的膀胱瘻カテーテル

ルが使用される（◑図4-24）。

　2 **膀胱瘻カテーテル**　経皮的に挿入可能な，マレコータイプやバルーンタイプなどのカテーテルがある（◑図4-25）。

　19世紀末にニッチェ Nitze がほぼ完成された膀胱鏡を発表して以来，泌尿器科における内視鏡を用いた診断・治療の発達は著しく，いまや内視鏡検査・処置・手術は泌尿器科的治療の大きな分野となっている。

● **内視鏡の種類**　以下のような内視鏡がある。

　1 **膀胱尿道鏡**　尿道および膀胱を観察するための内視鏡である（◑図4-26-a）。レンズとプリズムを用いた硬性鏡と，グラスファイバーを用いた軟性鏡がある。硬性鏡では，レンズの角度の異なる観察鏡を用いることにより，見る方向を選択できる。軟性鏡は，先端の向きをかえて各部位を自由に見られる。

　2 **切除鏡（レゼクトスコープ）**　内視鏡的に膀胱内腔や前立腺などに対する手術を行うために使用する。手術のための電気導子を接続したり，鉗子を挿入できるようになっている（◑図4-26-b）。

　3 **腎盂鏡**　経皮的に腎盂に挿入し，腎盂内を観察する。またレーザーなどを用いた結石の破砕・摘出のためにも用いられる（◑図4-26-c，162ページ，図5-26）。

　4 **尿管鏡**　経尿道的に尿管口より直接尿管に挿入して尿管内を観察する。付属鉗子を用いた生検や，異物摘出，レーザーなどを用いた結石の破砕などを行う。硬性と軟性がある（◑図4-26-d，e）。

● **膀胱鏡検査**　尿道のみの麻酔あるいは潤滑剤のみで行われることが多いため，患者に検査の必要性を十分に理解してもらい，検査に対する不安を取り除く。硬性鏡は載石位で検査を行うが，軟性鏡は仰臥位でも検査が行える。検査に際しては，外陰部の消毒と清潔野の確保，器械の無菌操作が重要である（◑図4-27）。

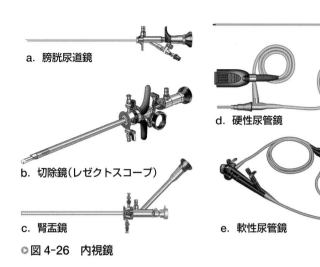

a. 膀胱尿道鏡

b. 切除鏡(レゼクトスコープ)

c. 腎盂鏡

d. 硬性尿管鏡

e. 軟性尿管鏡

▶図 4-26　内視鏡

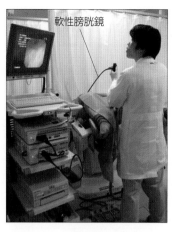

軟性膀胱鏡

▶図 4-27　膀胱鏡検査の様子

● **尿管カテーテル法**　膀胱鏡を通して尿管口に尿管カテーテルを挿入する。カテーテルに造影剤を注入し，逆行性腎盂造影を行う(●75ページ)。さらに，左右それぞれの腎からの尿を採取して分析することにより，分腎機能検査や尿細胞診を行える。この手技を用いて，尿管狭窄や結石の治療として尿管ステントを留置する。

6　尿流動態検査(ウロダイナミックスタディ)

　尿流動態検査 urodynamic study(ウロダイナミックスタディ)は，主として下部尿路の排尿機能を調べる検査である。これには，**膀胱内圧測定** cystometry(シストメトリ)，**尿流測定** uroflowmetry(ウロフローメトリ)，尿道壁圧測定 urethral pressure profile(UPP)，外尿道括約筋筋電図検査などが含まれる(●図 4-28)。蓄尿・排尿機構の統合的観察を行い，神経因性膀胱などの診断に用いられる。

● **膀胱内圧測定**　膀胱内に留置したカテーテルを通じて滅菌水または二酸化炭素を持続的に注入し，一方に接続した測定器を用いて膀胱内圧の変化を記録する。尿をためる蓄尿機能を見る検査である。膀胱ののびぐあいや感覚，異常排尿反射の状態を検査する。

● **尿流測定**　尿流計を用い，1回の排尿中に一定時間あたりの排尿量の経時的変化(尿流曲線)を記録する。排尿機能を見る検査の1つである。排尿直後に，超音波検査ないしカテーテル導尿により残尿量測定を行うと，排尿障害を訴える患者の評価に有用である(●図 4-29)。

7　生検

　腎臓・尿管・膀胱・前立腺・精巣の組織学的診断のために行われる。組織生検標本は特殊な針(バイオプシーニードル)を用いたり，外科的に切開したりして採取する。

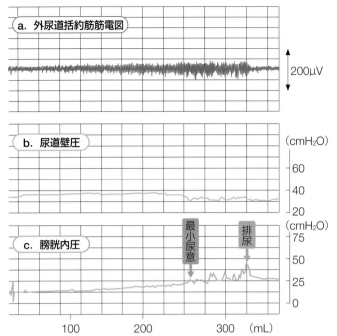

◉図4-28 尿流動態検査

健康な人の外尿道括約筋筋電図(a)と尿道壁圧(b)，膀胱内圧(c)を示す。膀胱内圧が最大に達した時点で排尿がおこり，尿道壁圧は下降，括約筋筋電図の波は小さくなる。

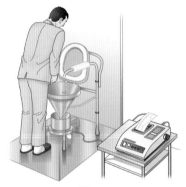

a. 集尿容器への排尿
被検者に集尿容器に向かって排尿させ，尿流計によって尿流の速度を自動的に記録する。

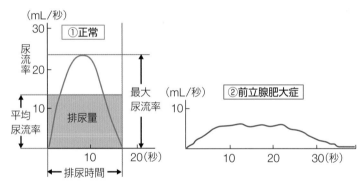

b. 尿流曲線
前立腺肥大症など排尿障害がある場合(②)には最大尿流率(尿速)や平均尿流率(排尿量を排尿時間で割ったもの)が正常(①)よりも低くなる。

◉図4-29 尿流測定

● **腎組織検査** 腎生検には，手術によって直接採取する方法と，経皮的に生検針によって採取する**経皮的腎生検法**とがあるが，後者が広く利用されている(◉図4-30)。この検査は，診断の確定，原因の追究，病態の正確な把握，さらに予後の予測のために行われる。

穿刺後は24時間の安静が必要である。24時間以上肉眼的に血尿が続く場合は，さらに安静を継続する必要があるので，血尿の観察が重要である。

● **膀胱組織検査** 経尿道的に膀胱腫瘍の一部を採取し，その悪性度または浸潤度を知るための検査である。

● **精巣組織検査** 精巣に直接経皮的に，または精巣内に小切開を加えて組

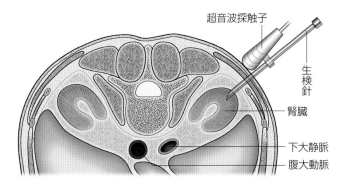

超音波探触子

生検針

腎臓

下大静脈

腹大動脈

○図 4-30　経皮的腎生検法

織片を採取する。男性不妊症患者の診断ならびに治療方針の決定に用いる。

● **前立腺組織検査**　直腸に超音波プローブを挿入する経直腸超音波装置を用いた，経直腸的あるいは経会陰的前立腺針生検が一般的に行われる。超音波画像上に病変のみられる部位へ穿刺したり，あるいは系統的に前立腺全体に十数か所穿刺する。前立腺がんの確定診断に用いられる検査法である。

8　性・生殖機能の検査

　生殖機能の検査としては，精巣の機能を調べるホルモン検査のほかに，精液検査（精液量のほか精子数，運動率，奇形率など）や精巣生検がある。さらに性機能障害の検査には，自覚症状の程度を示すものとして**国際勃起機能スコア** International Index of Erectile Function（**IIEF**）や，勃起機能の検査がある。

1　精液および分泌物の検査

　男性不妊症の検査には 2～7 日間の禁欲期間をおき，できるだけ新鮮な精液を得ることが必要で，採取後は検査まで，体温と同じ温度のもとに保存する。

　また，必要に応じて尿道分泌物や前立腺液の検査も行われる（○69 ページ）。

2　勃起機能検査

　性機能障害のうち勃起に関しては，客観的勃起機能検査法として**夜間勃起** nocturnal penile tumescence（**NPT**）**検査**がある（○図 4-31）。これは夜間睡眠中のレム期におこる勃起を記録する方法であり，陰茎の硬度と周経を同時に測定する。器質性勃起障害患者では，NPT が減弱または消失するが，心因性勃起障害では正常に観察される。

　また，そのほかに男性ホルモンの測定などにより精巣の内分泌機能異常の有無を調べる検査や，血管系の検査として超音波ドプラや CT アンギオグラフィ，動脈造影，陰茎海綿体造影が行われる。

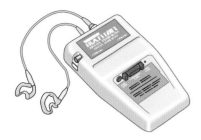

a. 夜間勃起連続測定装置
夜間勃起連続測定装置(リジスキャン®)を
用いることで，正確に記録できる。

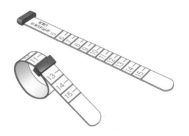

b. スライド式 NPT 記録バンド
簡便法としてスライド式 NPT 記録バン
ドも用いられる。

▶**図 4-31　夜間勃起(NPT)記録試験装置**

C 治療と処置

　腎・泌尿器系疾患の治療は，食事療法・薬物療法などの内科的保存療法と，手術療法とに分けられる。前者は，糸球体腎炎などの内科的腎疾患と尿路感染症に対する治療である。後者は，腎・泌尿器の先天奇形，外傷，腫瘍などに対する治療である。また近年，腎・泌尿器がんに対し，手術療法のほかに放射線療法や薬物療法が根治療法として，あるいは手術前投与や再発予防として用いられる。

　これらの治療を行うためには，まず正しい診断が基本となり，それに基づいて治療法が決定される。これまでに述べた病歴の聴取や診察，検査によって正確な診断が行われ，的確な治療方針がたてられなければならない。

　治療とその選択にあたっては，合併症の有無はもちろん，患者の年齢や家族構成，社会的背景なども加味すると同時に，十分な説明と同意(インフォームドコンセント)が最も大切である。

1 腎疾患の内科的治療の基本

　腎疾患の内科的治療では，安静と食事療法が基本となる。病態によっては副腎皮質ステロイド薬，免疫抑制薬，抗凝固薬などの薬剤投与が行われる。腎機能障害が進んだ患者の合併症に対しては，降圧薬などが的確に用いられる必要がある。糖尿病や膠原病による腎症の管理も重要である。

● **食事療法**　保存期の腎不全患者に対しては，低タンパク質・減塩・高エネルギー食が腎機能障害の進展を抑えるのに有効であるとされる。尿路結石症患者に対しては，結石成分に応じた食事療法もすすめるが，基本的には飲水量を多くすることとバランスのとれた食事摂取を指導する。

　また，排尿障害に対しては，骨盤底筋体操などの運動療法や生活指導，膀胱訓練などが有用である。

2　尿路感染症の治療

　尿路感染症の治療では，基本的には起炎菌を同定し，感受性のある抗菌薬を投与する。抗菌薬に対する薬剤耐性の問題には，十分に注意をはらう。また，尿路結石や尿路奇形などの基礎疾患の有無を調べることも重要である。

3　手術療法

　手術療法の進歩は目ざましく，とくに近年は多くの領域で患者に対する侵襲のできるだけ少ない**低侵襲性手術**（ミニマリー–インベイシブ–サージェリー）が目ざされている。

　もともと 19 世紀末に膀胱鏡が他領域の内視鏡に先がけて開発・実用化されて以来，泌尿器科では内視鏡手術が膀胱・前立腺疾患を中心に取り入れられていた。

　尿路結石に対しても 1980 年代に入り，従来の切開手術に加えて経尿道的内視鏡，さらに経皮的腎盂鏡を用いた切石術が行われはじめた。その後には切開を加えないで体外から衝撃波をあてて結石を破砕する**体外衝撃波結石破砕術** extracorporeal shock wave lithotripsy（**ESWL**，○161 ページ）も開発され，普及している。

　腹腔鏡下手術に関しても，1990 年代前半に泌尿器科への応用が，わが国から始まった。現在ではその対象疾患は，副腎・腎臓・尿管・前立腺などの多くの臓器に及び，内視鏡下手術の全盛時代を迎えたといえる（○図 4-32）。近年，内視鏡装置の改良・改善や，鉗子類や高周波・レーザーなどのエネルギー装置の改善・応用が広がりつつある。また，手術支援ロボットがわが国でも広く普及し，導入施設が急速に増えている。

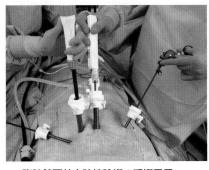

a. 腹腔鏡下前立腺摘除術の手術風景
腹壁に作成したポートから CCD カメラや鉗子などを挿入して手術を進める。

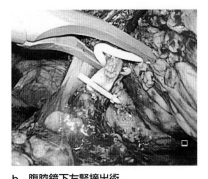

b. 腹腔鏡下左腎摘出術
腎動脈に 2 本目のクリップをかけるところ。動脈に並行して腎静脈，鉗子の先（右側）に腎臓がある。

○**図 4-32　腹腔鏡下手術**

◆ 尿路変向術

　尿管や下部尿路の疾患により，尿の正常な排泄経路を通しての排泄が困難となる場合がある。このような場合，腎臓で生成された尿を一次的あるいは永久的に病変部より上流で体外に誘導する方法が必要となる。これを**尿路変向術**という。

●**皮膚瘻造設術**　皮膚に瘻孔を設け，カテーテルを用いて尿を体外に誘導する方法である（◐図4-33）。腎瘻・尿管瘻・膀胱瘻があり，尿管皮膚瘻では腹壁皮膚開口部に集尿器具を装着する方法もある。手技的には比較的簡便である。

●**回腸導管造設術**　膀胱全摘出を行った際には，腸管を用いた代用膀胱の作成や尿路変向術が行われる。代表的な術式として**回腸導管造設術**がある（◐図4-34）。これは，回腸の一部を切り離して，片側を閉じたものに尿管を吻合し，他側を人工肛門と同様に右下腹部皮膚に固定するものである。回腸導管造設術では，尿は腸蠕動により体外へとすみやかに排泄されるが，尿を貯留することができないため，導管の皮膚開口部（ストーマ）に尿を受ける集尿バッグを装着する必要がある。

●**自己導尿型（禁制型）尿路変向術**　このほか，腸管を切り開いて袋状に縫合して尿の貯留袋（代用膀胱）を作成し，さらに導尿路を腹壁に出す，尿失禁防止機構を備えた**自己導尿型（禁制型）尿路変向術**もある。

●**自然排尿型尿路変向術**　また，尿道から尿を排出可能な**自然排尿型尿路変向術**として，腸管を用いて代用膀胱を作成し，これを尿道に吻合するハウトマン Hautmann 法やスチューダー Studer 法などがある。最近では，膀胱全摘除から尿路変向術までを体腔内で行うロボット支援手術が普及している。

　これらの尿路変向術では，患者にとって生活の質（QOL）のより高い方法，より自然に近い再建手術が目ざされる。また，これらの患者の看護，とくに

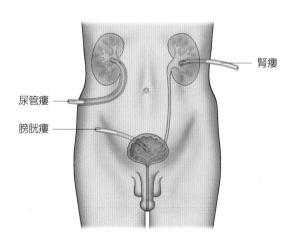

◖図4-33　皮膚瘻造設術

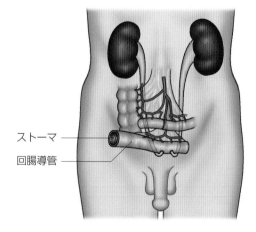

◖図4-34　回腸道管造設術
遊離回腸に尿管を端側吻合し，肛門側を下腹部に開口させる（ストーマ）。このストーマに集尿バッグを装着する。

カテーテルや集尿器具の管理は，患者教育も含めて重要である。

4 腎・泌尿器がんの治療

　がんの治療には，一般的に手術療法，放射線療法，薬物療法さらに免疫療法がある。薬物療法のなかで特殊なものとして，おもに前立腺がんに対して行われる内分泌療法がある。近年，これらの治療法を組み合わせたいわゆる集学的治療も行われる。また，緩和療法も重要である。手術療法については前項の「③手術療法」と，第5章「疾患の理解」の各項において述べている。

1 放射線療法

　腎・泌尿器がんのなかでは，膀胱がんをはじめとする尿路上皮がんや，精巣腫瘍のうち精上皮腫（セミノーマ），そして前立腺がんに対して放射線療法が有効とされている。

　放射線療法には，根治的手術のかわりに行う**根治的照射**と，根治が期待できなくとも除痛などの目的で行う**姑息的照射**がある。また，照射方法によって，外照射と組織内照射がある。泌尿器科で利用されている放射線は，通常のX線，γ線のほかに，陽子線と重粒子線がある。

　いずれも，線量を標的臓器に集中させ，かつ正常細胞に対する影響をできるだけ少なくする工夫がなされる。近年は，三次元原体照射や強度変調放射線治療 intensity modulated radiotherapy（IMRT）など，がんの大きさや形状に合わせて正確に照射する方法・装置を導入している施設が増えている。

◆ 組織内密封小線源療法

　組織内密封小線源療法は，放射線同位元素を体内に挿入し，γ線を腫瘍に照射する方法である。泌尿器科ではもっぱら前立腺がんに対して用いられる。経直腸エコーおよび透視装置で前立腺を描出しながら，チタンカプセルに封入したヨウ素125（^{125}I）線源を刺入する（**ブラキセラピー** brachytherapy，◐図4-35）。

　^{125}Iは半減期が短く，低エネルギー線源ではあるが，一般の人々に過剰な不安を与えないようにしなければならない。挿入後の生活指導などの取り扱い上の配慮が医療スタッフに要望され，ガイドラインの作成もなされている。

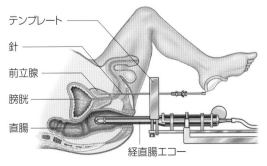

テンプレート
針
前立腺
膀胱
直腸
経直腸エコー

◐**図4-35　前立腺がんに対する組織内密封小線源療法**
経直腸エコーおよび透視装置で前立腺を描出しながら針を挿入し，チタンカプセルに封入した ^{125}I 線源を刺入する。

2 薬物療法・免疫療法

　薬物療法には，がん化学療法とともに免疫療法などがある。がん化学療法薬には高い治療効果が求められ，つねに研究・治験が行われている。免疫療法は，がんを宿主の防御機構（免疫能）を強化することにより治療しようとする方法である。

● **内分泌療法**　前立腺がんに対する薬物療法として，内分泌療法も行われる。一般に前立腺がん細胞は，男性ホルモンがあると増殖・悪化する。そこで男性ホルモンの分泌やはたらきを抑えることにより，がん細胞の増殖を抑制することが可能である。内分泌療法は，転移を有する進行性の前立腺がんにも有効である。

● **分子標的薬**　分子生物学が進歩するなかで，がんの発生・進展，さらには転移に関するサイトカインや分子のはたらきが解明されつつある。それにより，がん細胞の増殖にかかわる特定の分子のはたらきに対して作用する分子標的薬も開発され，実用化されてきた。泌尿器科では，腎がんに対する血管新生因子阻害薬が2008年から使われはじめ，近年では免疫チェックポイント阻害薬も使われはじめた。これらの新しい薬には従来の抗がん薬とは異なる免疫関連有害事象という副作用もみられ，高血圧・皮膚症状・血小板減少・間質性肺炎などが報告されている。したがって，これらの薬物の投与にあたっては，専門医による処方が求められるとともに，看護師による患者の観察が重要になる。

　患者の看護においては，治療の内容をよく理解することが大切である。

D　排尿管理

　下部尿路障害（排出障害と蓄尿障害）を有する患者の管理は，泌尿器科のみならず，高齢者を含めたすべての領域で重要な課題である。個々の患者における管理については各論で述べるが，ここでは排出障害に対する清潔間欠導尿と，蓄尿障害である尿失禁患者の排尿の自立について述べる。

1 清潔間欠導尿（CIC）

　清潔間欠導尿 clean intermittent catheterization（CIC）とは，排出障害がひどい場合に行う排尿管理の1つである。すなわち神経因性膀胱や前立腺肥大症などにより，残尿がつねに50〜100 mL以上ある場合に，カテーテルを挿入して尿道口から尿を排出させる方法である。膀胱の過伸展や高圧蓄尿を回避することで，膀胱壁の感染防御力を高め，下部尿路機能の回復に役だつ（◯表4-2）。患者本人による自己導尿のほか，家族などの介護者による間欠導尿も行われる。

● **患者・家族への説明**　清潔間欠導尿は，手順のみならず清潔操作が重要

▶表 4-2　清潔間欠導尿の長所と短所

長所	・膀胱内を低圧に保ったまま排尿できるため，腎機能の保持に役だつ。 ・留置カテーテルと比較して，尿路感染や萎縮膀胱などの合併症が少ない。 ・定期的な膀胱の収縮を繰り返すことにより，排尿機能の回復に役だつ。 ・蓄尿袋や留置カテーテルなどの器具による体動制限がなく，また外見を気にする必要もない。 ・日常生活における制限は，一定時間ごとの導尿実施以外はなにもない。
短所	・清潔操作の習得が必要である。 ・挿入時の不快感や粘膜損傷による出血・狭窄などの合併症をおこす可能性がある。 ・必ず一定時間ごとの自己導尿が必要である。 ・自己導尿に必要な物品を常時携帯しなくてはならない。

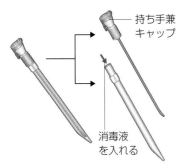

┌ 持ち手兼
└ キャップ

消毒液
を入れる

a．再利用型セルフカテーテル
セルフカテーテルのケースからキャップを付けたままカテーテルを取り出す。

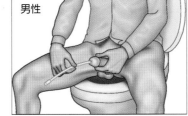

男性

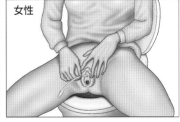

女性

b．自己導尿におけるカテーテルの挿入
息を静かに吸い込みながら尿道口にカテーテルを挿入する。

▶**図 4-36　再利用型セルフカテーテルを用いた自己導尿**

であり，医師や看護師による患者教育と訓練が大切である。その目的や意義について説明し，理解を得る。

● **物品**　再利用型セルフカテーテル[1]（自己導尿カテーテル），潤滑剤，清浄綿，計量カップ。女性の場合は，必要に応じて鏡。

▮**手順**

（1）まず自然排尿を試みる[2]。

（2）手指を石けんと流水でよく洗い，きれいなタオルでふく。

（3）男性の場合：尿道口および亀頭を外側へ向かって清浄綿で消毒する。
　　女性の場合：洋式トイレまたは椅子に浅く腰かけて脚を開く。きき手でないほうの手で陰唇をしっかり開き，尿道口を露出させる。必要に応じて，鏡で尿道口の位置を確認する。清浄綿で尿道口を上から下に向かってふく。

（4）セルフカテーテルのケースからキャップをつけたままカテーテルを取り出す（▶図 4-36-a）。息を静かに吸い込みながら尿道口にカテーテルを挿入する（▶図 4-36-b）。男性は 18〜20 cm，女性は 4〜6 cm 程度を目安とする。カテーテルの先端から約 10 cm の部分には指を触れないようにする。

（5）キャップを外し，排尿する。尿が出なくなったらカテーテルをきき手で

▭ NOTE

[1]導尿カテーテルには再利用型とディスポーザブル型のものがあるが，ここでは再利用型のものを用いた手順について述べる。ディスポーザブル型のものには，親水性コーティングが施されており潤滑剤が不要な製品もある。

[2]この際，下腹部を手で押して残尿を少なくするクレーデ排尿や，横隔膜や腹部の筋肉を自力で動かして腹圧を上昇させて排尿するバルサルバ排尿などの方法もあるが，これらの方法は上部尿路に圧を伝播させて上部尿路の障害をまねく危険性や，腹圧上昇による鼠径ヘルニアや骨盤臓器脱，痔疾などの発症が懸念されるため，原則として推奨されない。

まわしながらゆっくりと引き抜き，途中で尿が出た場合はそこでいったんとめて完全に尿を排出する。

（6）カテーテルを静かに抜去し，水道水で洗浄し，消毒薬の入ったケースに戻す。ケースの消毒薬は1日1回交換する。

2　排尿の自立訓練

　尿失禁を有効に治療するためには，尿失禁の病態を的確に診断することが必要である。問診はその第一歩であり，そこから得られる情報によって尿失禁の原因をしぼり込むことができる。

　患者自身または介護者に排尿，尿失禁の記録（排尿記録，排尿日誌）をつけてもらうことで，より具体的かつ正確に患者の排尿および失禁の状態を把握することができる（●図4-37）。さらに失禁量の測定のためのパッドテストや，必要に応じて尿流動態検査，X線検査を行い，治療方針をたてる。

　女性の尿失禁には薬物療法のほかに手術療法が，高齢者の尿失禁に対しては薬物療法が行われる。両者に共通しているのは，排尿訓練を行い，尿失禁を自分でうまくコントロールできるように指導する必要があるということである。

　そこなわれた排尿のコントロールを取り戻すには，まず患者が現在の状態を適切に受けとめ，尿失禁のための方策を自立して継続していかなければならない。指導のおもな内容は，排尿習慣の把握や排尿パターンの改善などである。上記の生活指導に加えて，骨盤底筋訓練（●210ページ）・バイオフィードバック訓練・電気刺激などの理学療法に，膀胱訓練を組み合わせた，行動療法統合プログラムが有用とされている。

	4月1日(土) トイレ	尿もれ	水分	4月2日(日) トイレ	尿もれ	水分	4月3日(月) トイレ	尿もれ	水分
午前6時	350		牛乳200	300		コーヒー150	380	∨	ジュース180
8時		∨							
10時	200				∨		250		
正午12時				300					
午後2時	180								
午前6時									
1日の合計(回数・量)	8回 1350cc	3回	1200cc	7回 1200cc	2回	1000cc	10回 1480cc	1回	1300cc
備考	かぜぎみで薬をのんだ。								

●図4-37　排尿日誌

尿量を測定できるコップを使用して，日常生活のなかで最低24時間（できれば数日）にわたって排尿時間と排尿量，尿失禁の回数，パッド類の枚数，起床時刻と就寝時刻などを記録させる。

これにより，昼間・夜間の排尿回数や1回排尿量，尿失禁の頻度と重症度を把握する。

E　透析療法

　腎不全(▶●ページ)に陥った腎臓の機能を代行させる方法を**腎代替療法**という。そのおもなものに，透析療法と腎移植がある。透析療法には，血液透析と腹膜透析がある(▶表4-3)。腎移植は不可逆性の慢性腎不全に対してのみ行われるが，透析療法は急性腎不全の際にも行われる治療法である。

●**透析療法の適用基準と選択**　腎不全状態では，高窒素血症による尿毒症を呈する。食事療法と薬物療法によっても腎不全の状態が管理できないときは，透析療法を開始する。具体的には肺水腫，著しい高カリウム血症，吐きけ・嘔吐，消化器症状，中枢神経症状，出血傾向などが出現した際には，ただちに開始する。

　とくに慢性腎不全においては，症状，腎機能，日常生活の障害度を同等に評価したうえで，その重症度により点数化した「透析導入ガイドライン」が客観性のある透析導入基準として用いられてきた(▶表4-4)。近年，治療導入時期に関する多施設共同研究が行われるなかで，臨床的判断によるが早期導入も行われている。また，血液透析・腹膜透析・先行的腎移植(透析療法を経ず腎移植を行う)という腎代替療法の種類によっても，その治療導入時期は異なる。透析療法の選択にあたっては，それぞれの方法の特徴を理解したうえで，患者の状態を考慮して決定する。

▶表4-3　腹膜透析と血液透析の比較

		腹膜透析	血液透析
透析方法	場所	自宅・会社・学校など	医療機関
	治療時間	24時間連続	1回4〜5時間
	拘束時間	1回30分，1日4〜5回	1回4〜5時間，週2〜3回
	透析を行う人	本人や家族	医療スタッフ
	通院回数	月1〜2回	週2〜3回
	手術	カテーテル挿入術	血管吻合手術(シャント作成)
	抗凝固薬	不要	使用
症状	透析時の問題点	腹部のはり	穿刺痛，不均衡症候群(血圧の低下，頭痛，吐きけ)など
日常生活	社会復帰	有利	可能(ただし拘束あり)
	食事制限	塩分，水，リン	塩分，水，カリウム，リン，タンパク質
	入浴	カテーテルの保護が必要	透析日には穿刺部分を注意
	スポーツ	可能(ただし水泳，腹圧のかかる運動を避ける)	可能(ただし，シャントへの注意が必要)
	旅行	制限なし(ただし透析液・器材の携行・配送が必要)	長期の場合はあらかじめ透析施設への予約が必要

● 表4-4　慢性腎不全の透析導入ガイドライン

Ⅰ. 臨床症状		
1. 体液貯留 2. 体液異常 3. 消化器症状 4. 循環器症状 5. 神経症状 6. 血液異常 7. 視力障害	小項目　3個以上 　　　　2個 　　　　1個	30点 20点 10点
Ⅱ. 腎機能		
クレアチニン(mg/L) (クレアチニン クリアランス mL/分)	8以上(10未満) 5〜8未満(10〜20未満) 3〜5未満(20〜30未満)	30点 20点 10点
Ⅲ. 日常生活障害度		
	障害高度 中等度 軽度	30点 20点 10点

Ⅰ, Ⅱ, Ⅲ合計60点以上を透析導入とする。
(川口良人ほか：透析導入ガイドラインの作成に関する研究　平成3年度厚生科学研究　腎不全医療研究事業報告書. p.125-132, 1992による)

1　血液透析(HD)

　血液透析 hemodialysis(HD)とは，血液を体外に導いて循環させ，半透膜としての特性を有する人工透析膜を介して，直接血中から溶質と水を除去する方法である。慢性腎不全に対する維持血液透析は，通常1回4〜5時間，週に2〜3回施行される。除水目標の体重(ドライウェイト)を決めて透析を行うのが一般的である。

　透析効率，とくに低分子の溶質除去は腹膜透析よりすぐれている。

1　血液透析の原理

　血液透析システムは，半透膜の透析膜を収納した透析器(ダイアライザ dialyser)と，患者からの血液取り出し口であり，体内への戻し口でもあるバスキュラーアクセス，および透析液から構成されている(●図4-38)。

● 溶質除去　腎不全時に生体内に蓄積する溶質，たとえば尿素，クレアチニン，尿酸，グアニジン誘導体や過剰の電解質は，半透膜の膜孔を通過できるものであれば，濃度の高いほうから低いほうに移行する拡散によって除去される(●図4-39-a)。

● 除水　水は小さな分子で透析膜を容易に通過するため，血液側と透析液側の水圧差によって，血液側から余分な水分を除去すること(除水)が可能となる。これを限外濾過という(●図4-39-b)。

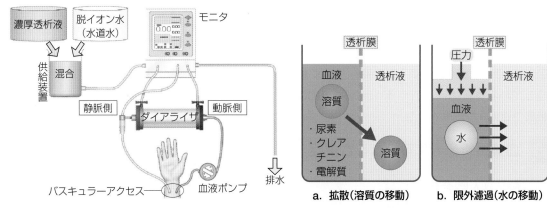

◉図 4-38　血液透析装置の構成

◉図 4-39　血液透析の原理
血液中に貯留した物質や電解質は拡散によって透析液中に移行させ(a)，水は膜間圧力差(限外濾過)によって透析液中に移動する(b)。

a. 拡散(溶質の移動)　　b. 限外濾過(水の移動)

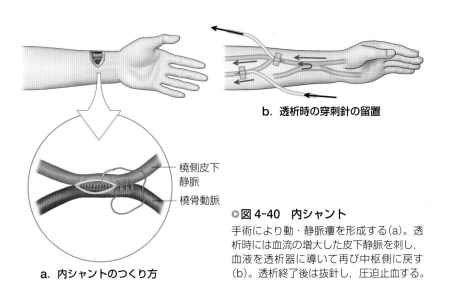

b. 透析時の穿刺針の留置

◉図 4-40　内シャント
手術により動・静脈瘻を形成する(a)。透析時には血流の増大した皮下静脈を刺し，血液を透析器に導いて再び中枢側に戻す(b)。透析終了後は抜針し，圧迫止血する。

a. 内シャントのつくり方

2 透析器の種類とバスキュラーアクセス

● **透析器**　透析器(ダイアライザ)は，ポリスルフォンなどの合成高分子系透析膜の内側を血液が，外側を透析液が流れるようになっていて，現在はほとんど中空糸型ダイアライザが用いられている。透析時にはヘパリンなどの抗凝固薬が必要となる。

● **バスキュラーアクセス**　患者の血液を透析器に送り，透析を受けた血液を再び患者に戻すためには，患者の血管に血液の出入りを容易にする特別の装置が必要となる。これを**バスキュラーアクセス** vascular access とよび，血流を短絡化させた**シャント**を用いることが多い。基本的には，血管吻合により動・静脈をつなぐ内シャントで，一般には橈骨動脈と橈側皮静脈の間に動・静脈瘻を作製する(◉図 4-40)。長期透析患者でシャントの機能不全に陥り，適当な静脈がない場合には，内シャントの作製に人工血管も用いられる。

　このほか，緊急時には内頸静脈や大腿静脈カニューレ（ダブルルーメンカテーテルなど）を留置して透析を行う方法もある。

● 透析液　生体から除去すべき物質（尿素，クレアチニン，尿酸，その他の尿毒素）をまったく含まず，電解質バランスや pH などの体液の恒常性を維持している物質（Na^+，Cl^-，K^+，Ca^{2+}，HCO_3^- など）を正常化するような組成の透析液が使用される。

<h2>3　血液透析患者にみられる合併症</h2>

◆ 透析導入時合併症

　導入時の合併症として重要なのは**不均衡症候群**である。これは，透析によって体液が正常化されるときに血液と中枢神経系との間に濃度差が生じ，脱力感，頭痛，吐きけ・嘔吐，痙攣などを訴える状態をいう。血液と脳との間に尿素や浸透圧，pH の差が生じたためにおこるもので，時間とともに軽快するが，緩徐な透析を繰り返すことによって防ぐことができる。

◆ 慢性血液透析の合併症

　慢性血液透析患者にみられる合併症は，慢性腎不全患者にみられるいろいろな症状が持続していることが多いが，なかでも重要なものとして，透析骨症，透析アミロイド症，心血管系合併症，貧血，免疫異常があげられる。

● 透析骨症　透析骨症は，腎機能低下による二次性副甲状腺（上皮小体）機能亢進症，ビタミン D 活性化障害，微量金属（とくにアルミニウム）代謝異常，透析アミロイド症などにより線維性骨炎や骨軟化症を生じ，骨・関節痛，骨折，異所性石灰化をきたすものである。低リン食をすすめ，活性型ビタミン D を投与する。

● 透析アミロイド症　透析アミロイド症では，β_2 ミクログロブリンにより構成されるアミロイド線維が組織に沈着し，全身に症状を引きおこす。とくに正中神経の圧迫による手根管症候群が有名である。

● 心血管系合併症　心血管系合併症としては，高血圧，虚血性心疾患，心不全，不整脈などがある。透析患者にみられる高血圧には，透析時の除水と水・ナトリウムの摂取管理を行い，体液量をコントロールすることによって血圧が正常化する体液依存性高血圧と，除水のみでは降圧しないレニン依存型高血圧がある。さらにその他の原因が関与しているものもある。

● 貧血・免疫異常　貧血に対しては，遺伝子組換え型エリスロポエチンを投与する。また，透析患者では免疫機能の低下がみられるため，つねに感染症の発症に注意しなければならない。

2　腹膜透析（PD）

　腹膜透析 peritoneal dialysis（腹膜灌流，PD）は，生体内に存在し，半透膜の性質を有する腹膜を透析膜として利用するもので，腹腔内に注入した透析液

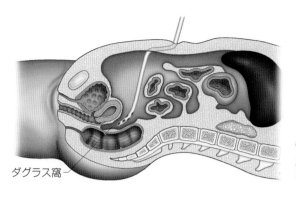

●**図 4-41 透析用腹腔カテーテルの挿入（女性）**
腹腔カテーテルの先端をダグラス窩におき，カテーテル
は皮下トンネルをくぐらせて腹壁に出す。

ダグラス窩

と腹膜内に分布する毛細血管内の血液との間に生じる溶質濃度勾配，および
浸透圧較差によって，溶質と水を生体内より除去する透析法である。

　血液透析が安全に実施でき，広く普及していくなかで，腹膜透析はおもに
急性腎不全や慢性腎不全の導入期透析に限定して用いられてきた。しかし近
年では，埋め込み式の慢性腹腔カテーテル（テンコフ Tenckhoff カテーテル）
の開発もあり，中分子物質の透過性が人工膜よりすぐれているという透析膜
としての腹膜の有用性をいかした，持続的携行式腹膜透析（CAPD）が普及し
てきている。CAPD はバスキュラーアクセスをもたない患者にも適応でき
る慢性維持透析療法である。一方，急性腎不全に対しては，後述する急性持
続血液透析濾過法（CHDF）が一般的に行われるようになった。

1 腹腔カテーテルの造設と腹膜透析液

　腹腔カテーテルは刺激性の少ない多孔性のものを使用し，局所麻酔あるい
は脊椎麻酔，硬膜外麻酔のもとに臍下に小切開を加え，腹膜を開いてカテー
テルの先端部をダグラス窩や直腸膀胱窩に到達させる（●図4-41）。カテーテ
ルのもう一方の端は，腹壁の皮下トンネルを通して皮膚から出すようにする。
この造設法によって，感染や透析液の漏出を防止することができる。

　腹膜透析液として，専用の無菌透析液が市販されており，その組成は健常
人の細胞外液に類似しているが，カリウムは含まれない。

2 腹膜透析の実施法

◆ 持続的携行式腹膜透析（CAPD）

　持続的携行式腹膜透析 continuous ambulatory peritoneal dialysis（CAPD）は，
プラスチックバッグ入りの完全閉鎖システムを用いて透析液を1日3〜4回
交換し，腹腔内に透析液を長時間（6〜8時間）常時停留しておく方法であり，
歩行も可能である。患者は無菌的に透析液バッグを交換するトレーニングを
行うことによって，社会復帰が可能となる。

◆ 自動腹膜透析（APD）

　自動腹膜透析 automated peritoneal dialysis（APD）は，自動腹膜灌流装置（サ

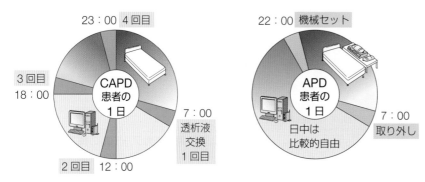

▶図4-42　CAPD患者とAPD患者の1日(例)

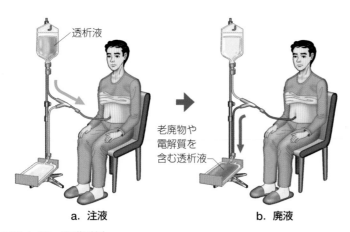

a. 注液　　　　　　　b. 廃液

▶図4-43　腹膜透析

イクラー)を用いることによって,就寝前に透析液バッグと回路を器械に
セットするだけで,朝までに透析液の交換が自動的に行われる方法である。
日中は比較的自由に過ごせる(▶図4-42)。体調によっては,日中のバッグ交
換を追加する。

◆ 間欠的腹膜透析(IPD)

　間欠的腹膜透析 intermittent peritoneal dialysis(IPD)は,腹腔カテーテルから
1〜2Lの透析液を注入し,20〜60分間腹腔内に停留させたのち,カテーテ
ルからサイホンの原理を利用して排液する操作を,1日約20L繰り返し行
う方法である(▶図4-43)。頻回に透析液を交換する必要上,透析実施中は制
限が多かった。かつてはよく行われたが,現在はCAPDを患者自身が自宅
や職場で行うことが多い。

3　腹膜透析の合併症

● 腹膜炎　腹膜透析で問題となるのは腹膜炎の併発である。感染がおこれ
ば透析効率は低下し,タンパク質の喪失量も増加するので,抗菌薬の投与と
灌流を頻回に行う。腹膜炎後のみならず,定期的に腹膜機能を評価する意味

で，腹膜平衡試験 peritioneal equilibation test（PET）を定期的に行うことが推奨される。

●　**その他の合併症**　カテーテルの機能不全，タンパク質の喪失，糖の吸収などがある。また，CAPD を長期間行っている患者のなかには，除水が不十分になってくる例がある。これは腹膜中皮の細胞障害による腹膜機能低下が原因である。また，腹膜透析の継続により腹膜が劣化し，癒着(ゆちゃく)する**被囊性腹膜硬化症**によって腸管蠕動(ぜんどう)が妨げられ，腸閉塞症状をきたすこともある。

3　その他の血液浄化療法

血液浄化療法 blood purification とは，血液中に蓄積した不用物を除去し，体液の質的・量的正常化をはかることであり，腹膜透析と血液透析という透析のほかに，**濾過** filtration，**アフェレーシス** apheresis（血漿交換や血球除去），**吸着** adsorption などの方法がある。**血液濾過法** hemofiltration（**HF**）は，濾過機能の高い膜を使い，血液に圧力をかけて大量の体液を除去する一方，置換液を補液することによって血液の浄化を行う方法である。また，吸着は，ビリルビンや薬物を吸着する活性炭などを用い，血漿中の病因物質を除く方法である。

◆　持続血液透析濾過法（CHDF）

持続血液透析濾過法 continuous hemodiafiltration（CHDF）は，おもに救急救命や，ICU や CCU などの集中治療で急性腎不全や多臓器不全を呈する重症患者に行われる血液浄化法である。一般に循環動態が不安定な患者に対しては，間欠的な血液浄化法は実施困難な場合が多く，持続的な血液浄化法が適応となる。

F　腎移植

末期腎不全の根治的な治療法として腎移植がある。現在行われている腎移植はヒトからヒトへ移植する同種腎移植であり，これは提供者（**ドナー** donor）によって**生体腎移植**と**死体腎移植（献腎移植）**とに分けられる。

欧米では死体腎移植の占める割合が 70〜90% に及ぶが，わが国では全体の 20% にも達せず，かつその多くは心停止後のドナーからの提供であった。その後，「臓器の移植に関する法律」（臓器移植法）の制定により脳死臓器提供が可能となり，脳死下腎移植が少しずつ増えている。

●　**生着率**　成績はドナーによって異なり，兄弟姉妹間の生体腎移植が最も移植腎の生着率[1]が高く，ついで親子間，そして死体腎の順である。死体腎移植でも，透析療法とほぼかわらない患者生存率が得られている。腎移植後は社会復帰率も高く，透析療法に比較して高い QOL が得られている。とくに小児の腎不全に対しては腎移植が望ましい。一方，高齢者に対してはあま

NOTE
❶生着率
　移植を受けた患者のなかで，移植された腎臓がはたらいている患者の割合を生着率という。これに対して生存率の算出には，これらの患者のほかに移植腎機能を失い，透析によって生存している患者も含まれる。

り行われない。

● **拒絶反応**　適合しない他人の臓器を生体に移植した場合には，その臓器が抗原となって免疫反応がおこり，その臓器は機能しなくなってしまう。これが**拒絶反応**で，移植における最大の問題である。また透析療法と異なり，臓器提供者がいなければ移植はなりたたない。

1　組織適合性試験

拒絶反応を少なく，あるいはその程度を軽くするためには，**レシピエント** recipient（腎臓の提供を受ける者）とドナーのよい組み合わせが望まれる。そのための組織適合性検査として，血液型（ABO 型）と，リンパ球抗原の型である組織適合抗原 human leucocyte antigen（HLA）のタイピング，さらにリンパ球クロスマッチテストなどが行われる。近年では，血液型不適合移植も血漿交換などの処置を加えて実施されている。

2　手術と免疫抑制療法

1　移植手術

ドナーから腎臓が摘出されると，アルブミンを加えたリンゲル液を主体とした灌流液で腎臓を灌流し，レシピエントの腸骨窩に移植する（●図 4-44）。

死体腎は細胞内液と同じ組成をもった保存液に浸し，4℃前後に維持すると 48 時間程度は保存可能である。腎灌流保存装置を用いた灌流冷却保存法では，おおよそ 72 時間の保存が可能である。

2　免疫抑制療法

移植後は免疫抑制療法が不可欠である。シクロスポリン，タクロリムス水和物などのカルシニューリン阻害薬や，代謝拮抗型免疫抑制薬と副腎皮質ス

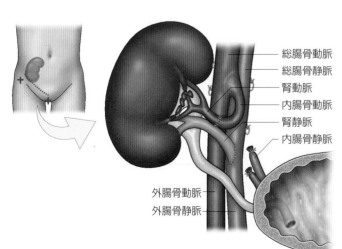

総腸骨動脈
総腸骨静脈
腎動脈
内腸骨動脈
腎静脈
内腸骨静脈

外腸骨動脈
外腸骨静脈

●**図 4-44　腎移植の手術**
右または左の腸骨窩に図のような切開を加え，腎動脈は内腸骨動脈に端々吻合，腎静脈は総腸骨静脈または外腸骨静脈に端側吻合する。

▶**表 4-5　腎移植の合併症**

1. 外科的合併症：血管性，尿瘻
2. 感染症：細菌性，ウイルス性，真菌性，原虫性など
3. 消化管出血
4. 肝機能障害
5. 悪性腫瘍：悪性リンパ腫など
6. 大腿骨骨頭壊死
7. クッシング症候群：満月様顔貌，中心性肥満，尋常性痤瘡など
8. 原腎疾患の再発
9. その他

テロイド薬，抗リンパ球モノクローナル抗体(リツキシマブ)を組み合わせて投与するほか，血漿交換も行われることがある。2012 年より mTOR 阻害薬であるエベロリムスの投与が可能となり，生着率の向上が期待されている。

3　拒絶反応および合併症

●**拒絶反応**　拒絶反応は，その発現時期によって，臨床的に超急性・促進型急性・急性・慢性拒絶反応に分類されている。これらの拒絶反応のうち最も頻度が高いのは急性拒絶反応であるが，治療による寛解率もきわめて高い。その機序は，感作 T 細胞による細胞性免疫反応が主体である。手術後 5〜7 日以降，3 か月以内に発熱，移植腎の腫大・圧痛，尿量減少，体重増加，血圧上昇，タンパク尿，血中クレアチニン値の上昇などをみる。副腎皮質ステロイド薬の大量投与やモノクローナル抗体の投与によって治療する。

●**合併症**　移植後の合併症として，免疫抑制療法に基づく感染症，白血球減少，消化管出血，肝機能障害などがあげられる(○表 4-5)。感染症では，サイトメガロウイルス感染症やニューモシスチス肺炎が問題となり，移植患者の死因の第 1 位を占める。また移植腎長期生着者では，肝機能障害や悪性腫瘍の発生などが問題となる。

✎ work　**復習と課題**

❶ 2 杯分尿法の方法について説明しなさい。

❷ 適切な採尿法について述べなさい。

❸ 腎機能検査にはどのようなものがあるかを述べなさい。

❹ 静脈性腎盂造影(IVP)でどのようなことがわかるかを述べなさい。

❺ 血管造影によりどのようなことがわかるかを述べなさい。

❻ 腎・泌尿器の生検の目的とその種類について説明しなさい。

❼ バスキュラーアクセスについて説明し，血液透析の合併症について述べなさい。

❽ CAPD 施行時の注意点を述べなさい。

❾ 腎移植後の合併症をあげ，その原因について考察しなさい。

参考文献

1. 並木幹夫監修：標準泌尿器科学，第10版．医学書院，2021．
2. 西澤理ほか編：New 泌尿器科学　改訂第2版．南江堂，2007．
3. 日本排尿機能学会/日本泌尿器科学会：過活動膀胱診療ガイドライン，第3版．リッチヒルメディカル，2022．
4. 日本排尿機能学会/日本泌尿器科学会：夜間頻尿診療ガイドライン．リッチヒルメディカル，2020．
5. 菱田明ほか編：標準腎臓病学．医学書院，2002．
6. 村井勝監修：透析導入テキスト．南江堂，2005．
7. McAninch, J. W. and Lue, T. F.：*Smith & Tanago's General Urology, 19th ed.* McGraw Hill, 2020．

第 5 章

疾患の理解

A 本書で学ぶ腎・泌尿器疾患

　腎・泌尿器疾患において最も重大な事態は、尿が生成され排出される機構が妨げられることである。もし、そのような状態が出現し、その悪化・進行が放置されれば、生命の維持はあやうくなり、最終的には死にいたる。

　また、疾患のなかには、ゆっくり進行するもの、急激に悪化するもの、さらには自然に軽快するものから、生命の危機に直結する悪性のものまで、年齢、性、生活環境などを背景に、その内容はきわめて多彩である。担当する診療科は主として腎臓内科・泌尿器科となるが、そのどちらが担当するかは、内科では腎臓が尿を生成できる状態かどうか、泌尿器科はその尿を体外に排出できるかどうか、という視点決まってくる。

　本章では、上記の点をふまえながら、それぞれの主要な疾患について、その原因はなにか、どのような症状があらわれるのか、治療はどう行えばよいのかなどを学ぶ。

1 腎臓内科的疾患

　内科領域における腎・泌尿器疾患の診断名は、3つの視点からつけられている。つまり、1人の腎臓病患者に3つの診断がつけられうるということである（◯図5-1）。

　① **腎機能からみた診断名**　1つは、腎機能からみた診断名で、その代表が腎機能低下の最終像につけられる腎不全である。腎機能の程度によって診断されるために、その原因はなんでもよい。従来の腎不全は定義が明確ではなく、同一の基準に基づいてエビデンスを蓄積していくことができなかったため、近年は急性腎障害（AKI）・慢性腎臓病（CKD）という新しい用語と概念が用いられている。

　② **臨床症候からみた診断名**　2つ目は、臨床症候からみた診断名で、その代表はネフローゼ症候群である❶。臨床症候としてタンパク尿がみられた場合、その原因がなんであれ、一定の診断基準を満たしていればネフローゼ症候群と診断される。タンパク尿や血尿などもこの概念だが、一般的に次の3つ目の観点からさらに詳しい診断名がつく。

　③ **病変部位や原因・組織型からみた診断名**　3つ目は、疾患の主病変部位・原因・組織型などの病因に基づく診断名である。おおむね腎臓の病変部位によって分類され、以下のような疾患があるが、高齢化が進んだことでこれらを合併することも多い。

- 原発性糸球体腎炎：糸球体腎炎は、おもな病変が糸球体にある腎炎であり、疾患の経過や原因、腎生検による組織型などで細分類される。たとえば、膜性増殖性糸球体腎炎は、糸球体基底膜の二重化構造とメサンギウム細胞・基質の増殖という組織の変化を特徴とし、糸球体を主病変部位とした疾患である。

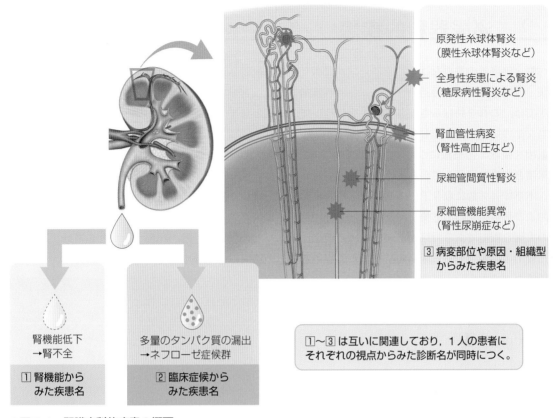

○ **図 5-1　腎臓内科的疾患の概要**

- 全身性疾患による二次性腎障害：全身性疾患の結果として糸球体を中心に腎障害を生ずるものをいう。高血圧や糖尿病による血管障害の結果として腎障害が発生するが，これらが腎不全の原因の多くを占めている。そのほか，全身性エリテマトーデス（SLE）や関節リウマチなどの膠原病でも腎障害となる。妊娠高血圧症候群もこれに含まれる
- 間質・血管・尿細管などに病変のある疾患：尿細管間質性腎炎・腎血管性病変・尿細管機能異常は，それぞれ間質・血管・尿細管に病変や機能障害の生じた疾患群である。上記と必ずしも明確に分類されるわけではなく，たとえば膠原病であるシェーグレン症候群の腎障害は間質病変となる。遺伝子検査などの通常の診療ではむずかしい診断法の疾患もあるため，診断がつかない場合もある。

● **3つの診断名の関係**　本章の前半では，このような観点から診断名のついた腎疾患をそれぞれ学んでいくが，上記3つの視点からつけられた診断名は互いに関連し合っている。すなわち，腎機能からみて腎不全と診断された場合，その原因となった診断名がなんであるかは，前記の2つ目，3つ目の視点よりつけられている。あるいは，慢性糸球体腎炎と診断された患者がいたとして，臨床症候からみてネフローゼ症候群になっているか，腎機能からみて腎不全になっているかは，その患者の状態を考えるうえで重要となる。

2　泌尿器科的疾患

　腎・泌尿器の重要なはたらきは，尿が腎臓で正常に生成された尿が，その後，尿路を遅滞なく通過し，正常に体外へ排出されることである。本章の後半では，これを妨げるさまざまな疾患について，原則としてまず感染症・腫瘍などの病態別に分類し，ついで腎臓・膀胱などの部位別に分類して，その原因・症状・治療法について記載している（●図5-2）。また，男性において尿路と密接に関係している男性生殖器の疾患についても取り上げている。

　本章で具体的に取り上げる病態は，現在においても重要な疾患である尿路および男性生殖器の感染症や，腎臓と下部尿路を結ぶ尿管の通過障害，尿路の大切な機能である排尿・蓄尿を妨げる疾患，外傷などの尿路・性器の損傷，比較的多い疾患である尿路の結石，がんを中心にした泌尿器・男性生殖器の腫瘍などである

　なお，感染症や外傷・腫瘍以外の男性生殖器疾患と男性不妊症・男性性機能障害，泌尿器・男性生殖器の発生・発育の障害についても，章末に別途まとめている。

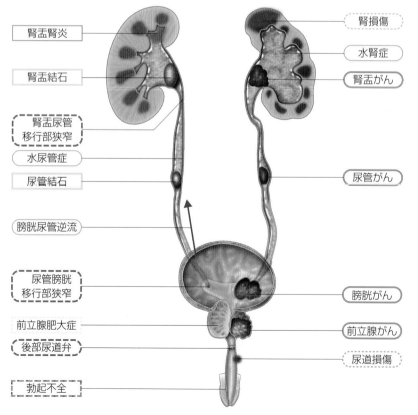

●図 5-2　泌尿器科的疾患の概要

B 腎不全と AKI・CKD

　腎不全 renal failure とは，高度の腎障害のために，生体の内部環境（細胞外液）の恒常性が維持できなくなった状態をいう。臨床経過から，急速に進行して短期日で腎不全状態に陥る**急性腎不全**と，慢性の腎疾患が徐々に進行して，ついには腎不全になる**慢性腎不全**とに分けられる。

　この2つの重要な病態は，診断基準がないために治療の標準化ができていなかった。しかし，近年になって，それぞれ急性腎障害 acute kidney injury（AKI），慢性腎臓病 chronic kidney disease（CKD）という疾患概念が提唱され，その診断基準も定まったために，診療に関するエビデンスを蓄積し，ガイドラインを提唱することができるようになった。混乱するかもしれないが，腎不全は病態を示す病名として，AKI と CKD は診断を示す病名として理解するとよい。

1 急性腎不全（ARF）

　急性腎不全 acute renal failure（ARF）とは，急速な腎機能低下により体液の恒常性が維持できなくなり，尿毒症症状や高窒素血症などの検査値異常をきたす症候群である。乏尿や無尿で始まることが多いが，乏尿の症状を示さない非乏尿性の急性腎不全もある。多くは可逆性であり，適切な処置を行えば腎機能の回復が期待できる。

● **原因による分類**　急性腎不全は成因によって，**腎前性・腎性・腎後性**に分類される。腎前性が最も多く，外来での70％近く，入院患者でも40％前後を占める。

　1 腎前性急性腎不全　腎前性は，腎臓そのものには異常がないが，心拍出量と循環血液量が著明に低下したために腎血流量が著しく減少し，乏尿となる場合で，高度の出血・脱水や心筋梗塞，大手術などによるショック時などにおこる。

　腎臓は血液から尿を生成しているが，尿のもとである血液が腎臓に来なくては尿のつくりようがない。すなわち腎臓の機能を果たすことができないことになる。

　なお，最初が腎前性でも，原因が長く続くと腎実質障害をきたし，腎性に進行する場合もある。

　2 腎性急性腎不全　腎性には，①急性糸球体腎炎・悪性腎硬化症・膠原病性腎症などの急速に進行する腎疾患（**急性糸球体病変**）によるもの，②抗菌薬・造影剤・抗悪性腫瘍薬などの腎毒性物質による尿細管障害（**急性尿細管壊死**），③抗菌薬・消炎鎮痛薬などに対する過敏反応による間質障害（**急性間質性腎炎**）がある。特殊なものとしては，腎皮質壊死と腎髄質乳頭壊死がある。

　尿のもとである血液は腎臓に来るが，腎臓そのものの機能不全のために尿

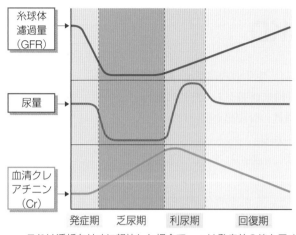

病期	期間	特徴
発症期	1～3日	原因発生から乏尿出現まで。原因疾患の症状出現(ショックなど)。
乏尿期	数日～数週間	高窒素血症, 水・電解質異常の出現(とくに尿素窒素, クレアチニン, カリウムの上昇)。
利尿期	数日	腎機能回復期。～3L/日程度の尿量。
回復期	1～数か月	必ずしも病前の腎機能までは回復しない

これは透析をせずに軽快した場合で, → は発症前の値を示す。

○**図5-3　急性腎不全の病期とGFR, 尿量, Crの変化**

を生成できなくなるのである。

　③**腎後性急性腎不全**　腎後性には, 悪性腫瘍の骨盤腔内浸潤などによる両側尿管閉塞や前立腺肥大, 結石, 凝血などによる膀胱・尿道閉塞がある。

　これは尿のもとである血液は腎臓に来ており, 腎臓もきちんと尿をつくっているにもかかわらず, できあがった尿を体外に排出できない状態である。結果として, 腎臓が機能していないのと同じことになる。

● **症状・所見**　症状・所見で臨床上問題となるのは, 尿量の異常, 高窒素血症による尿毒症症状, 水・電解質の蓄積による症状, 貧血である。

　尿量の変化により, 急性腎不全の病期は**発症期, 乏尿期, 利尿期, 回復期**に分けられる(○図5-3)。病期ごとに, 尿量だけでなく糸球体濾過量(GFR)や血清クレアチニン(Cr)値も変化する。症状がとくに顕著な乏尿期には, 24時間で尿素窒素20mg/dL, クレアチニン1～2mg/dL, カリウム1mEq/L程度の上昇がみられ, 尿毒症の症状(○49ページ, 表3-3)もあらわれる。

　腎機能が回復してきて利尿期になっても, 高窒素血症はすぐには改善せず, また尿細管機能も十分に回復していないので多尿となり, 水・電解質が失われる。そのため水・電解質の適切な補充が行われないと危険な時期であるが, 最近では乏尿期に血液透析を行って水分貯留を予防するため, 利尿期に脱水になるほどの多尿を呈することはほとんどない。

● **治療**　腎不全の原因が判明した場合はそれを除去したうえで, 輸液や食事療法, 薬物療法, 透析療法によって回復を促す。

　①**原因の除去**　腎前性急性腎不全では, 嘔吐・下痢などの脱水の原因を除去したり, 生理食塩水補液などにより体液量の是正を行うことで, 腎機能の回復が期待できる。

　一方, 腎後性急性腎不全では, 尿路閉塞の原因を除去するか排尿障害を改善することで, 急速な利尿と腎機能の回復が期待できる。なお, 腎性が疑われる場合, 原因疾患の確定と治療方針決定のために腎生検が行われることがある。

②**食事・輸液の管理**　腎臓での窒素代謝産物，水❶，電解質(ナトリウム，カリウム，リンなど)の排泄が障害されて体内に蓄積する場合には，これらの摂取を適宜制限する必要がある❷。しかし，一般的に急性腎不全の症例は多臓器不全を伴うことが多いため，異化亢進状態にある場合にはタンパク質またはアミノ酸を補給する必要がある。とくに血液浄化療法を行った場合には，そこでのアミノ酸喪失も考慮する。また，これらの栄養療法や治療により水・電解質のバランスも大きく影響を受けるため，頻繁にモニタリングを行い補正する必要がある。

③**薬物治療**　水・ナトリウム貯留による体重増加・浮腫(ふしゅ)・高血圧・心拡大などの症状・検査所見をみとめた場合，ループ利尿薬❸を試みる。治療効果とともに腎不全の鑑別診断にもなるので，注意しながら大量投与を行うこともある。

また，カリウム制限食でも血清カリウムが上昇する場合には，カリウムイオン交換樹脂を投与する。重度の高カリウム血症は不整脈や心停止を引きおこすため，血清カリウムの上昇速度が速い場合は，グルコン酸カルシウムの緩徐な静注などの高カリウム血症に対する緊急治療を行う必要がある。

④**透析療法**　食事療法と薬物療法では急性腎不全の病態が管理できないときには，透析療法(◯95ページ)を開始する。具体的には，肺水腫，著しい高カリウム血症，重度の代謝性アシドーシス，尿毒症症状(心膜炎，原因不明の意識障害)などが出現したときには，ただちに開始する。

血液透析，腹膜透析(おもに小児)などの従来から行われている血液浄化療法以外に，循環動態が不安定な患者に適する持続血液透析濾過法(CHDF，◯101ページ)も行われる。急性腎不全の原因や患者の状態を考慮して，最も適切な方法を選択する。

● **合併症への注意**　急性腎不全では，さまざまな合併症を伴うことが多い。通常，感染に対する抵抗力が弱いので，感染予防には十分に注意をはらう必要がある。消化管出血も多く，予後を左右することもあるので，血液透析時に使用する抗凝固薬の選択にも注意が必要である。なお，播種性血管内凝固 disseminated intravascular coagulation(DIC)や多臓器障害を伴う症例の死亡率は，急性腎不全単独の場合と比べてかなり高くなる。

2 急性腎障害(AKI)

急性腎不全には明確な定義がなく，数日のうちに腎機能が低下または途絶する病態と理解されてきた。しかし近年では，急性腎不全には予後が不良な例も多く，少しでも早期に発見して集学的な治療で介入することで，予後を改善すべきであると認識されるようになった。こうした認識を背景に，治療の標準化のためにも国際的に統一された診断基準が必要であるという声が高まり，**急性腎障害** acute kidney injury(**AKI**)という用語が新たに使用されるようになった。

● **診断基準**　AKI の診断基準として，当初は 2004 年に RIFLE 基準が，次

◻ NOTE

❶急性腎不全時の飲水量は，通常，前日尿量＋500 mL という量が推奨されている。この 500 mL という値は，成人の 1 日の不感蒸泄量から代謝水量を差し引いたものであるが，厳密にはスケールベッドで測定した体重変化をもとに体液管理をすべきである。

❷エネルギーは 1 日あたり 20〜30 kcal/kg(体重)，タンパク質は 0.8〜1.0 g/kg とする。

❸**ループ利尿薬**
ヘンレループの上行脚でナトリウムと塩素の再吸収を阻害することで，強力な利尿効果を示す薬物。

表5-1　KDIGO 診断基準

定義	1.　ΔsCr≧0.3 mg/dL（48 時間以内） 2.　sCr の基礎値から 1.5 倍上昇（7 日以内） 3.　尿量 0.5 mL/kg/時以下が 6 時間以上持続	
	sCr 基準	**尿量基準**
ステージ1	ΔsCr≧0.3 mg/dL or sCr1.5〜1.9 倍上昇	0.5 mL/kg/時未満 6 時間以上
ステージ2	sCr2.0〜2.9 倍上昇	0.5 mL/kg/時未満 12 時間以上
ステージ3	sCr3.0 倍上昇 or sCr≧4.0 mg/dL までの上昇 or 腎代替療法開始	0.3 mL/kg/時未満 24 時間以上 or 12 時間以上の無尿

sCr：血清クレアチニン
注）定義 1〜3 の一つを満たせば AKI と診断する。sCr と尿量による重症度分類では重症度の高いほうを採用する。
（AKI〔急性腎障害〕診療ガイドライン作成委員会編：日本腎臓学会・日本集中治療医学会・日本透析医学会・日本急性血液浄化学会・日本小児腎臓病学会：AKI〔急性腎障害〕診療ガイドライン 2016. p.3, 東京医学社, 2016 による）

いで 2007 年に AKIN 基準が提唱された。これらによって得られたエビデンスをまとめるかたちで，2012 年に KDIGO（Kidney Disease Improving Global Outcomes）が作成した診療ガイドラインにおいて KDIGO 基準が提唱され，現在ではこれが用いられている（◉表5-1）。KDIGO 基準では，それ以前の基準に比べて血清クレアチニン値が上昇するまでの期間を 48 時間から 7 日に延長しているが，これにより比較的緩徐な進行を示す症例も AKI と診断されるようになった。

　また，従来は血清クレアチニンを腎不全の判断基準として用いる医師が多かったが，腎臓が障害を受けてから血清クレアチニンが上昇するまでに時間がかかる症例もある。診断基準に尿量を加えることで，こうした症例も早期発見・早期治療介入が可能になった。

● **治療・その他**　AKI の治療・その他は，急性腎不全に準ずる。また，治療に反応して腎機能が正常まで回復した場合でも，AKI の既往は CKD のリスクとなるため，注意深い経過観察が必要である。

---

plus　溶血性尿毒症症候群（HUS）による急性腎不全

　溶血性尿毒症症候群 hemolytic uremic syndrome（HUS）は，溶血性貧血，血小板減少，急性腎機能障害（急性腎不全）を 3 主徴とする症候群で，腎臓の細動脈ないし糸球体毛細血管の内皮細胞障害に伴う凝集血小板が主体となる微小血栓がみられる。腸管感染症，悪性腫瘍，薬剤などがその原因となる。

　原因のなかで注目されているのが，ベロ毒素産生型大腸菌感染に続発する症例である。感染した大腸菌が産生したベロ毒素によって，細動脈や糸球体毛細血管の内皮細胞が障害されることで急性腎不全が引きおこされる。原因菌の血清型はほとんどが O157 で，生肉，加熱不十分なひき肉，井戸水などが感染源となる。症状としては下痢開始後 3〜7 日目に，腎機能低下による乏尿・無尿が出現するので，この急性腎不全に対する治療が中心となる。

3　慢性腎不全(CRF)

　各種慢性腎疾患が徐々に進行したり，急性腎不全が長引いて腎機能の障害が高度となり，腎臓による体液の量・質的恒常性が維持できなくなった状態を慢性腎不全 chronic renal failure(CRF)という。ネフロン数の減少による糸球体濾過量(GFR)低下を特徴とする。不可逆性で回復することがなく，年単位で腎機能が低下していく。通常，GFR が 50 mL/分/1.73 m² 以下，血清クレアチニンが 2.0 mg/dL 以上の症例をさすことが多い。

● **原因疾患**　わが国の原因疾患として，以前は慢性糸球体腎炎が最も多かったが，近年，糖尿病性腎症の増加が著しい。1998 年には，透析療法に新たに導入された疾患のなかで，糖尿病性腎症が第 1 位となった。2021 年末時点のデータ❶では，糖尿病性腎症が 40.2%，ついで慢性糸球体腎炎が 14.2% である。そのほか，高齢化に伴い腎硬化症(18.2%)も徐々に増えているが，多発性嚢胞腎(2.6%)，慢性腎盂腎炎(0.6%)などは横ばいである。

● **症状**　症状は残存ネフロン数とその代償能力の程度により，無症候性のものから，臨床検査値だけの異常，尿毒症症状が出現するものまでさまざまである。

● **治療**　治療方針は，①腎機能低下に基づく代謝異常の是正，②急性増悪因子や残存ネフロンへの障害因子を取り除き，透析導入をできるだけ遅らせること，③透析導入後に進行するさまざまな合併症の早期発見とその治療の開始である。いずれにしろ，その時点の病態を患者に十分納得してもらったうえで治療を行うことが重要である。

　① **食事療法**　タンパク質の代謝産物を尿に排泄する際に腎血流量が増え，糸球体に負荷がかかるという仮説から，伝統的にタンパク質制限が行われている。後述する CKD のステージ 3 から開始し，ステージ 3 では 0.8～1.0 g/kg/日(1 日あたり体重 1 kg につき)程度，4 では 0.6～0.8 g/kg/日と，厳格な食事療法が必要である。

　一方，エネルギーは 30～35 kcal/kg/日以上とるように指導する。タンパク質を制限するとエネルギー摂取も減ってしまうことが多いので，専門医や管理栄養士の指導のもとで食事療法を行うことが必要である。腎臓病の原因が糖尿病であれば，糖尿病の病態に合わせたエネルギー摂取量とする。

　水分は 1 日尿量に 500 mL を加えた量，食塩は 6 g/日未満が目安だが，心不全や高血圧などの程度によって調整する。高齢患者が増えていることから，過剰な制限により低栄養状態をきたさないように注意する。

　食事中のカリウムは CKD ステージ 3b から 2,000 mg/日，ステージ 4 からは 1,500 mg/日程度に制限をする。カリウムが多い果物や生野菜を制限し，缶づめの果物，ゆでた野菜を摂取させる。

　② **薬物療法**　現在，慢性腎不全自体を治療する薬剤はなく，腎不全によって生じるさまざまな病態を緩和し，透析療法への期間をのばす目的で薬剤が使用される。

NOTE

❶日本透析医学会：わが国の慢性透析療法の現況(2021 年 12 月 31 日現在)による。

　高血圧に対しては各種降圧薬による厳格なコントロールが必要で，浮腫をみとめる場合は利尿薬が使用される。高リン血症には高リン血症治療薬（沈降炭酸カルシウム，セベラマー塩酸塩など），高カリウム血症には陽イオン交換樹脂，貧血にはエリスロポエチン製剤が使用される。そのほか，尿毒素を腸管から体外に排出させるために，活性炭の経口投与も行われている（クレメジン®など）。いずれにしろ，腎機能が高度に障害されている状態に使用するので，薬剤の副作用には十分な注意が必要である。

　③**透析療法**　慢性腎不全が進行し，上記の治療に反応せず，尿毒症症状が出現した時点で透析療法を導入する。とくに，尿毒症症状のうち，①精神症状，②うっ血性心不全症状，③高カリウム血症（6.0 mEq/L 以上），④代謝性アシドーシス（HCO_3^- 12 mEq/L 以下）の4つは，いずれも緊急導入の目安である。

　①**血液透析療法**　血液透析（●96ページ）を導入後は，週2，3回の規則正しい維持透析を継続する。透析開始後も食事・生活管理が大切で，可能な限り完全社会復帰を目ざした指導を行う。食事では，エネルギーは30〜35 kcal/kg/日，タンパク質は1.0〜1.2 g/kg/日，食塩は6 g/日未満を目標とする。合併症（●97ページ）に対する注意深い観察も必要である。

　②**腹膜透析療法**　従来からの間欠性のもののほか，患者の日常生活を妨げずに実施できる持続的携行式腹膜透析（CAPD）が普及してきているが，わが国では全透析患者数の2.9%程度である。本法では，透析液の腹腔内注入・排出を患者自身が1日4，5回行うが，腹膜炎の発症に注意すればかなり長期間施行できる。しかし，腹膜炎を繰り返すたびに腹膜の癒着や肥厚をきたし，透析の効率が低下するので，3〜5年経過すると血液透析に移行していく症例が増えている（●100ページ）。

　④**腎移植**　腎臓の提供が盛んな国では，透析療法を経ずに腎移植を受ける場合もあるが，わが国では通常，透析療法で尿毒症のコントロールを行いながら腎移植を待つケースが大多数である。近年 ABO 血液型不適合であっても腎臓の提供を受けることが可能になり，夫婦間での生体移植が増加している。心理的・社会的・経済的な問題をかかえている患者も多いので，ケースワーカーなどとの協力体制も重要である。腎移植後，腎臓が生着すれば透析療法からの離脱が可能となる。近年は，80〜90%程度の5年生着率が期待できる（●101ページ）。

4 慢性腎臓病（CKD）

　慢性腎臓病 chronic kidney disease（**CKD**）とは，糸球体濾過量（GFR）であらわされる腎機能の低下があるか，腎臓の障害を示唆する所見❶が慢性的に持続するものをすべて含む（●表5-2）。

●**CKDの概念が提唱された背景**　CKDを早期に発見・評価し，必要ならば適切に介入することで，心血管疾患 cardiovascular disease（CVD）の発症や末期腎不全への進行を抑制することができる。そのため，医療従事者のみなら

□NOTE
❶中心はタンパク尿をはじめとする尿異常だが，そのほか片腎や多発性嚢胞腎などの画像異常，血液異常，病理所見などの存在

表 5-2　慢性腎臓病の定義

①尿異常，画像診断，血液，病理で腎障害の存在が明らか。
　とくに 0.15 g/gCr 以上の，蛋白尿（30 mg/gCr 以上のアルブミン尿）の存在が重要
②糸球体濾過量＜60 mL/分/1.73 m²

①，②のいずれか，または両方が 3 か月以上持続する。
（日本腎臓学会編：CKD 診療ガイド 2012. p.1，東京医学社，2012 による）

ず，患者，一般市民にも容易に理解できる概念として受け入れられることを目ざし，CKD の概念は従来の腎臓病の疾患名体系とは異なり，シンプルなものになっている。

● **推算糸球体濾過量（eGFR）**　CKD の定義上，GFR を知ることが重要だが，従来のイヌリンクリアランスの測定（◐71 ページ）は煩雑で日常臨床では行いにくい。そこで，世界中で各種の GFR 推算式が報告されてきたが，わが国でも日本腎臓学会 CKD 対策委員会プロジェクト「日本人の GFR 推算式」によって，新たな GFR 推算式が作成された（◐72 ページ）。

● **CKD の重症度分類**　当初，CKD の病期分類は，アメリカ腎臓財団 National Kidney Foundation（NKF）の K/DOQI（Kidney Disease Outcomes Quality Initiative）診療ガイドラインに従い，GFR のみでステージが区切られていた。その後の再評価で，重症度をより正確に分けるため，GFR ステージ 3 が 3a と 3b の 2 つに分けられるようになり，また，尿アルブミン量あるいは尿タンパク質量や原疾患によっても，CKD のリスクが異なることが考慮されるようになった。現在は，これら原疾患 cause（C），GFR 区分（G），タンパク尿区分（A）を合わせたステージにより，評価することになっ

---

plus	**CKD と CVD との関連**

　CKD 患者は，末期腎不全に病状が進行する確率よりも，経過中に CVD によって死亡する確率が高い。軽度の腎機能低下や尿タンパク質が，心筋梗塞や脳卒中の危険因子であることが明らかにされている。一方で，CVD の患者の腎機能が低下していることも報告されている。

　CKD と CVD に共通する危険因子としては，体液の調節異常と血管内皮障害があげられる。これらは動脈硬化を促進するとともに心血管系への容量負荷につながる。また，CKD に合併する腎性貧血は CVD の危険因子となる（◐図）。

　したがって，CKD の早期発見・評価によりこれらの危険因子の治療を行い，CVD の発症・進展や CKD の増悪を予防することが重要である。

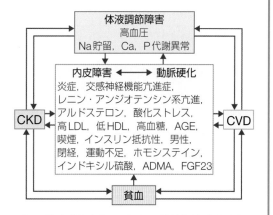

AGE：終末糖化産物，ADMA：非対称性ジメチルアルギニン，FGF23：線維芽細胞増殖因子 23
（日本腎臓学会編：CKD 診療ガイド 2012. p.14，東京医学社，2012 による）

ている（◯表5-3）。

● **ステージごとの診療計画**　ステージG1・G2のA2・A3では，おもに一般医が専門医と連携をとりながら腎障害の原因の精査と，腎障害を軽減させるための積極的治療に努める。

　ステージG3になると，腎機能低下の原因の精査と，腎機能低下を抑制するための集学的治療を専門医と連携をとりながら行うことになるが，G3aまでは一般医が主体で行い，G3bになると専門医の役割が大きくなる。

　ステージG4・G5になると，G3での方針に加えて，透析などの腎代替療法の準備を始め，CVD対策を含む腎不全合併症の検査と治療を行う。この段階になると，G4では原則として専門医による治療が主体となり，G5では専門医による治療となる。

　すなわち，ステージG3aまでは一般医が主体となって治療を進めていくが，G3b以上になると専門医の役割が大きくなる。

◯表5-3　CKDの重症度分類

原疾患	蛋白尿区分		A1	A2	A3
糖尿病性腎臓病	尿アルブミン定量 (mg/日)		正常	微量アルブミン尿	顕性アルブミン尿
	尿アルブミン/Cr比 (mg/gCr)		30未満	30〜299	300以上
高血圧性腎硬化症 腎炎 多発性嚢胞腎 移植腎 不明 その他	尿蛋白定量 (g/日)		正常	軽度蛋白尿	高度蛋白尿
	尿蛋白/Cr比 (g/gCr)		0.15未満	0.15〜0.49	0.50以上
GFR区分 (mL/分/ 1.73 m²)	G1	正常または高値 ≧90			
	G2	正常または軽度低下 60〜89			
	G3a	軽度〜中等度低下 45〜59			
	G3b	中等度〜高度低下 30〜44			
	G4	高度低下 15〜29			
	G5	高度低下〜末期腎不全 <15			

重症度は原疾患・GFR区分・蛋白尿区分を合わせたステージにより評価する。CKDの重症度は死亡，末期腎不全，CVD死亡発症のリスクを緑■のステージを基準に，黄■，オレンジ■，赤■の順にステージが上昇するほどリスクは上昇する。（KDIGO CKD guidline 2012を日本人用に改変）

注：わが国の保険診療では，アルブミン尿の定量測定は，糖尿病または糖尿病性早期腎症であって微量アルブミン尿を疑う患者に対し，3か月に1回に限り認められている。糖尿病において，尿定性で1＋以上の明らかな尿蛋白を認める場合は尿アルブミン測定は保険で認められていないため，治療効果を測定するために定量検査を行う場合は尿蛋白定量を検討する。

（日本腎臓病学会編：エビデンスに基づくCKD診療ガイドライン2023. p.4, 東京医学社, 2023による）

C ネフローゼ症候群

　ネフローゼ症候群 nephrotic syndrome は糸球体からの大量のアルブミン漏出を原因とする低タンパク質血症に浮腫，高 LDL コレステロール血症を合併する症候群と定義されている。この症候群について最も大切なのは，疾患概念に対する理解，すなわちその他の病名との関連をきちんと把握しているかどうかということである。その診断基準としては，最新のガイドライン（2020 年）でも「平成 22 年度厚生労働省難治性疾患克服研究事業進行性腎障害に関する調査研究班」の基準が用いられている（◯表 5-4）。

◯表 5-4　ネフローゼ症候群の診断基準

1. **タンパク尿**：3.5 g/日以上が持続する。
   （随時尿において尿タンパク/尿クレアチニン比が 3.5 g/gCr 以上の場合もこれに準ずる）。
2. **低アルブミン血症**：血清アルブミン値 3.0 g/dL 以下。
   血清総タンパク量 6.0 g/dL 以下も参考になる。
3. **浮腫**
4. **脂質異常症**（高 LDL コレステロール血症）

注：1）上記の尿タンパク量，低アルブミン血症（低タンパク血症）の両所見をみとめることが本症候群の診断の必須条件である。
　　2）浮腫は本症候群の必須条件ではないが，重要な所見である。
　　3）脂質異常症は本症候群の必須条件ではない。
　　4）卵円形脂肪体は本症候群の診断の参考となる。

（厚生労働省難治性疾患克服研究事業　進行性腎障害に関する調査研究班：ネフローゼ症候群診療指針，2011 による）

---

plus	**慢性腎臓病に伴う骨ミネラル代謝異常（CKD-MBD）**

　CKD では，腎機能の低下により，カルシウム（Ca），リン（P）の代謝・排泄にも影響が出る。臨床的には低カルシウム血症，高リン血症の傾向となるが，これらのミネラルの異常により副甲状腺ホルモンを中心とする骨代謝のコントロールがバランスを失い（二次性副甲状腺機能亢進症），骨折しやすくなる（◯図）。

　従来，この病態は腎性骨異栄養症と称されていたが，近年は国際的に慢性腎臓病に伴う骨ミネラル代謝異常 CKD-mineral bone disorder（CKD-MBD）という名称が用いられている。

　カルシウム，リンの代謝異常はリン酸カルシウムの血管への沈着（血管石灰化）を生じ，高血圧や脂質異常とは異なる機序で動脈硬化を進展させる。すなわち，CKD に高血圧や脂質異常症を合併した場合には，2 種類の機序で動脈硬化を進行させるため，心血管系のイベントもよりおこしやすくなり，生命予後にも大きく影響する。

　CKD-MBD のおそれがある場合は，活性型ビタミン D 製剤や経口リン吸着薬で管理を行う。

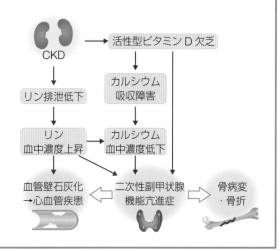

　診断基準からもわかるとおり，ネフローゼ症候群はあくまで症候群であって単一の疾患名ではない。心不全などと同様に，さまざまな原因でこの症候群を呈する。そのため，最終的な診断名としては「膜性腎症によるネフローゼ症候群」とか「糖尿病性腎症によるネフローゼ症候群」となる。

● **一次性・二次性ネフローゼ症候群**　ネフローゼ症候群は，腎臓自体に原因があっておきる**一次性**（原発性）**ネフローゼ症候群**と，腎臓以外の疾患に伴って腎障害がおきる**二次性**（続発性）**ネフローゼ症候群**に分けられる。後者には糖尿病などの代謝性疾患，膠原病，悪性腫瘍，循環器疾患，腎毒性物質，アレルゲン・薬剤，感染のほか，遺伝性・家族性要因や妊娠，移植などさまざまな原因によるものが含まれる。2010（平成22）年度の調査によれば，年間44例程度が発症しており，その約60％が原発性（一次性）糸球体疾患によるものである。二次性で最も多いのは糖尿病である。

　ネフローゼ症候群の原因となるこれらの疾患の詳細については，次項以降で記述していく。

● **症状**　血液中のタンパク質，とくにアルブミンが減少すると，膠質浸透圧が低下し，血管内から組織に体液が移動して浮腫が出現する。ナトリウム・水の貯留もおこり，浮腫はさらに強くなる。初期には顔面（とくに眼瞼）と下腿前部，足背にみられる。高度になると眼瞼は開眼できないほどになり，頭部（毛髪部），大腿内側，腰・腹部などにも指圧によって圧窩をみとめ，さらに腹腔・胸腔，陰嚢にも体液が貯留するようになる。そのため，全身倦怠感，食欲不振，下痢，乏尿などを訴える。

　血管内から周囲の組織に体液が移動して循環血漿量が急激に減少すると，血管内脱水となる。身体の中には水分がたくさんあるのにもかかわらず，その分布のバランスがくずれる。この結果，血圧低下がおこり，起立性低血圧がみられたり，ときには全身循環不全の一環として急性腎不全をきたすこともある。

　また，血小板凝集能の亢進，血小板増加，高フィブリノゲン血症などの凝固因子の産生亢進などで，血液凝固能の亢進状態となり，静脈・動脈血栓症を合併することがあり，腎静脈血栓症や下肢深部静脈血栓症などの頻度が高い。

　ネフローゼ患者は易感染性を示し，肺炎・腹膜炎などの合併症をおこして死にいたることがある。

● **検査所見**　高度のタンパク尿，血清総タンパク質とアルブミン/グロブリン比（A/G）の低下，血清総コレステロールと中性脂肪の増加などがみられる。とくにタンパク尿，血清総タンパク質，総コレステロール値は病状をよく反映している。

　また，低タンパク質血症に反応して，肝臓のアルブミン合成が亢進し，低比重リポタンパク質（LDL），超低比重リポタンパク質（VLDL）の増加を伴う高コレステロール血症をおこす。

　そのほか，フィブリノゲンなど凝固因子の増加，腎機能の低下と高窒素血症❶，血清補体価の低下（膜性増殖性糸球体腎炎），IgEの上昇（微小変化型

NOTE

❶**高窒素血症**
　高度の浮腫時には，循環血液量の減少によって一時的に腎機能が低下しているので，浮腫が消失した時点での値で判定する必要がある。

ネフローゼ）などがみられる。

　腎生検は，確定診断および治療に対する反応や予後の判定のために必要である。

● **治療と副作用**　安静・食事療法とステロイド療法が基本となる。

　1 食事　浮腫の軽減を主目的として塩分制限が行われる。またタンパク質の摂取制限に対する意見は分かれているが，少なくとも常食以上の摂取は推奨されていない。一方でタンパク質異化を抑えるために十分なエネルギー量の摂取が必要である。

　2 副腎皮質ステロイド薬　原因疾患によって使用量が異なるため，次項以降のそれぞれの疾患において詳細を述べるが，原則的に初期に大量に用いて，年単位で漸減（ぜんげん）していく。満月様顔貌，痤瘡，肥満，多毛，月経異常などの軽症の副作用以外に，重篤な副作用，たとえば胃潰瘍（かいよう）（ときに穿孔（せんこう）），重症感染症，高血圧，電解質異常，ステロイド糖尿，副腎不全，血栓症，骨粗鬆症（こっそしょうしょう），無菌性骨頭壊死，精神障害などがある。したがって，投与中はとくに重篤な副作用の出現に注意しなければならない。

　3 その他　浮腫に対しては利尿薬が有効であり，尿タンパク質の減少を目的にアンギオテンシン変換酵素（ACE）阻害薬やアンギオテンシンⅡ受容体拮抗薬（ARB）❶が用いられる。

　長期に高 LDL コレステロール血症が持続する場合には HMG-CoA 還元酵素阻害薬の使用が推奨されている。

　低アルブミン血症に対するアルブミン製剤投与は，慎重であるべきとされている。

　副腎皮質ステロイド薬の無効例や，重篤な副作用によって投与中止を余儀なくされた例，あるいは再発例などに免疫抑制薬などが使われる。ネフローゼ症候群そのものによっても感染に対する抵抗力が非常に弱くなっており，そのうえ副腎皮質ステロイド薬や免疫抑制薬は感染に対する抵抗力を弱めるので，経過中はとくに感染症予防に注意する必要がある。

　また，下肢の静脈血栓症予防のために，弾性ストッキングなどを用いることもある。

● **治療効果の判定**　ネフローゼ症候群の治療効果の判定は尿タンパク質の定量よって行う（● 表5-5）。また治療反応による臨床的な分類も策定されており，個々の患者の長期管理に用いる。

● **予後**　腎組織所見から，ネフローゼ症候群の原因となる糸球体腎炎患者の生存曲線をみると，予後のよいものは，微小変化群，軽症の増殖性糸球体腎炎，一部の膜性糸球体腎炎である。反対にわるいものは，膜性増殖性糸球体腎炎，糸球体の一部に硬化巣をつくっているもの（巣状糸球体硬化症），高度の増殖性糸球体腎炎などで，とくに多くの糸球体に半月体を形成している腎炎は予後不良である（● 図5-4）。

NOTE

❶ACE 阻害薬，ARB
　降圧薬の一種で，レニン-アンギオテンシン系の活性を抑制することで血圧を下げる。別の効果として，腎臓に対して尿タンパク質の減少効果をもつ。

◎表5-5　ネフローゼ症候群の治療効果判定基準と治療反応による分類

治療効果判定基準	治療反応による分類
治療効果の判定は治療開始後1か月，6か月の尿タンパク量定量で行う。 ・完全寛解：尿タンパク<0.3 g/日 ・不完全寛解Ⅰ型：0.3 g/日≦尿タンパク<1.0 g/日 ・不完全寛解Ⅱ型：1.0 g/日≦尿タンパク<3.5 g/日 ・無効：尿タンパク≧3.5 g/日	・ステロイド抵抗性ネフローゼ症候群：十分量のステロイドのみで治療して1か月後の判定で完全寛解または不完全寛解Ⅰ型にいたらない場合とする。 ・難治性ネフローゼ症候群：ステロイドと免疫抑制薬を含む種々の治療を6か月行っても，完全寛解または不完全寛解Ⅰ型にいたらない場合とする。 ・ステロイド依存性ネフローゼ症候群：ステロイドを減量または中止後再発を2回以上繰り返すため，ステロイドを中止できない場合とする。 ・頻回再発型ネフローゼ症候群：6か月間に2回以上再発する場合とする。 ・長期治療依存型ネフローゼ症候群：2年間以上継続してステロイド，免疫抑制薬などで治療されている場合とする。
注： 1) ネフローゼ症候群の診断・治療効果判定は24時間蓄尿により判断すべきであるが，蓄尿ができない場合には，随時尿の尿タンパク/尿クレアチニン比(g/gCr)を使用してもよい。 2) 6か月の時点で完全寛解，不完全寛解Ⅰ型の判定には，原則として臨床症状および血清タンパクの改善を含める。 3) 再発は完全寛解から，尿タンパク1 g/日(1 g/gCr)以上，または(2+)以上の尿タンパクが2〜3日持続する場合とする。 4) 欧米においては，部分寛解(partial remission)として尿タンパクの50%以上の減少と定義することもあるが，日本の判定基準には含めない。	

（厚生労働省難治性疾患克服研究事業　進行性腎障害に関する調査研究班：ネフローゼ症候群診療指針．2011による）

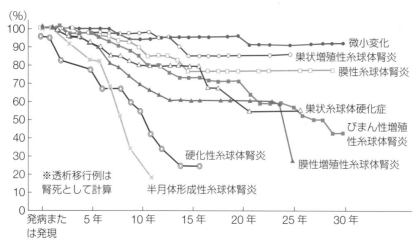

◎図5-4　腎組織所見からみた糸球体腎炎患者の生存曲線
（厚生労働省特定疾患　進行性腎障害に関する調査研究班のデータをもとに作成）

D　糸球体腎炎

1　急性糸球体腎炎

　急性に発症する腎炎で，血尿，タンパク尿，高血圧，糸球体濾過量の低下，ナトリウム・水の貯留による浮腫などを症状とする。小児・青年期に多くみられるが，近年では高齢者の発症も多くみられる。扁桃炎・咽頭炎などの上気道感染後1〜2週間以上の潜伏期のあとに発病するのが病歴上の特徴であ

る。代表的なものに溶血性レンサ球菌(溶レン菌)感染後急性糸球体腎炎があり，病原菌として A 群 β 溶レン菌が約 8 割と多い。溶レン菌以外に，肺炎球菌，ブドウ球菌，ムンプスウイルス，エコーウイルスなどでもおこる。

　ここでは，急性糸球体腎炎で最も頻度が高い溶レン菌感染後急性糸球体腎炎を中心に述べる。

● **症状**　血尿，タンパク尿，浮腫，高血圧を主要徴候とする。そのほか，全身倦怠感，吐きけ・嘔吐，頭痛，乏尿，ときに心不全症状をみとめる。

　浮腫は腎臓からのナトリウム・水の排泄障害によるもので，顔面，上下肢にみられ，とくに起床時，眼瞼周囲に著明である。症状の出現はさまざまで，症状をみとめないで治癒する例が多いことが知られている。

　血尿は必ず発生し，肉眼的血尿は約 1/3 の例にみられるが，数日〜2 週間で消失し，顕微鏡的血尿に移行する。

　その他の検査所見として，尿検査では円柱尿，血液検査では抗ストレプトリジン O(ASO)や抗ストレプトキナーゼ(ASK)の抗体値の上昇，補体価の低下などがある。一過性の高血圧，高窒素血症がみられることもある。

● **予後**　小児では 9 割以上が治癒するが，成人では 60〜80% 程度で，年齢が高くなるととくに治癒率が低く，慢性化する。

● **治療**　安静，輸液，食事療法が中心となるが，とくに急性期の安静臥床がきわめて重要である。発病初期，溶レン菌の感染が確認されれば，原因となった抗原を供給する細菌を除去する目的で抗菌薬が使用されるが，すでに感染症状が消失し，腎症状のみとなっている場合には効果がない。

　食事は，高カロリー，腎機能に応じた低タンパク質，塩分制限が中心となる。高カリウム血症があればカリウム制限も行う。回復期以降はタンパク質制限・食塩制限をゆるめる。

　浮腫，心不全，高血圧に対して，食事療法で調節できなければ，利尿薬(ループ利尿薬)，降圧薬(カルシウム拮抗薬，ACE 阻害薬，ARB など)を使用することもある。また，扁桃炎を繰り返すたびに腎炎を発症する場合には，症状の安定している時期に扁桃摘出術を行う。

　溶レン菌感染後糸球体腎炎以外でも，原因となった疾患の治療を行う。

2 急速進行性糸球体腎炎(RPGN)

● **症状・経過**　急速進行性糸球体腎炎 rapidly progressive glomerulonephritis (RPGN)は，急速な臨床経過をとって発症後数週から数か月のうちに腎機能低下をきたし，末期腎不全に陥る予後不良の腎炎(症候群)である。透析が必要になることが多いが，進行する経過中の死亡例も多い。多くの患者に，浮腫，乏尿，腎機能低下がみられ，タンパク尿・血尿，円柱尿，高血圧などを呈する。関節症状を合併することも少なくない。中高年に多くみられる。

● **検査・診断**　腎組織では，50% 以上の糸球体に半月体❶の形成がみられる**半月体形成性糸球体腎炎**像を呈するのが典型的である。このなかには，急性糸球体腎炎に引きつづきみられるものや，ほかの原発性糸球体腎炎による

NOTE

❶**半月体**

　ボウマン嚢上皮細胞や単球，マクロファージなどがボウマン腔に増加して半月状にみえるもの。

◯**表5-6　急速進行性腎炎症候群確定診断指針**

1) 数週から数か月の経過で急速に腎不全が進行する。
　（病歴の聴取，過去の検診，その他の腎機能データを確認する。）
2) 血尿（多くは顕微鏡的血尿，まれに肉眼的血尿），タンパク尿，円柱尿などの腎炎性
　尿所見をみとめる。
3) 過去の検査歴などがない場合や来院時無尿状態で尿所見が得られない場合は，臨床
　症候や腎臓超音波検査，CTなどにより，腎のサイズ，腎皮質の厚さ，皮髄境界，
　尿路閉塞などのチェックにより，慢性腎不全との鑑別を含めて，総合的に判断する。

（厚生労働省難治性疾患克服研究事業　進行性腎障害に関する調査研究班：急速進行性腎炎症候群の
　診療指針，第2版．2011による）

もの，感染症・膠原病・血管炎などによる続発性のものなどがある。

　クレアチニン上昇に加えて，CRP上昇などの炎症反応を示すことが多い。

　RPGNもネフローゼ症候群同様に症候群であるため，さまざまな腎臓および全身疾患により発症するが，わが国ではANCA関連腎炎❶が半数を占めるといわれており，抗基底膜抗体，ANCA，補体などの検査が必要となる。呼吸器症状を伴う場合は，グッドパスチャー症候群❷となる。超音波検査などで腎萎縮（いしゅく）がないことを確認し，慢性腎不全との鑑別を含めて，総合的に判断する。確定診断は腎生検によるので，可能な限り腎生検を行う。

　確定診断指針は，最新のガイドラインでも2011年の診療指針と同様である（◯表5-6）。

● **治療**　治療は副腎皮質ステロイド薬や免疫抑制薬による免疫抑制療法が基本となるが，難治性であり，腎予後，生命予後ともに不良である。初期にはメチルプレドニゾロンのパルス療法❸や血漿交換のほか，副腎皮質ステロイド薬・免疫抑制薬・抗血小板薬・抗凝固薬などを併用する多剤併用療法を行う。高齢者も多いので，薬剤の副作用・合併症には注意する必要がある。腎不全例では早期に透析療法に移行すべきである。

3　慢性糸球体腎炎

● **定義**　タンパク尿や血尿が長期間（通常は1年以上）続く原発性の糸球体疾患を**慢性糸球体腎炎** chronic glomerulonephritis とよぶ。WHOの臨床分類では慢性糸球体腎炎症候群とよばれ，タンパク尿，血尿，高血圧を示し，しばしば無症状のまま数年から数十年にわたって遷延して，徐々に腎機能障害が進行するものをいう。慢性腎臓病（CKD）は，タンパク尿が3か月以上持続するすべての腎臓病を含むので，慢性糸球体腎炎はすべてCKDに含まれる。

plus	**反復性あるいは持続性血尿**

　顕微鏡的血尿，ときには肉眼的血尿が持続あるいは反復してみとめられるが，タンパク尿は陰性かごくわずかで，腎機能が正常か進行性でないものを反復性あるいは持続性血尿とよんでいる。

▭ NOTE

❶ **ANCA関連腎炎**
　血中の抗好中球細胞質抗体（ANCA）が陽性となる全身血管炎のうち腎症状を示す疾患群をいう。MPO-ANCA陽性の顕微鏡的多発血管炎，PR3-ANCA陽性の多発血管炎性肉芽腫症に分類される（◯131ページ）。

❷ **グッドパスチャー症候群**
　腎臓と肺がほぼ同等に障害される重篤でまれな疾患。生体内で基底膜に対する抗体がつくられ，腎臓の糸球体基底膜と肺胞の基底膜で抗原抗体反応がおこり，急速進行性糸球体腎炎と肺胞内出血による喀血をきたす。血中の抗基底膜抗体を測定して診断する。

❸ 1日1,000mgを3日間静注する。

●**症状・経過**　慢性糸球体腎炎には，軽症でまったく症状をみとめないものから，タンパク尿や顕微鏡的血尿以外に血圧・腎機能の異常をみとめるもの，あるいはさらに高度の腎障害に陥っているものまで，幅広いものが含まれている。分類も現在のところ統一されたものはない。

　腎生検を行うことで組織的に，IgA 腎症，びまん性増殖性糸球体腎炎，膜性腎症，膜性増殖性糸球体腎炎，微小変化型糸球体腎炎（微小変化群），巣状糸球体硬化症などに分類することができる。

●**治療**　慢性糸球体腎炎は，組織型によって予後などが異なるので，可能な限り腎生検を行い，治療方針を決定する。

1　IgA 腎症

　IgA 腎症 IgA nephropathy は，糸球体のメサンギウム領域（◯21 ページ，図 2-4）に，IgA がほかの免疫グロブリンより優位にびまん性顆粒状に沈着することを特徴とする疾患である。そのため，確定診断には腎生検，とくに蛍光染色所見が必須となる。頻度は，成人の慢性糸球体腎炎の 30％以上と最も高い。健康診断などの偶然の機会に発見されるチャンスタンパク尿（◯plus）やチャンス血尿から診断にいたることが全体の 60～70％と多いが，上気道感染に伴う肉眼的血尿や急性腎炎症候群などで発症することもある。血尿の頻度が高く，80％以上でみとめられ，肉眼的血尿の場合も多い。血液検査では約半数が血清 IgA 高値を示す。

●**経過**　当初，比較的ゆるやかな経過をとり，予後良好と考えられていたが，診断後 20 年以上の経過観察により，本症の約 30～40％が末期腎不全へと進行し，血液透析を必要とすることも多いことが判明した。IgA 腎症診療指針では生検組織の光学顕微鏡所見からみた組織学的重症度分類（H-Grade）と，尿タンパク質量および eGFR からみた臨床的重症度分類（C-Grade）の組み合わせにより，透析導入リスクを層別化している[1]（◯表 5-7）。

●**治療**　減塩・タンパク質制限・エネルギー量の確保という食事療法と，薬物療法が治療の基本となり，症例の透析導入リスクによって調整する。患者の病態によるが，活動性の高い急性病変には扁桃摘出や副腎皮質ステロイド

▢ NOTE
[1] 2020 年のガイドラインでも同様である。

| plus | **チャンスタンパク尿** |

　腎疾患の既往歴がなく，無自覚・無症状のまま検尿で偶然発見されるタンパク尿のことを無症候性タンパク尿というが，偶然発見されるのでチャンスタンパク尿 chance proteinuria ともよぶ。

　腎疾患は自覚症状に乏しいので，チャンスタンパク尿やチャンス血尿で発見されることが多く，内科領域の糸球体腎炎発見の約半数を占める。厚生労働省進行性腎障害調査研究班の調査では，半数以上が IgA 腎症である。また 10 年以上の追跡調査では，予後悪化例（透析例・死亡例も含む）が 20％と報告されている。したがって，放置せずに検査を受けてもらうこと，また長期にわたる経過観察ならびに適切な治療，生活指導を行うことが重要である。

◎表5-7　IgA腎症患者の透析導入リスクの層別化

臨床的重症度	組織学的重症度		
	H-Grade Ⅰ	H-Grade Ⅱ	H-Grade Ⅲ＋Ⅳ
C-Grade Ⅰ	低リスク	中等リスク	高リスク
C-Grade Ⅱ	中等リスク	中等リスク	高リスク
C-Grade Ⅲ	高リスク	高リスク	超高リスク

[分類]IGA腎症患者を生検施行の時点でH-GradeとC-Gradeをもとに以下の4群に分ける。ただし，経過中に他のリスク群に移行することがある。
①低リスク群：透析療法にいたるリスクが少ないもの[注1]
②中等リスク群：透析療法にいたるリスクが中程度あるもの[注2]
③高リスク群：透析療法にいたるリスクが高いもの[注3]
④超高リスク群：5年以内に透析療法にいたるリスクが高いもの[注4]
[付記事項]後ろ向き多施設共同研究からみた参考データ
注1）72例中1例（1.4%）のみが生検後18.6年で透析に移行
注2）115例中13例（11.3%）が生検後3.7〜19.3（平均11.5）年で透析に移行
注3）49例中12例（24.5%）が生検後2.8〜19.6（平均8.9）年で透析に移行
注4）34例中22例（64.7%）が生検後0.7〜13.1（平均5.1）年で，また14例（41.2%）が
　　　5年以内に透析に移行
（厚生労働科学研究費補助金難治性疾患克服事業進行性腎障害に関する調査研究班：IgA腎症診療
　指針，第3版．2011による）

療法，尿タンパク質の減少を目的にACE阻害薬やARBによる治療を行う。

　高血圧は末期腎不全への進行に影響するので，食塩制限（6g以下/日）と，ACE阻害薬やARBなどの糸球体内圧の上昇（糸球体高血圧）を改善して腎保護作用のある降圧薬で血圧のコントロールを行う。ネフローゼ症候群を呈するものでは，ネフローゼ症候群の治療に準じる。

　末期の場合は慢性腎不全の治療に準じる。

2 微小変化群

　微小変化群 minimal change は，光学顕微鏡で見ると，文字どおり糸球体にほとんど変化をみとめないもので，若年者，とくに小児に多くみられる。感染の既往がなく，1〜2週間という非常に短期間に高度の浮腫が進行し，体重が増加する。浮腫によって靴や靴下がはけなくなって来院することも多い。ときに花粉や昆虫毒などの特異抗原にさらされることによって発症することがある。

●**検査・診断**　尿タンパク質は大量で，そのほとんどがアルブミンであるために，尿タンパク質中のIgGとトランスフェリンの比率（セレクティビティインデックス，◎43ページ）が低いことが診断の補助になる。総コレステロールも著明に上昇し，500mg/dLをこえることもある。

●**治療**　副腎皮質ステロイド薬❶が有効で治りやすいが，再発することも多い。

□NOTE
❶プレドニゾロン0.8〜1
mg/kg/日，最大60mg
で開始する。

3 巣状分節性糸球体硬化症

　巣状分節性糸球体硬化症 focal segmental glomerulosclerosis は，光学顕微鏡上，大部分の糸球体にはほとんど変化をみとめないが，皮質の深い部分にある一

部の糸球体に限局して硬化がみられるものである。副腎皮質ステロイド薬無効の難治性の症例が多い。しかも高血圧を伴い，徐々に進行して10年の経過で半数の例が腎不全に陥る。一般に予後がわるい。

● **検査・診断**　腎生検で皮質深層の糸球体が採取されていないと，微小変化群と判定される可能性がある。この場合にはセレクティビティインデックスや尿沈渣における赤血球や円柱の存在，さらに副腎皮質ステロイド案に対する反応不良などで臨床的に判断する。

● **治療**　副腎皮質ステロイド薬❶で治療を行う。重症例ではパルス療法も考慮される。

NOTE
❶プレドニゾロン1 mg/kg/日，最大60 mgで開始する。

4 膜性糸球体腎炎（膜性腎症）

膜性糸球体腎炎（膜性腎症）membranous glomerulonephritis では，免疫複合体の沈着のため糸球体基底膜が肥厚してみえる（●図5-5）。中高年者に多いが，いつとはなく発症し，浮腫もそれほど強くないので，患者自身が発病に気づいていないことも多い。

● **経過**　ネフローゼ症候群をきたさない軽症例では自然寛解がかなりみられるが，徐々に腎機能が低下し，高血圧や腎不全を呈するものもある。膜性腎症の腎生存率は全体では15年で80〜90%と良好であるが，ネフローゼ症候群を呈するものでは20年で60%とされており，長期予後が必ずしも良好であるとはいえない。

● **治療**　副腎皮質ステロイド薬❷は，寛解導入，予後改善に効果があると考えられている。副腎皮質ステロイドに抵抗性の症例では免疫抑制薬（シクロスポリン，ミゾリビン，シクロホスファミド水和物）を併用する。

NOTE
❷プレドニゾロン0.6〜0.8 mg/kg/日で開始する。

● **二次性膜性糸球体腎炎**　なお，二次性膜性糸球体腎炎は，膠原病，悪性腫瘍，感染，薬剤などによって生じる。とくに，中高年のネフローゼ症候群では，悪性腫瘍の存在を念頭におく必要がある。

5 膜性増殖性糸球体腎炎

膜性増殖性糸球体腎炎 membranoproliferative glomerulonephritis では，病名が示すように，光学顕微鏡でメサンギウム細胞や内皮細胞の増殖と基底膜の肥

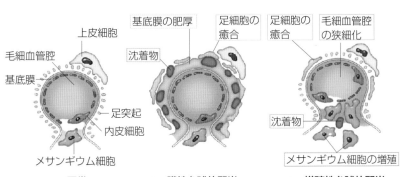

a. 正常　　b. 膜性糸球体腎炎　　c. 増殖性糸球体腎炎　　d. 膜性増殖性糸球体腎炎

●図5-5　代表的な糸球体腎炎の糸球体病変の特徴

厚がみとめられる(◎図5-5)。血清補体価の低値が持続し，また副腎皮質ス
テロイド薬にも抵抗性で，腎不全へと進行することが多い。

● 治療　難治性で予後のよくない疾患の1つとされており，発症早期に副
腎皮質ステロイド薬のパルス療法などの積極的な治療が行われているが，成
人では治療に関するエビデンスは確立されていない。

E 全身性疾患による腎障害

1 糖尿病性腎症

糖尿病では全身の小血管に特徴的な病変が生じるが，糸球体の血管病変に
よりおこった病態が**糖尿病性腎症** diabetic nephropathy(糖尿病腎症)である。
進行すると末期腎不全に陥る。現在，糖尿病性腎症による慢性腎不全により
透析を必要とする症例は，新規透析導入症例の原因疾患の第1位であり，全
体の40%以上にのぼる(◎8ページ，図1-1)。

● 機序　高血糖による代謝異常が，細胞内の代謝異常と糸球体の高血圧を
呈し，糸球体細胞の異常をおこす原因となっている。糸球体基底膜の透過性
の亢進やメサンギウムの変化(増生拡大)がおこり，最終的に糸球体毛細血管
の末梢部の結節の病変(結節性病変)，糸球体基底膜の肥厚(びまん性病変)，
糸球体硬化を呈する。

発症・進展機序は，最初に持続的高血糖があり，それに伴う糸球体高血圧
や，糸球体過剰濾過，生体内のタンパク質がグルコースと反応してできる終
末糖化産物の沈着，ポリオール代謝経路の亢進，プロテインキナーゼCの
活性化，グルコサミン経路の亢進によるメサンギウム細胞の機能障害，マク
ロファージの浸潤や細胞増殖因子，サイトカインなどといった，多くの因子
が関与している。そして，最終的に糸球体硬化や間質の線維化をきたすと考
えられている。

● 進行　はじめはまったく無症状で，GFRの著明な亢進や，通常の尿検査
では検出されない微量アルブミン尿がみられる。引きつづいて，亢進してい
た腎機能が正常なレベルにまで下がり，顕性・持続性タンパク尿が出現する。
この時期も，はじめは軽度のタンパク尿だけのことが多いが，進展とともに
ネフローゼ症状や腎機能低下をみとめるようになる。一般に慢性糸球体腎炎
に比べると腎機能の低下の速度は速い。

進行した時点で腎臓の組織を調べると，糸球体内に結節性病変やびまん性
病変といった糖尿病特有の変化がおこっている。これを**糖尿病性糸球体硬化
症** diabetic glomerulosclerosis という。また，輸入・輸出細動脈の硬化もみられ
る。このほか腎盂腎炎や，頻度は少ないが髄質乳頭の壊死をおこすこともあ
る。

糖尿病性腎症の末期は，腎不全となり，透析が必要となるが，透析導入後

の生存率は他の腎疾患に比して低く，予後は不良である。

● **症状**　臨床的には5期に分けられる（●表5-8）。第3期になって持続性タンパク尿をみとめるようになり，その後しだいに高血圧，浮腫，ネフローゼ症候群などを呈しつつ進行して末期腎不全に陥る。ネフローゼ症候群を呈するものは，結節性病変をはじめて報告した学者の名をとって，**キンメルスチール-ウィルソン** Kimmelstiel-Wilson **症候群**といわれる。腎症は徐々に進行して腎不全に陥るが，糖尿病が発症してから明らかな腎症が出現するまでには10～15年，腎不全に陥るまでには20年以上経過しているとされている。

● **治療**　高血糖の是正と糸球体高血圧・全身性高血圧のコントロールの良否が腎症の進行速度に関係すると考えられている。また，レニン-アンギオテンシン系の抑制が重要と考えられている。

　1 血糖のコントロール　血糖のコントロールは厳格に行う。腎症の発症・進展阻止を目的とした管理基準は，ヘモグロビンA1c（HbA1c）が6.9%未満とされている。

　2 血圧のコントロール　糸球体高血圧の是正には，輸出細動脈を拡張するACE阻害薬やARBが用いられ，早期腎症から顕性腎症への進展や，腎

● **表5-8　糖尿病性腎症病期分類2023**[注1]

病　期	尿中アルブミン・クレアチニン比（UACR, mg/g）あるいは尿中蛋白・クレアチニン比（UPCR, g/g）	推算糸球体濾過量（eGFR, mL/分/1.73 m²）[注3]
正常アルブミン尿期（第1期）[注2]	UACR 30 未満	30 以上
微量アルブミン尿期（第2期）[注4]	UACR 30～299	30 以上
顕性アルブミン尿期（第3期）[注5]	UACR 300 以上あるいは UPCR 0.5 以上	30 以上
GFR 高度低下・末期腎不全期（第4期）[注6]	問わない[注7]	30 未満
腎代替療法期（第5期）[注8]	透析療法中あるいは腎移植後	

注1：糖尿病性腎症は必ずしも第1期から順次第5期まで進行するものではない。また評価の際には，腎症病期とともに，付表を参考として慢性腎臓病（CKD）重症度分類も併記することが望ましい。

注2：正常アルブミン尿期は糖尿病性腎症の存在を否定するものではなく，この病期でも糖尿病性腎症に特有の組織変化を呈している場合がある。

注3：eGFR 60 mL/分/1.73 m² 未満の症例は CKD に該当し，糖尿病性腎症以外の CKD が存在しうるため，他の CKD との鑑別診断が必要である。なお血清クレアチニンに基づく eGFR の低下を認めた場合，血清シスタチンC に基づく eGFR を算出することで，より正確な腎機能を評価できる場合がある。

注4：微量アルブミン尿を認めた患者では，糖尿病性腎症早期診断基準（糖尿病 48：757-759, 2005）にしたがって鑑別診断を行ったうえで，微量アルブミン尿期と診断する。微量アルブミン尿は糖尿病性腎症の早期診断に必須のバイオマーカーであるのみならず，顕性アルブミン尿への移行および大血管障害のリスクである。GFR 60 mL/分/1.73 m² 以上であっても微量アルブミン尿の早期発見が重要である。

注5：顕性アルブミン尿の患者では，eGFR 60 mL/分/1.73 m² 未満から GFR の低下に伴い腎イベント（eGFR の半減，透析導入）が増加するため注意が必要である。

注6：CKD 重症度分類（日本腎臓学会，2012 年）との表現を一致させるために，旧分類の「腎不全期」を「GFR 高度低下・末期腎不全期」とした。

注7：GFR 30 mL/分/1.73 m² 未満の症例は，UACR あるいは UPCR にかかわらず，「GFR 高度低下・末期腎不全期」に分類される。しかし，特に正常アルブミン尿・微量アルブミン尿の場合は，糖尿病性腎症以外の CKD との鑑別診断が必要である。

注8：CKD 重症度分類（日本腎臓学会，2012 年）との表現を一致させるために，旧分類の「透析療法期」を腎移植後の患者を含めて「腎代替療法期」とした。

（糖尿病性腎症合同委員会・糖尿病性腎症病期分類改訂ワーキンググループ：糖尿病性腎症病期分類 2023 の策定．日本腎臓学会誌 65〔7〕, 2023 による）

機能の悪化を防ぐことが示されている。糸球体高血圧の是正には，全身の血圧のコントロールも重要である。糖尿病患者の血圧管理は厳しく，日本高血圧学会ガイドラインの降圧目標では 130/80 mmHg 未満が推奨されている。

③ 生活習慣の改善　生活習慣の改善は重要で，減量，運動，タンパク質・食塩・アルコールの摂取制限，禁煙などがすすめられる。

④ 薬物療法　糖尿病患者では，生活習慣の修正と同時に薬物療法を開始することが原則となっている。また，必要に応じて脂質異常症に対する投薬もすすめられる。

⑤ ネフローゼ症候群の治療　ネフローゼ症候群に対しては安静と食事療法が主体であり，副腎皮質ステロイド薬は糖尿病を悪化させるので使用できない。浮腫に対しては食塩制限で不十分ならループ利尿薬が使用されるが，過度な脱水は腎機能を悪化させるので，高度の浮腫の場合には体外限外濾過法❶extracorporeal ultrafiltration method（ECUM）による除水が必要となることもある。

⑥ 透析療法　末期腎不全では透析療法を行うが，血清クレアチニン値が 5 mg/dL 程度であっても，心不全や消化器症状などの尿毒症症状が著明となり，透析導入を必要とすることがある。ただし，糖尿病自体が感染，高血圧，心不全，心筋梗塞，脳卒中，閉塞性動脈硬化症，壊疽，眼症状などといった多くの合併症を伴いやすいので，透析の長期成績は必ずしもよくない。

⑦ 腎移植　腎移植については，移植を受けた糖尿病患者の生存率は非糖尿病患者より不良だが，末期糖尿病性腎症の治療としては，透析療法よりすぐれていると考えられている。

⑧ 改善に関与する因子　早期腎症例で，正常アルブミン尿へ改善がみら

◼ NOTE
❶体外限外濾過法
　血液透析用のダイアライザーを用いて，透析液を流さずに陽圧または陰圧をかけて血漿成分を限外濾過する方法。

---

plus	糖尿病性腎臓病（DKD）

　糖尿病に伴う腎不全は，従来，糖尿病性腎症として理解されてきた。典型的には，糖尿病を発症して 5〜10 年後に微量アルブミン尿やタンパク尿を呈し，徐々に腎機能が低下して，一部のものはネフローゼレベル（3 g/日）以上のタンパク尿を呈して，ほかの腎臓病よりも速い進行で腎不全にいたる。糖尿病性腎症の病期（◉表 5-8）の順に進行すると考えてもよい。

　糖尿病性腎症の病態は，糖尿病が原因で腎臓がわるくなる，糖尿病の経過中に慢性腎臓病になるという概念である。しかし，近年の高齢化に伴い，もともと慢性腎臓病であった人が高齢になってから糖尿病を発症する症例，すなわち，糖尿病と慢性腎臓病を合併しているにもかかわらず糖尿病がその原因ではないという患者が少なくなくなってきた。こうした症例は上に述べたような典型的な病歴をたどらずに，タンパク尿が軽度のまま腎不全にいたることもある。こうした，糖

尿病に伴う腎不全でありながら糖尿病性腎症とはよべない病態が無視できなくなってきたため，従来の糖尿病性腎症よりも広く，糖尿病と慢性腎臓病を合併したものすべてを糖尿病性腎臓病 diabetic kidney disease（DKD）とよぶことになった（◉図）。

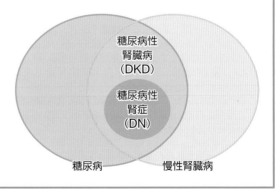

れることが示されており，早期に集約的治療を行うことの重要性が指摘されている。改善に関与する因子として，①微量アルブミン尿が出現してから短期間，②ACE 阻害薬や ARB の使用，③良好な血糖コントロール，④低い収縮期血圧，の 4 因子があげられている。

2 膠原病および近縁疾患による腎障害

　膠原病は結合組織の病変を中心とした一群の疾患をいうが，なかでも全身性エリテマトーデス systemic lupus erythematosus（SLE），結節性多発動脈炎・顕微鏡的多発血管炎，多発血管炎性肉芽腫症，血栓性血小板減少性紫斑病などでは，腎臓の病変が高頻度にみられる。

1 全身性エリテマトーデス（SLE）による腎症（ループス腎炎）

● **全身症状**　SLE は若い女性に好発する全身性疾患であり，抗 DNA 抗体，抗 Sm 抗体，抗リン脂質抗体などの多種の自己抗体がつくられ，そのために多彩な症状をあらわす。症状としては，発熱，蝶形紅斑・円板状皮疹・脱毛・光線過敏症などの皮膚症状，口腔潰瘍，多発関節炎，レイノー Raynaud 現象，精神症状，痙攣発作などの神経症状，溶血性貧血・白血球減少・血小板減少などの血液症状，心筋炎・心膜炎・心内膜炎・胸膜炎・間質性肺炎などの心肺症状，腎障害，肝障害，眼症状などがある。ほかに検査では汎血球減少，血清補体価の低下，自己抗体陽性などがみられる。

● **腎症状**　SLE は腎症状の頻度が 60〜70％と高く，タンパク尿，血尿，顆粒円柱・白血球円柱などの多彩な円柱を伴う。軽症のものは軽微なタンパク尿を示すだけであるが，ネフローゼ症候群を呈するものや，進行して腎不全に陥るもの，一部に急速進行型の経過をとって短期間で腎不全となるものもある。

● **分類**　腎臓の組織病型分類としては，6 型がある（○表 5-9）。Ⅳ型の分節性 segmental とは個々の糸球体の一部に病変があることで，全節性あるいは全周性 global とは糸球体全体に病変があることをいう。Ⅳ型のびまん性ループス腎炎，Ⅴ型の膜性ループス腎炎は，ネフローゼ症候群を呈する頻度が高

○**表 5-9　ループス腎炎の ISN/RPS 分類**

Ⅰ型	微小のメサンギウムループス腎炎
Ⅱ型	メサンギウム増殖性ループス腎炎
Ⅲ型	巣状ループス腎炎
Ⅳ型	びまん性分節性（Ⅳ-S）もしくは，びまん性全節性（Ⅳ-G）ループス腎炎
Ⅴ型	膜性ループス腎炎
Ⅵ型	進行した硬化性ループス腎炎

注）ISN/RPS：International Society of Nephrology/Renal Pathology Society の略。
（Weening, J. J. et al.：Lupus nephritis reclassified. *Kidney International*, 65, p.525, 2004. および日本腎臓学会編集委員会編：初学者から専門医までの腎臓学入門，p.139，東京医学社，2009 による）

い。Ⅴ型は比較的腎機能が保たれるが，Ⅵ型はネフローゼ症候群を呈する頻
度が高く，急激な悪化をおこし腎不全へと進行するものが多く，大量の副腎
皮質ステロイド薬が必要になる。

●**治療**　SLE と診断され，検尿で異常をみとめれば，確定診断，治療法の
選択や予後予測などのために腎生検を行い，尿所見，腎機能，免疫学的血液
検査結果，腎生検所見などにより，治療法を決定する。

　基本的には副腎皮質ステロイド薬の投与が行われ，これのみで活動性，再
燃・再発がコントロールできない場合には，免疫抑制薬を併用する。Ⅳ型な
どの活動性の強い場合には，副腎皮質ステロイド薬の大量投与❶を行い，と
くに重篤な例にはパルス療法を数回試みる。免疫抑制薬のパルス療法も行わ
れる。しかし，いずれも重篤な副作用の出現する危険性があり，注意深い経
過観察が必要である。

　維持療法としては副腎皮質ステロイド薬，抗血小板薬，抗凝固薬，ARB
などを使用する。発症早期に副腎皮質ステロイド薬，免疫抑制薬による治療
を行うようになってから，予後は改善した。

　免疫複合体やさまざまな自己抗体の検査値が高値で，SLE の活動性が高
く，腎症が急速に進行する例には，血漿交換療法が有効なこともある。

　腎不全に陥った例には，人工透析療法・腎移植を行う。SLE 腎症で透析
導入を行う場合は，慢性糸球体腎炎での透析導入より早期に開始することが
多い。また，急速に末期腎不全に進行して透析を導入された例のなかには，
透析から離脱できるようになる例が少数だがあることも，慢性糸球体腎炎か
らの透析導入とは異なる点である。腎移植の予後は，ほかの疾患に比べて良
好である。

❷　全身性強皮症（SSc）

　全身性強皮症 systemic sclerosis（SSc）は，レイノー現象や小血管の血管病変
をおこす疾患である。多くの例で抗核抗体が陽性で，抗トポイソメラーゼⅠ
（Scl-70）抗体は本症に特異的である。

　強皮症の血管病変による腎障害を**強皮症腎**という。腎臓では弓状動脈や小
葉間動脈の血管内膜の肥厚と，それによる内腔の狭小化が特徴である。糸球
体輸入細動脈のフィブリノイド壊死と糸球体の虚血性変化，糸球体硬化をみ
とめる。

　臨床的には**強皮症クリーゼ**といわれる病態が問題となる。腎臓の血管内腔
狭窄による高レニン血症を伴う重症高血圧を示し，頭痛・痙攣などの高血圧
脳症の症状や，眼底出血による視力障害，急速な腎機能の悪化を示す。

●**検査・治療**　検査では，タンパク尿，血尿がみられる。微小血管障害性
溶血性貧血を併発することが多い。治療は，重篤な多臓器障害への進展を阻
止するために，ACE 阻害薬などで，血圧をコントロールする必要がある。

　また，ミエロペルオキシダーゼ ANCA（MPO-ANCA）陽性で，半月体形成
性腎炎と同様に急速進行性糸球体腎炎のかたちをとり，血圧正常で腎機能低
下を示す型もある。

NOTE
❶プレドニゾロン 40～60
mg/日とする。

3 関節リウマチ（RA）

　関節リウマチ rheumatoid arthritis（RA）の約 30％の症例に腎障害がみられる。最も多いのが薬剤性の腎障害で，非ステロイド系抗炎症薬（NSAIDs）による尿細管間質性腎炎，金製剤・ブシラミンなどの抗リウマチ薬による膜性腎症が多い。関節リウマチの腎障害としては，続発性アミロイドーシスやメサンギウム増殖性糸球体腎炎などがみとめられる。

●**症状**　尿所見では血尿が単独でみられることが多いが，タンパク尿もみとめる。さまざまな病態が重なっていることがあるので，診断には腎生検を行う。

●**治療**　薬剤によるものであれば，その中止を検討する。続発性アミロイドーシスについては，関節リウマチのコントロールを行う。ACE 阻害薬などで腎臓の保護を試みるが，腎不全が進行すれば透析療法を行う。

4 混合性結合組織病（MCTD）

　全身性エリテマトーデス（SLE），全身性強皮症（SSc），多発筋炎/皮膚筋炎 polymyositis/dermatomyositis（PM/DM）の 3 つの膠原病の臨床症状が不完全に重複し，さらに抗 RNP 抗体が高値で陽性を示す疾患が，混合性結合組織病 mixed connective tissue disease（MCTD）である。腎障害を伴うことはそれほど多くはないが，無症候性タンパク尿やネフローゼ症候群をみとめる。

5 シェーグレン症候群

　シェーグレン症候群 Sjögren syndrome では，尿細管の萎縮と尿細管間質の線維化をきたし，尿細管間質性腎炎の臨床像を呈する。尿細管性のタンパク尿をみとめ，尿細管性アシドーシスを呈する代表的な病態である。

6 クリオグロブリン血症

　クリオグロブリンは，低温で可逆性の沈殿を生じる免疫グロブリンである。このクリオグロブリンが血液中に存在する状態をクリオグロブリン血症 cryoglobulinemia とよび，さまざまな自己免疫疾患，血液疾患，感染症にみとめられる。沈殿したクリオグロブリンが腎臓，皮膚，関節などの小血管に血管炎をおこす。それにより，皮膚症状，関節症状，腎炎，さらに浮腫，高血圧などを呈する。

●**治療**　治療は基礎疾患によるが，副腎皮質ステロイド薬や免疫抑制薬でクリオグロブリンの産生を抑制する。

7 結節性多発動脈炎，顕微鏡的多発血管炎

　中・小動脈から小・細動脈までの太さの血管に壊死性血管炎をおこす結節性多発動脈炎 polyareritis nodosa のなかで，小・細動脈など細い血管の血管炎が主で，MPO-ANCA が高率に陽性となるものを顕微鏡的多発血管炎 microscopic polyangiitis とよび，古典的な結節性多発動脈炎とは区別して考え

られている。

　古典的なものでは発熱，高血圧，関節痛などがみられ，検査では血尿，タンパク尿，CRP上昇，白血球増加，血小板増加などをみとめるが，自己抗体はみとめない。腎臓では弓状動脈のような中・小動脈の壊死性血管炎により，糸球体虚血・腎梗塞・皮質壊死などをおこし，腎機能が障害されるが，いわゆる糸球体腎炎をきたすことはなく，あくまで血管障害による病変を呈する。

　顕微鏡的多発血管炎の腎臓では，間質を含む小・細動脈などに壊死性血管炎と半月体形成性腎炎をみとめ，半月体形成性腎炎による腎不全をおこす。

● **治療**　副腎皮質ステロイド薬と免疫抑制薬が用いられるが，病勢により抗血小板療法，抗凝固療法，血漿交換なども行われる。

8　多発血管炎性肉芽腫症（GPA）

　多発血管炎性肉芽腫症 granulomatous with polyangiitis（GPA）の旧名はウェゲナー肉芽腫症 Wegener granulomatosis である。全身性の壊死性肉芽腫性血管炎，上気道と肺の壊死性肉芽腫，腎臓の壊死性半月体形成性腎炎の3徴をみとめ，上気道症状・肺症状が特徴的である。γグロブリン血症，リウマトイド因子陽性などの所見のほかに，ANCAのなかのプロテイナーゼ3 ANCA（PR3-ANCA）が高率に陽性となる。

● **治療**　大量の副腎皮質ステロイド薬とシクロホスファミド水和物を併用する。

9　IgA血管炎

　旧名はヘノッホ-シェーンライン紫斑病 Henoch-Schönlein purpura（HSP）である。下肢や殿部の紫斑，関節痛，腹部症状，腎炎を4徴とする。病変は毛細血管・細動脈・細静脈の白血球破壊性血管炎（壊死性血管炎）で，小児に多く，4〜11歳にピークがある。

　上気道感染が先行し，血清IgAが高値となり，糸球体にIgAが優位に沈着することからIgA腎症との関連が注目されている。糸球体はメサンギウム増殖から半月体形成まで多彩な変化をおこす。半月体形成の多い症例は進行して腎不全にいたる可能性が高い。

● **治療**　副腎皮質ステロイド薬，免疫抑制薬，抗血小板薬などの投与や血漿交換療法が行われる。

10　IgG4関連腎臓病

　IgG4関連疾患はわが国から提唱された疾患概念で，血清IgG4値の上昇と病変部へのIgG4産生細胞の浸潤，組織線維化を主体とした慢性疾患である。主として自己免疫性膵炎とミクリッツ Mikulicz 病❶を呈するが，腎障害を呈することも多い。間質性腎炎・腎線維化をおこすこともあるが，腎臓周囲の後腹膜が線維化して尿路系を圧迫する結果，腎後性腎不全をきたすことも多い。副腎皮質ステロイド薬に対する反応が比較的良好といわれている。

NOTE
❶ミクリッツ病
　涙腺・唾液腺の持続性腫脹を呈するIgG4関連疾患の一種で，臨床像はシェーグレン症候群に類似する。

3 高尿酸血症に続発する腎障害，痛風腎

　高尿酸血症による腎障害には，①白血病治療の際の細胞崩壊などで急激な尿酸の産生増加をおこし，腎臓からの尿酸排泄量が増加して，尿酸による尿細管腔の閉塞からときに急性腎不全に陥ることもある**尿酸性腎症**と，②痛風などのように長期間高尿酸血症が持続し，尿酸塩が尿細管および間質へ沈着することによりおこる**尿酸塩性腎症**とがある。

　高尿酸血症では，尿細管内への尿酸・尿酸塩の沈着から尿細管間質性腎炎をおこす。また，肥満，高血圧，糖・脂質代謝異常を合併しやすく，細動脈硬化などの腎血管病変を生じ，腎障害の発症・進展に影響があると考えられる。急性関節炎発作(痛風発作)に加えて，尿路結石を合併することが多く，合併する尿路感染などによっても腎臓を障害する可能性がある。

　尿酸値を下げる薬剤が開発される以前には，痛風患者に腎障害は高率に合併し，進行して腎不全になることも多かった。このような患者の腎髄質には尿酸塩の沈着がみられ，**痛風腎**とよばれた。最近は，合併する高血圧，糖・脂質代謝異常などの生活習慣病の影響も含めて，原発性の痛風にみられる腎障害を広義に痛風腎とよぶこともある。

　痛風腎では，糸球体機能障害より髄質機能障害が生じることが多い。したがって，タンパク尿はあまりみられず，GFR の低下も進行しないとみられないが，尿濃縮能の低下が早期からみられる。

●**治療**　急性腎不全をおこした例に対しては，その治療を行う(●109ページ)。慢性の高尿酸血症に対しては，血清尿酸値を正常化させるために，通常，尿酸生成阻害薬(アロプリノールなど)，または尿酸排泄促進薬(プロベネシドなど)の投与が行われる。しかし，尿酸排泄促進薬は，腎臓からの尿酸の排泄量を増加させ，尿細管障害を引きおこす危険性が高く，痛風腎を増悪させる可能性がある。そのため，痛風腎や尿路結石の予防を考えた場合，尿酸生成阻害薬を投与するほうが安全である。

　また，食事の注意点として，肥満があれば改善させるようにカロリーを制限し，アルコールの摂取量を減らすよう指導する。尿酸の析出を防止するために水分摂取を多くさせ，できれば1日尿量2L以上とさせる。酸性尿は尿酸が結晶化しやすいので，pH が 6.0 未満の酸性尿では尿をアルカリ化するために野菜・果物の摂取をすすめるが，クエン酸製剤を投与することもある。

4 アミロイド腎症

　アミロイドーシス amyloidosis は，アミロイド細線維という線維構造をもった特異なタンパク質を主体とするアミロイド物質が，全身の諸臓器に沈着して臓器障害を引きおこすものである。原因疾患の明らかでない原発性アミロイドーシスと，結核・骨髄炎・慢性尿路感染症などの慢性感染症や悪性リンパ腫，多発性骨髄腫，関節リウマチなどに続発する続発性アミロイドーシス

がある。腎臓にアミロイドが沈着したものを**アミロイド腎症** renal amyloidosis（**腎アミロイドーシス**）とよぶ。

● **症状**　症状は，アミロイドが沈着した臓器の機能障害としてあらわれる。腎障害としては，タンパク尿だけでまったく自覚症状を欠くものもあるが，多くは経過とともにネフローゼ症候群を呈し，さらに進行して腎不全に陥る。高齢発症のネフローゼ症候群のなかでは頻度は低くない。アミロイドが尿細管や間質に広がると，アミノ酸尿・尿細管アシドーシス・尿濃縮障害などの尿細管障害の症状をおこす。

● **検査・診断**　アミロイドの沈着によって腎臓は肥大するため，X線検査で腎臓の陰影が大きいときはアミロイド腎症が疑われる。確定診断には，腎臓・肝臓・直腸粘膜・腹壁脂肪組織の生検を行う。

● **治療**　続発性アミロイドーシスには原因疾患に対する治療を行うが，原発性のものには現在のところ有効な治療法はない。多発性骨髄腫に準じて，抗がん薬と副腎皮質ステロイド薬の投与（MP療法），適応例には自家末梢血幹細胞移植が試みられているが，必ずしも十分な効果は得られていない。腎不全例には透析療法が行われるが，心アミロイドーシスの合併や低血圧などにより長期血液透析の困難なことが多い。予後は一般に不良で，平均生存率も短い。

5　多発性骨髄腫

　多発性骨髄腫 multiple myeloma は，形質細胞の腫瘍性増殖により，単クローン性免疫グロブリンあるいはベンス゠ジョーンズタンパク質などの異常な免疫グロブリンの過剰産生を示す疾患である。形質細胞の浸潤による骨破壊や骨髄機能の異常をおこすが，多彩な腎障害もみられる。

　異常タンパク質と関係のある腎病変には，大量に産生された免疫グロブリンL鎖による尿細管間質障害である骨髄腫腎や，アミロイドーシス，ネフローゼ症候群，単クローン性免疫グロブリンによる過粘稠症候群，腎臓への形質細胞の浸潤などがある。また，異常タンパク質と関係のない腎病変には高カルシウム血症や高尿酸血症による腎症があり，急性または慢性の腎不全状態になるものが多い。腰痛を伴うことが多い。

● **治療**　原則的に多発性骨髄腫の治療を行う。腎臓関係では，高カルシウム血症に対して輸液やビスホスホネート製剤を用い，円柱形成を防ぐために尿量の確保（輸液）と尿のアルカリ化を行う。

6　全身性感染症による糸球体障害

1　B型肝炎ウイルス関連腎症

　B型肝炎ウイルス hepatitis B virus（HBV）に関連した腎障害をいう。HBVは，B型肝炎患者やウイルスのキャリアに膜性腎症，まれに膜性増殖性糸球

体腎炎を引きおこす。HBs 抗原とそれに対する抗体の免疫複合体が病因に
関与しているといわれている。膜性腎症は成人より小児に多く，ネフローゼ
症候群をおこす。成人の膜性腎症の自然寛解はまれで，腎不全に進行するこ
とがある。

● **治療**　ウイルスの消失により改善することが多いので，インターフェロ
ンや核酸アナログ製剤によるセロコンバージョン❶を試みる。

□ NOTE
❶ **セロコンバージョン**
seroconversion
　B 型肝炎ウイルスの活動
が盛んで病気が活動性のと
きには HBe 抗原が陽性を
示し，HBe 抗原が陰性化
し，HBe 抗体が出現する
と病気が鎮静化する。この
HBe 抗原から HBe 抗体へ
の転換をセロコンバージョ
ンという。

2 C 型肝炎ウイルス関連腎症

　C 型肝炎ウイルス hepatitis C virus（HCV）に感染した患者に発生する腎障害
をいう。C 型肝炎では，膜性増殖性糸球体腎炎や膜性腎症などが引きおこさ
れる。クリオグロブリン血症や低補体血症をみとめることが多い。通常，ネ
フローゼ症候群を呈する。

● **治療**　ウイルスの量を減少させる治療が基本であり，プロテアーゼ阻害
薬や複製複合体阻害薬などによる治療が試みられている。進行性の腎炎やク
リオグロブリン血症による全身血管炎，ネフローゼ症候群を合併している場
合には，副腎皮質ステロイド薬や免疫抑制薬の投与，血漿交換などが行われ
る。ネフローゼが持続するものや，腎機能低下があるものでは予後不良とい
われている。

3 HIV 腎症

　ヒト免疫不全ウイルス human immunodeficiency virus（HIV）の腎細胞への直
接の感染や，サイトカインなどによる障害などが機序として考えられている
が，明らかではない。半数以上がネフローゼ症候群を呈し，典型的な組織所
見は巣状糸球体硬化症である。敗血症，脱水，薬物などで急性尿細管壊死を
おこし腎不全になる頻度が高く，未治療の場合には，診断から数か月以内と
比較的急速に腎不全になるといわれている。

● **治療**　治療としては，抗レトロウイルス薬を用いて HIV に対する治療を
行うほか，ACE 阻害薬でタンパク尿を減少させることが多い。

F　尿細管間質性腎炎

　糸球体に病変をみとめる糸球体腎炎に対して，尿細管と間質がおもな病変
の場となる疾患を，**尿細管間質性腎炎** tublo interstitial nephritis という。糸球
体疾患とは異なり，尿に所見が少ないことが多く，尿細管間質性腎炎を疑わ
なければ診断がつきにくい。臨床的に，急速に発症して腎不全になる急性型
と，数か月〜数年で腎機能が低下していく慢性型に分けられる。

● **原因**　急性と慢性で異なるが，薬剤や感染症などが原因となる。

　⨵ **急性尿細管間質性腎炎**　多くは薬剤である。抗菌薬，非ステロイド性
抗炎症薬（NSAIDs），利尿薬，降圧薬，尿酸生成阻害薬，潰瘍治療薬などが
あるが，腎臓で代謝される薬物はすべて原因となりうる。薬物以外の原因に

は，感染症などがある。

　2 **慢性尿細管間質性腎炎**　鎮痛薬（アスピリン）の長期投与が知られているが，ほかには躁うつ病治療に使用されるリチウム製剤の長期内服や，免疫抑制薬の投与などがある。痩身のための中国茶による尿細管間質性腎炎の報告が，1990年ごろからみられるが，これは植物毒であるアリストロキア酸が原因である可能性が考えられている。また，慢性腎盂腎炎などの感染症や，高カルシウム血症・低カリウム血症などの電解質異常，重金属，多発性骨髄腫，移植腎の慢性拒絶反応，結核，サルコイドーシス，膠原病などでもおこり，原因が多彩であるために特定できない場合が多い。

● **臨床所見・検査所見**　自覚症状は急性・慢性のいずれも腎機能低下に伴う症状で，特異的なものはない。尿所見も，タンパク尿はあっても軽度であり，特徴はあまりない。慢性型で，近位尿細管機能の障害で，再吸収されなかったアミノ酸や β_2 ミクログロブリンが尿中で増加していることがある。また，尿濃縮力低下に基づく多尿や電解質異常，代謝性アシドーシスなどをみとめることがある。

　最も確実な診断方法は腎生検で，薬剤を投与中に，急速に腎機能が低下し，急性腎不全状態になった場合には，急速進行性糸球体腎炎との鑑別も含めて，積極的に腎生検が行われる。

● **治療・予後**　急性で原因が薬物による場合には，原因と考えられる薬物の投与中止のみで腎機能が回復してくることが多い。早期に発見されれば，予後は良好で，通常は完全に治癒する。場合によって副腎皮質ステロイド薬や免疫抑制薬の投与，血液透析が必要となることもある。薬物以外の原因の場合には，基礎疾患の治療を十分に行うことが大切である。

　慢性の場合でも，治療の基本は急性と同じであるが，診断が遅れることが多く，慢性腎不全の進行をとめられず，慢性透析に移行する場合も多い。

G 腎血管性病変

　腎血管性病変による疾患群で，知っておくべきものには，おもに①高血圧性腎硬化症，②腎血管性高血圧，③腎梗塞，④腎静脈血栓症がある。

1 高血圧性腎硬化症

　腎臓は尿毒素排出や電解質・水の調節を行うが，腎障害が進行すると，水分やナトリウムの排出が減少し，体液量が増加する。同時に，血圧を下げる方向へはたらくキニン-カリクレイン系の血管作動性因子が減少し，これが体液量増加や血圧上昇を助長する。高血圧が治療されずにそのまま放置されると，腎臓に負担をしいることになる（○図5-6）。

　腎臓1個には約100万個のネフロンが存在するとされる。一部のネフロンが障害され，正常なネフロンが減少すると，まだ障害されていないほかのネ

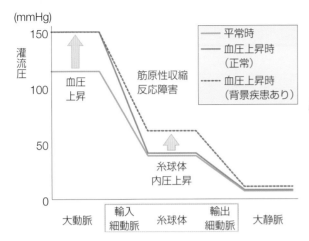

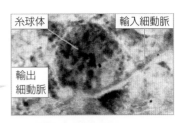

● **図 5-6　糸球体内圧の調整**
通常は，糸球体に流入する輸入細動脈の筋原性収縮反応により，全身血圧が高値でも，その高い圧がそのまま糸球体にかかることはなく，糸球体内圧は一定に保たれる。しかし，肥満・糖尿病・慢性腎臓病などの病態が加わってくると，筋原性収縮反応が阻害され，全身の血圧が高くなったときに，通常よりも高い圧が糸球体にかかり，糸球体が障害されることになる。

フロンがはたらきを代償しようとするため，糸球体濾過が過剰となる。やがて正常であったネフロンも障害され，機能を果たしているネフロンはさらに減少することになり，腎機能障害が進行する。

● **症状**　特異的な症状はないが，血圧コントロールが不十分であると，頭痛，視力障害，全身倦怠感，夜間尿などを自覚することがある。

● **検査**　腹部超音波検査，腹部 MRI 検査などで腎臓の形態・大きさを確認する。慢性的に腎機能障害が進行すると，腎臓の辺縁不整や萎縮を呈する。

● **治療**　腎機能障害を進行させないためには，血圧コントロールが最重要である。塩分摂取量は 3〜6 g/日が適正である。3 g/日未満の極端な塩分制限は，脱水や低ナトリウム血症，腎機能の増悪をまねくことがあるため，避けなければならない。適正な塩分摂取量を維持しながら，降圧薬を投与する。ARB，ACE 阻害薬を中心として治療を開始し，降圧が不十分な場合は，カルシウム拮抗薬や利尿薬などを併用する。

2　腎血管性高血圧

　高血圧のうち，原因が明確でなく，さまざまな要因が関係するものを本態性高血圧とよび，高血圧全体のおよそ 90％ を占めるといわれる。その他の 10％ を二次性高血圧とよび，このうち約 50％ が腎臓疾患・障害に由来する腎性高血圧といわれている。腎性高血圧には，腎臓実質の障害によるものと，腎動脈の狭窄による腎血管性高血圧とがある。

　左右の腎臓の一方または両方の腎動脈の本幹や，枝分かれした主要な動脈が狭窄し，腎臓への灌流圧が低下すると，組織が虚血状態となり，血管作動性因子であるレニンの分泌が亢進する。すると，レニン-アンギオテンシン系の活動が高まり，血管の収縮と副腎からのアルドステロン分泌が亢進し，ナトリウムの貯留がおこり，これらにより血圧が上昇する（● 図 5-7）。腎動脈が約 70％ 以上狭窄すると，腎臓組織は虚血に陥ると報告されている。

● **原因**　腎動脈が狭窄する原因には，おもに動脈の 粥 状 硬化と線維筋性

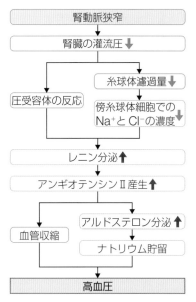

○図 5-7　**腎血管性高血圧において腎動脈狭窄が血圧を上昇させる機序**
腎臓の灌流圧が低下すると，圧受容体の反応ならびに糸球体濾過量低下に伴う Na^+ と Cl^- の濃度の低下によりレニンの分泌が亢進し，レニン-アンギオテンシン（RA）系の活動が高まる。
その結果，アンギオテンシンⅡにより副腎でのアルドステロンの産生と遊出が促進され，ナトリウムの貯留がおこる。また，全身の血管がアンギオテンシンⅡの直接作用により収縮する。
これらにより高血圧が引きおこされる。

○表 5-10　**腎血管性高血圧を疑わせる所見**

a. 腎血管性高血圧を疑わせる所見	b. 腎血管性高血圧をさらに疑わせる検査所見
①高血圧の家族歴がない ②25歳以下あるいは45歳以上で高血圧を発症した ③高血圧の発症が急である ④腹部，側腹部に血管の雑音を聴取する ⑤腎臓周囲の外傷や腎臓の手術を受けたのちに高血圧を発症した ⑥カルシウム拮抗薬，利尿降圧薬の効果が乏しく，ACE阻害薬，ARBが著効する など	①血清カリウム値が低い ②末梢血レニン活性が高い ③カプトプリル負荷試験で，末梢血中のレニン活性が過剰に上昇する ④急速静注排泄性腎盂造影で造影しにくい ⑤腹部超音波・腹部造影CT・腹部MRAで腎動脈の狭窄部をみとめる ⑤レノグラムや腎シンチグラフィで腎動脈狭窄側の機能低下がみられる など

異形成の2つがあり，頻度は少ないが大動脈炎症候群や解離性大動脈瘤なども腎血管性高血圧の原因になる。

　1 粥状硬化　脂質異常症，糖尿病，喫煙，肥満，高齢などが危険因子となり，腎動脈の内膜が炎症や硬化をおこす。腎血管性高血圧の約60%を占める。一般に高齢者に多く，腎動脈の中枢側に病変が多い。

　2 線維筋性異形成　血管の組織が弾力性を失って硬化する。若年・女性に多いとされ，粥状硬化が中枢側に多いのに対し，末梢側に多いとされる。

● **検査**　家族歴や高血圧発症の様態から腎血管性高血圧が疑われる場合は検査所見を確認する（○表5-10）。所見から腎血管性高血圧が強く疑われるときは，確定診断として腹部ドプラ超音波検査・造影CT・MRA・腎動脈造影検査を行い，実際の腎動脈狭窄部位を確定する（○図5-8）。同時に，腎静脈中のレニン活性の測定を行い，レニン分泌の左右差を確認する。

● **治療**　腎血管性高血圧の治療の多くは，降圧薬投与で開始される。腎血管性高血圧の病態が，レニンの過剰分泌によることを考えると，レニン-アンギオテンシン系を抑制するACE阻害薬，ARBが第一選択薬となる。た

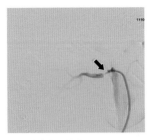

a. 動脈造影検査

腎臓動脈の狭窄が観察される
（→）。

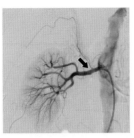

b. 動脈造影検査（術後）

狭窄部をバルーンで拡張さ
せ，同部位にステントを留
置したもの。狭窄部が拡張
したことがわかる（→）。

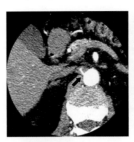

c. 造影 CT 検査

大動脈から腎動脈へ分岐す
る部分に，腎動脈の狭窄が
観察される（→）。

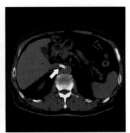

d. CT 検査（術後）

留置したステントが観察さ
れる（⇨）。

⊙**図 5-8　腎血管性高血圧の X 線像・CT 像**

だし，急激な血圧低下や急性腎障害の発症の報告もあり，投与にあたっては
慎重な経過観察が必要である。両側性に腎動脈狭窄がある場合は，ACE 阻
害薬と ARB の投与は禁忌ではないものの慎重であるべきであり，カルシウ
ム拮抗薬，利尿薬，β 遮断薬などによる多剤併用療法を行う。

　また，降圧薬による治療に加え，大腿部の動脈などからカテーテルを挿入
し，腎動脈の狭窄部を再開通させる経皮的腎動脈形成術 percutaneous
transluminal angioplasty（PTRA）を併用する場合もある。

3 腎梗塞

　腎梗塞 renal infraction は，腎動脈の主幹部，あるいは分岐部がなんらかの
原因により閉塞し，その支配領域の腎臓組織が虚血・壊死した疾患である
（⊙図 5-9）。

● **原因**　以下の３つがおもな原因であり，その他の約 30% は原因不明であ
る。

---

plus	**腎血管性高血圧の治療成績**

　降圧薬のみによる治療と PTRA との併用療法の比
較検討がこれまで大規模臨床試験で行われてきたが，
両者はほぼ同等の降圧効果・腎機能保護効果がみとめ
られている。PTRA により服用する降圧薬の数を減ら
すことができるとする報告もある一方で，①腎動脈狭
窄が粥状性である場合，②病変が長い・枝分かれして
いる・不整である場合，③すでに腎臓が萎縮している
場合，などは PTRA による治療はむずかしく，造影
剤を使用することからむしろ腎機能を悪化させてしま
う可能性もある。PTRA 施行の症例は，慎重に選ぶ必

要がある。
　粥状硬化では PTRA の有効率は高くなく，治療後
の再狭窄率も高い。PTRA にステント使用を加えると
治療成績が改善したという報告がある。
　一方，線維筋性異形成では PTRA の有効率が高い。
以前は，粥状硬化性のものとは異なり，線維筋性異形
成による腎動脈狭窄では PTRA 後の再発が少ないと
されていたが，最近では，再狭窄率が高いとする報告
がある。

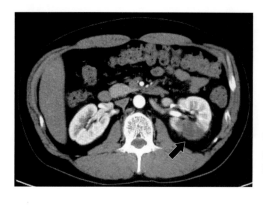

◉**図 5-9　腎梗塞の CT 像**
造影 CT にて，左腎に造影欠損領域がみられ（→），腎梗塞と診断できる。

（1）腎動脈異常によるもの：約30％を占める。動脈硬化，線維筋性異形成，腎動脈瘤・腎動脈解離，結節性多発動脈炎，大動脈炎症候群，川崎病，閉塞性血栓血管炎などの血管内皮障害などによる。

（2）塞栓症によるもの：約25％を占める。心疾患・不整脈による心原性のもの，感染性心内膜炎，弁膜症，血管内カテーテル操作による合併症，腫瘍塞栓・脂肪塞栓などによる。

（3）凝固異常によるもの：約15％を占める。抗リン脂質抗体症候群やネフローゼ症候群などによる凝固亢進状態などによる。

●**症状**　突然発症の側腹部痛・背部痛，吐きけ・嘔吐，発熱，発汗などを自覚することが多く，尿路結石，腎盂腎炎などと鑑別を要することがある。ときに，肉眼的血尿，高血圧を呈することがあり，梗塞巣が大きい場合，腎臓機能障害を呈することがある。

●**検査**　診断が遅れると，腎臓機能障害が遷延，進行することがあり，迅速な検査が必要である。

　①**血液検査**　腎臓の組織障害を反映して白血球，乳酸脱水素酵素（LDH），アスパラギン酸アミノトランスフェラーゼ（AST）が上昇し，梗塞巣が大きいときは，血清クレアチニンが増加する。

　②**画像検査**　造影 CT によって梗塞巣を描出することができ，腎動脈造影によって腎動脈の閉塞部位を明確にすることができる。造影剤が使用できない場合は，シンチグラフィを併用することがある。

　③**心臓・凝固系の検査**　原因として心房細動があることが多く，心房内の血流の停滞や乱流が凝固系を賦活化し，左心房内血栓を生じ，それが腎臓へと流出し，腎梗塞をおこすことがある。そのため，心電図，心臓超音波を施行する。また，凝固系の異常がないか，トロンビン-アンチトロビン複合体（TAT），D ダイマー，プロテイン C，プロテイン S を測定する。

●**治療**　腎梗塞の予後を決定するのは，再発の有無である。したがって，再発を防ぐことが最も重要であり，抗血小板薬投与，抗凝固療法（ヘパリン・ワルファリンカリウム）が行われる。高血圧を呈した症例では，原因として，腎臓組織の虚血によるレニン-アンギオテンシン系の亢進が考えられるため，ACE 阻害薬や ARB を用いる。急激な血圧低下や腎機能の急性増悪がみられる場合は，カルシウム拮抗薬を用いることもある。

4 腎静脈血栓症（RVT）

　腎静脈血栓症 renal vein thrombosis（RVT）は，主要な腎静脈の一側性または両側性の血栓性閉塞で，急性腎機能障害や，慢性腎不全の急性増悪，ネフローゼ症候群の増悪をおこすことがある。

　原因は，ネフローゼ症候群などによる低アルブミン血症，脱水，副腎皮質ホルモン薬やエストロゲンの使用，アンチトロンビン欠乏症，プロテインＣまたはＳ欠乏症などによる凝固能亢進，悪性腫瘍，外因性圧迫，外傷などである。ネフローゼ症候群の病理像では，膜性腎症が最も多い。

● **症状**　吐きけ・嘔吐，側腹部痛，背部痛，肉眼的血尿，尿量低下をおこすことがある。

● **検査**　腎梗塞や，原因不明の腎機能障害，ネフローゼ症候群を呈する患者では，腎静脈血栓症の可能性を考慮して検査を行うべきである。診断は腹部ドプラ超音波，腹部 CT，腹部 MRI などによる。

● **治療**　病勢の悪化や新規の血栓形成を防ぐため，ヘパリンによる抗凝固療法，補液，および原因疾患の治療を行う。一部の患者では経皮的血栓除去術が有効であることがある。

H 尿細管機能異常

　尿細管の機能は，精密に血圧・水・浸透圧・電解質・酸塩基平衡などを保つために必要不可欠なものである。したがって，尿細管に機能異常が生じると，さまざまな疾患を呈することになる。ここでは知っておくべき疾患として，ファンコーニ症候群，腎性尿崩症，遺伝性低尿酸血症による運動後急性腎不全について述べる。

1 ファンコーニ症候群

　近位尿細管では，糖・アミノ酸・リンなどの再吸収を行っている。ファンコーニ Fanconi 症候群では，同部位の機能障害によって，これらの再吸収がそこなわれ，尿糖・アミノ酸尿・低リン血症を呈する。さらに重症化すると，くる病，成長障害などをきたすことがある。原因は，二次性のものが多い。

　小児期のファンコーニ症候群で最も多いのが腎症性シスチン蓄積症である。これは，リソソームから細胞質へのシスチン輸送の異常によるもので，リソソーム内のシスチン蓄積による細胞障害をおこす。

2 腎性尿崩症

　集合管では，抗利尿ホルモン（ADH，バソプレシン〔AVP〕）と水チャネル

であるアクアポリン2（AQP2）のはたらきにより，水の再吸収が行われている。集合管の主細胞において，AVP に対する感受性の減弱や AQP2 の異常が存在する場合に，腎性尿崩症 nephrogenic diabetes insipidus がおこる。

　臨床的には，大部分が薬剤や電解質異常などの後天的原因による。一方，小児期には遺伝的に腎性尿崩症が発症する。先天性腎性尿崩症の場合，胎児期から羊水過多を指摘される。ヒトでは AVP 受容体異常が原因の大半を占め，10％に AQP2 異常が報告されている。

● 症状　成人の場合，口渇感が強く，多量の低張尿がみられる。胎児期は母体の羊水過多がみられることがある。新生児期は，生後数日ごろから発熱・痙攣・嘔吐・体重増加不良をきたすことがある。とくに母乳栄養の場合は飲水量を把握しにくいため，多飲・多尿が見過ごされやすい。幼児期は，成人と同じように口渇感を訴え，多飲・多尿となる。

　診断・治療が遅れれば，高浸透圧血症による不可逆的な知能障害を生じ，精神発達に重大な影響を及ぼす場合もある。

● 診断　大量の低張尿，高浸透圧血症，高ナトリウム血症，血漿 AVP 高値などから診断する。最終的に，水制限試験や AVP 負荷試験を行い，中枢性尿崩症や心因性多飲と鑑別することが重要である。

● 治療　水・電解質の排泄バランスの調節および AVP 作用の間接的な増強を行うためにも，塩分・タンパク質摂取の制限，サイアザイド系利尿薬の投与，NSAIDs 投与を行う。サイアザイド系利尿薬は，近位尿細管での水・電解質の再吸収を介して，集合管への水・電解質の負荷を軽減する。

3　遺伝性低尿酸血症による運動後急性腎不全

● 遺伝性低尿酸血症　遺伝性低尿酸血症は日本人に多く，常染色体潜性（劣性）遺伝する。産生低下型低尿酸血症と排泄亢進型低尿酸血症があり，排泄亢進型がほとんどを占める。一般的には，血清尿酸値が 2.0 mg/dL 以下まで下がる。臨床症状はみとめないが，合併症として，低尿酸により尿酸の腎外排泄が減少し，結果的に尿中尿酸排泄量が増加することによる尿路結石や，運動後急性腎不全をおこすことがある。

● 運動後急性腎不全　運動後急性腎不全とは，運動の数時間後から発症する腎不全で，腰背部痛，嘔吐，乏尿などがみとめられる。同様に運動後に発症しうる横紋筋融解症に伴う腎不全とは異なり，クレアチンキナーゼ（CK）やミオグロビンの上昇はない。予後は良好で，1週間から1か月程度で回復するが，再発も多い。

　運動後急性腎不全の約50％は，遺伝性低尿酸血症に起因するとされるが，腎不全に伴い尿酸が上昇するため，正常値として見すごされがちである。

　尿酸は 8.0 mg/dL 以上の高値が持続すると，痛風発作や痛風腎などを引きおこすことがある。一方，2.0 mg/dL 以下の低値でも注意が必要である。これは，尿酸に活性酸素を除去するはたらきがあるためである。低尿酸血症の場合，運動により活性酸素が増加したときに活性酸素を十分にとらえるこ

とができないため，弓状動脈・葉間動脈が攣縮をおこし，組織虚血となり，腎不全をおこす。

I 妊娠高血圧症候群

　妊娠時は，胎盤への血流維持や胎児への栄養補給のため，生体の循環動態が変動する。胎盤血流維持のために，全身血管は拡張し，循環血漿量は増加する。また，腎血流は増加し，糸球体濾過量が増加する。

　妊娠時に高血圧をみとめた場合を，妊娠高血圧症候群 hypertensive disorders of pregnancy（HDP）とよぶ。HDP は，妊娠高血圧腎症，妊娠高血圧，加重型妊娠高血圧腎症，高血圧合併妊娠の 4 つに分類される（▶表 5-11）。

● **症状・疫学**　妊婦の 20 人に 1 人が HDP を発症するといわれる。妊娠 32 週以降に発症することが多いが，妊娠 32 週未満で発症する早発型は重症化することがある。重症化すると，血圧上昇やタンパク尿に加え痙攣発作（子癇），脳出血，肝機能障害，腎機能障害をおこすことがある。とくに赤血球の破壊（溶血 hemolysis），肝臓の機能の悪化（肝逸脱酵素の上昇 elevated liver enzymes），血小板減少 low platelet を伴うものを，頭文字を取って **HELLP 症候群**とよび，重症 HDP の 10〜20％にみられるといわれる。

◎表 5-11　妊娠高血圧症候群の病型分類

①**妊娠高血圧腎症 preeclampsia（PE）**	③**加重型妊娠高血圧腎症** **superimposed preeclampsia（SPE）**
1）妊娠 20 週以降にはじめて高血圧を発症し，かつ，タンパク尿を伴うもので，分娩 12 週までに正常に復する場合。 2）妊娠 20 週以降にはじめて発症した高血圧に，タンパク尿をみとめなくても以下のいずれかをみとめる場合で，分娩 12 週までに正常に復する場合。 　ⅰ）基礎疾患のない肝機能障害（肝酵素上昇〔ALT もしくは AST＞40 IU/L〕，治療に反応せず他の診断がつかない重度の持続する右季肋部もしくは心窩部痛） 　ⅱ）進行性の腎障害（Cr＞1.0 mg/dL，他の腎疾患は否定） 　ⅲ）脳卒中，神経障害（間代性痙攣・子癇・視野障害・一次性頭痛を除く頭痛など） 　ⅳ）血液凝固障害（HDP に伴う血小板減少〔＜15 万/μL〕・DIC・溶血） 3）妊娠 20 週以降にはじめて発症した高血圧に，タンパク尿をみとめなくても子宮胎盤機能不全（胎児発育不全〔FGR〕*1，臍帯動脈血流波形異常*2，死産*3）を伴う場合。	1）高血圧が妊娠前あるいは妊娠 20 週までに存在し，妊娠 20 週以降にタンパク尿，もしくは基礎疾患のない肝機能障害，脳卒中，神経障害，血液凝固のいずれかを伴う場合。 2）高血圧とタンパク尿が妊娠前あるいは妊娠 20 週までに存在し，妊娠 20 週以降にいずれかまたは両症状が増悪する場合。 3）タンパク尿のみを呈する腎疾患が妊娠前あるいは妊娠 20 週までに存在し，妊娠 20 週以降に高血圧が発症する場合。 4）高血圧が妊娠前あるいは妊娠 20 週までに存在し，妊娠 20 週以降に子宮胎盤機能不全を伴う場合。
②**妊娠高血圧 gestational hypertention（GH）**	④**高血圧合併妊娠 chronic hypertention（CH）**
妊娠 20 週以降にはじめて高血圧を発症し，分娩 12 週までに正常に復する場合で，かつ妊娠高血圧腎症の定義にあてはまらないもの。	高血圧が妊娠前あるいは妊娠 20 週までに存在し，加重型妊娠高血圧腎症を発症していない場合。

補足：＊1 FGR の定義は，日本超音波医学会の分類「超音波胎児計測の標準化と日本人の基準値」に従い胎児推定体重が−1.5SD 以下となる場合とする。染色体異常のない，もしくは，奇形症候群のないものとする。
　　　＊2 臍帯動脈血流波形異常は，臍帯動脈血管抵抗の異常高値や血流途絶あるいは逆流を認める場合とする。
　　　＊3 死産は，染色体異常のない，もしくは，奇形症候群のない死産の場合とする。
（日本妊娠高血圧学会：妊娠高血圧症候群の診療指針 2021．p.8，2021 をもとに作成）

　HDPは，母体だけでなく胎児にも影響し，胎児発育不全，常位胎盤早期剝離，胎児機能不全などを発症し，場合によっては胎児が死亡することがある。

● **危険因子・原因**　糖尿病，高血圧，腎機能障害，肥満，高齢（40歳以上）妊娠，高血圧の家族歴，多胎妊娠，初産，妊娠高血圧症候群の既往などが，HDP発症の危険因子である。発症原因についてはいまだ不明であるが，最近の研究では，胎盤組織の虚血・低酸素状態に起因する血管新生因子の産生異常が，血管内皮障害から高血圧・糸球体障害を引きおこすと考えられている。

● **治療**　以下の治療による降圧を目ざすが，最優先に考えなければならないのは母体保護であり，根本的治療である妊娠の中止も検討される。妊娠の中止は妊婦に多大な心理的負担を与えることになるため，産科医と密接に連携して治療にあたらなければならない。

　1 減塩　高血圧治療として減塩指導が行われるが，過度の減塩は胎盤血流量の低下を引きおこす危険性があるため，急激な，極端な減塩は避けるべきである。

　2 降圧薬　160/110 mmHg以上の重症高血圧の場合は，降圧薬の使用を考える。過度の降圧による胎盤血流量の低下に注意し，160/110 mmHg未満を目標として治療する。また，妊婦には使用禁忌の降圧薬があることにも注意すべきである。第一選択薬は，メチルドパ水和物，ヒドララジン塩酸塩，ラベタロール塩酸塩である。妊娠20週以降では，長時間作用型ニフェジピンも使用可能である。

● **分娩後の血圧管理**　HDPは，妊娠が終わると軽快する。しかし，重症型や早発型のHDPでは症状が改善しない場合があるため，分娩後も慎重な血圧管理が必要である。

　出産後の血圧管理においては，降圧薬服用の乳児に対する影響が心配される。これまでの報告では，授乳に際して使用可能な降圧薬は，ニフェジピン，ニカルジピン塩酸塩，アムロジピンベシル酸塩などのカルシウム拮抗薬，ラベタロール塩酸塩，プロプラノロール塩酸塩，メチルドパ水和物，ヒドララジン塩酸塩，カプトプリルなどである。

J　尿路・性器の感染症

● **感染経路**　個々の症例においては，その感染経路が明らかにできないものもあるが，一般に尿路・性器への微生物の感染経路には次の4経路が考えられる。

　1 上行性（逆行性）感染　尿道から起炎菌が侵入し，上行性に腎臓や生殖器などにいたるものである。解剖学的な構造から小児・女性に多い。起炎菌としては，会陰部に存在する腸内常在桿菌が主である。この経路による尿路感染が最も多い。

　2 血行性感染　身体の一部に感染巣があり，その細菌が血中に移行して尿路に感染をおこす場合である。このときに細菌数が多かったり，毒性が強

かったり，また尿路に通過障害などがあると感染を引きおこしやすい。尿路結核が代表的疾患である。反対に，腎臓や前立腺の急性感染症では，そこから細菌が血中に移行し，菌血症をおこしやすいとされている。

　③**リンパ行性感染**　大腸の腸内細菌あるいは女性生殖器などの感染巣から，リンパ管を経て尿路に感染を及ぼす場合である。

　④**直接感染**　ダグラス窩膿瘍などから連続性に感染が波及するものである。

●**誘因**　細菌側の因子だけでなく，感染が成立するには個体側の要素も重要であり，次のような因子が感染の成立に影響を与える。

　①**尿の通過障害**　上部・下部尿路を問わず，尿の通過障害による停滞があれば，細菌の繁殖をたすける。

　②**異物**　結石や留置カテーテルがあると感染しやすく，また感染は治癒しにくい。

　③**全身状態**　高齢者や悪性疾患をもった患者は感染をおこすと重症化しやすい。糖尿病の存在や免疫不全の状態も同様である。反対に，感染によって全身状態を著しく悪化させることも多い。

　これらの因子，すなわち基礎疾患が存在して尿路感染症をきたすものを**複雑性尿路感染症**といい，基礎疾患のないものを**単純性尿路感染症**と分類する。

1 腎盂腎炎

●**原因**　腎盂腎炎 pyelonephritis は，細菌の直接感染による腎実質および腎盂の非特異性炎症で，女性に多い。起炎菌としては，大腸菌をはじめとする腸内在住のグラム陰性桿菌によるものが多い。

　感染経路としては尿路からの上行性感染が多く，そのほか，大腸炎などの付近の炎症から波及することもある。とくに尿の通過障害や逆流のあるときにおこりやすく，急性炎症を繰り返すうちに腎実質まで波及して腎機能障害をきたすようになる。

●**症状**　悪寒戦慄を伴う高熱とともに，患側の腰部または背部に自発痛や圧痛がおこる。

●**診断**　末梢血の好中球増加や CRP の亢進がみられ，尿中に多数の白血球と起炎菌を証明する。薬剤感受性テストを含めた尿培養は，治療にも役だつ。理学的には腎部叩打痛の有無が重要である。また，尿路通過障害などの基礎疾患の有無を調べるために，静脈性尿路造影(IVU)や CT が有用である(○74ページ)。

●**合併症**　重症例では敗血症性ショックなどの重篤な症状を呈する。基礎疾患があったり，治療が不十分であると慢性腎盂腎炎に移行しやすく，膿腎症や腎周囲膿瘍を発症したり，感染性尿路結石の形成をみることがある。

●**治療**　尿量を増やすために水分摂取や輸液を行い，抗菌薬を投与する。尿管結石など，尿路の閉塞が原因である場合には，閉塞を解除する処置が必要になってくる。繰り返す場合には，残尿測定，静脈性尿路造影，排尿時膀

胱造影などを行い，原因疾患の検索と治療を行う。

2 膿腎症

　尿路が結石や狭窄などで閉塞された状態に長時間の感染が加わると，腎盂の中に膿が満たされた状態になる。この状態を膿腎症 pyonephrosis とよび，しだいに腎実質の障害が進行し，腎機能は失われる。

● **症状・診断**　症状は腎盂腎炎に類似する。超音波検査やCTなどの画像診断では水腎症，ときには萎縮腎を呈する。尿所見は，尿路閉塞が完全であれば正常のこともあるが，通常は感染尿所見を呈する。

● **治療**　腎瘻を増設するなどして排膿処置を行わないと，抗菌薬だけでは解熱しないことがしばしばある。腎機能が失われている場合は，腎摘除術も考慮する。

3 腎周囲炎，腎周囲膿瘍

● **原因**　腎周囲炎 perinephritis は腎周囲の炎症で，膿瘍を形成すると腎周囲膿瘍 perinephric abscess となる。他臓器の感染が波及した場合や，腎盂腎炎からの波及，膿腎症の穿孔などによっておこる。

● **治療**　抗菌薬の投与を行い，膿瘍が明らかな場合は穿刺あるいは切開排膿を行う。

4 膀胱炎

● **原因**　膀胱炎 cystitis の大部分は大腸菌などのグラム陰性桿菌による細菌感染である。小児の急性膀胱炎ではアデノウイルスによるものもある[1]。感染経路としては，尿道から上行性に感染するものが多く，女性では性交や月経時の処置などがしばしば誘因となる。

　結石や異物をはじめ，前立腺肥大症，膀胱憩室[2]，神経因性膀胱などによる残尿，糖尿病の存在なども誘因としてあげられる。

● **症状・臨床所見**　頻尿，排尿痛，尿混濁が本症の3大症状である。排尿痛は強く，排尿後不快感・残尿感もある。全身症状は軽微で発熱もない。発熱や腰痛のみられるものは腎盂腎炎の合併を疑う。尿中に白血球と起炎菌の存在をみとめる。

● **治療**　一般的には，水分摂取をすすめると同時に抗菌薬の投与を行う。反復する場合には静脈性尿路造影などを行い，基礎疾患の有無を調べる。

5 尿道炎

● **原因**　男性の尿道炎 urethritis は性行為によって感染する性感染症が大部分であるが，包皮炎や亀頭炎などから波及することがある。女性では膀胱炎

NOTE

[1] 小児の出血性膀胱炎の多くはアデノウイルスによるもので，感冒様症状に引きつづき血尿と排尿時痛をあらわす。検尿では，細菌がみられない。

[2] **憩室**
　管腔臓器の壁の一部が周囲に飛び出した状態やその部分をいう。

や外陰部の感染に合併することが多い。性感染症については後述する（◯149ページ）。

●**症状・治療**　尿道からの分泌物の排出や，排尿痛，尿道不快感などがおもな症状である。原因となった細菌に合わせた抗菌薬投与を行う。

6 前立腺炎

●**原因**　前立腺炎 prostatitis には急性と慢性があり，急性前立腺炎は，尿路感染に引きつづいておこることが多い。

●**症状・検査・治療**　発熱，排尿痛，会陰部の圧迫感，頻尿，残尿感を伴い，直腸診によって圧痛を伴う腫大した前立腺を触知する。尿検査は正常の場合もあるが，多くは尿中白血球と細菌がみとめられる。治療には抗菌薬が用いられる。急性期には，前立腺マッサージや経尿道的検査は禁忌である。

　慢性前立腺炎は，急性期を経過したのちにおこる場合と，はじめから慢性炎症としておこる場合とがある。軽度の尿道分泌物をみたり，会陰部の不快感や，排尿後の不快感などを訴えることがある。前立腺マッサージ後の尿に白血球や細菌が混入することがあるが，ときとして異常がない場合もある。

7 精巣上体炎

●**原因**　精巣上体炎 epididymitis は，尿路の感染に続発しておこる。とくに前立腺炎を合併している場合や，前立腺や後部尿道に手術的・器械的操作が加わったあと，あるいは尿道カテーテル留置中におこりやすい。

●**症状**　陰嚢内に有痛性腫脹があり，疼痛は精管に沿って放散する。発熱や，前立腺炎の症状をみとめることが多い。精巣捻転症や精巣炎との鑑別が重要である。

●**治療**　局所の安静と抗菌薬の投与を行う。

8 精巣炎

●**原因・症状**　精巣炎 orchitis のうち最も頻度の高いものは，ムンプスウイルスによるものである。有痛性腫脹と発熱を主徴とする。耳下腺炎の発病以後4〜6日で片側精巣，ときに両側性に発生する。精巣萎縮や男性不妊の原因になることがある。

●**治療**　安静に加え，局所を冷やしたり，消炎鎮痛薬などの投与が行われる。

9 結核

　尿路・性器の結核 tuberculosis は，通常は肺結核を初発とする全身結核症の一部としておこる。肺結核の減少に伴い，尿路・性器結核の発生も減少し

てきている。しかし，結核は免疫機能が低下している患者で重症化しやすく，また免疫をもたない若年者での初感染もみられており，わが国においては尿路・性器感染症の1つとして依然として重要な位置を占める。

1 尿路結核

◆ 腎・膀胱結核

● **症状**　おもに肺病変からの血行性経路により，結核菌の感染はまず腎臓に生じる。初期にはほとんど自覚症状はないが，結核菌が尿中に排出され，膀胱結核をおこしてくると自覚症状を訴えてくる。

①**膀胱症状**　尿路結核の初発症状で，早期に頻尿や排尿痛を訴える。進行すると膀胱が萎縮する場合がある。

②**尿の変化**　尿は混濁し，血尿・膿尿をみる。通常の細菌検査では菌はみとめられず，いわゆる無菌性膿尿といわれる。尿は酸性に傾く。

③**腎症状**　末期になると腎部に腫瘤をふれることがある。尿管が閉塞すると結核性膿腎症を呈し，さらに内容が濃縮・石灰化して**漆喰腎**❶となることがある（●図5-10）。

④**全身症状**　全身倦怠感，食欲不振，発熱，寝汗などがある。

● **診断**　尿検査，膀胱鏡検査，X線撮影などによって診断される。静脈性腎盂造影では腎杯の虫くい像がみられ，進行すると無機能腎となる。確定診断は尿中の結核菌の証明であるが，チール-ネールゼン染色標本の鏡検ではみとめられないこともあるため，尿の結核菌培養やPCR検査で結核菌を検出する。

● **治療**　抗結核薬を，6か月間をめどに服用する。閉塞性の尿路結核には薬剤だけでは効果が少なく，手術療法を併用する必要がある。また萎縮膀胱となった場合，尿路変向術を行う場合がある（●90ページ）。

□NOTE
❶漆喰腎
　消石灰にふのり，粘土を配合して練った壁の材料を漆喰といい，石灰化のため内容が漆喰状となったものを漆喰腎という。英語では白墨を示すチョークキドニー chalk kidney という。

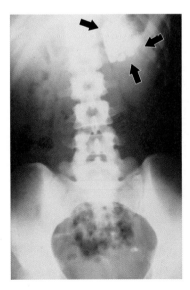

●**図5-10　腎結核による左漆喰腎**
左腎上部に石灰化をみとめ，漆喰腎の所見である。

2　性器結核

　生殖器では精巣上体への感染が最も多く，前立腺や精囊に感染することもある。**精巣上体結核**は自覚的にはほとんど苦痛がなく，入浴中などに偶然，陰囊内に硬結を発見することがある。抗結核薬の効果が不十分であれば，手術療法が行われる。

10　性感染症（STI）

　かつては，淋疾(淋病)，梅毒，軟性下疳，鼠径リンパ肉芽腫の4疾患だけが**性病**として取り扱われてきた。しかし，性行為によって伝播する可能性のある疾患には，このほかにも非淋菌性尿道炎，トリコモナス症，カンジダ症，性器ヘルペス，尖圭コンジローマ，陰部伝染性軟属腫，後天性免疫不全症候群 acquired immunodeficiency syndrome（AIDS，エイズ）などがあり，現在ではこれらを総称して**性感染症** sexually transmitted infection（**STI**）とよんでいる。これらのうち尿道炎以外のものは，皮膚科や婦人科領域で扱われることが多い（◯表5-12）。性感染症では，パートナーを含めた治療が重要である。

1　淋菌性尿道炎（淋疾）gonococcal urethritis

　淋菌 *Neisseria gonorrhoeae* 感染は男性では尿道炎を，女性では子宮頸管炎や腟炎をおこすことが多い。ほとんどが性的接触で感染する。
●**症状**　感染後2〜7日の潜伏期間ののち，尿道粘膜が発赤・腫脹し，膿性分泌物の排出がある。激しい排尿痛があり，尿は膿のために混濁する。
●**診断**　膿性分泌物の顕微鏡検査で，グラム陰性の双球菌が白血球内に多数証明される。ほかに培養検査やPCR法などにより淋菌を証明する。
●**治療**　セフェム系抗菌薬注射の単回投与が推奨されている。近年，ペニシリン系やニューキノロン系の抗菌薬に対して耐性をもつ淋菌が増加し，問題となっている。

2　非淋菌性尿道炎 nongonococcal urethritis

　性行為で感染する尿道炎のうちで淋疾以外のものをさすが，近年は淋疾よりも数倍多くみられる。起炎菌は**クラミジア-トラコマチス** *Chlamydia trachomatis* によるものが多い。
●**症状・診断**　潜伏期間は淋疾より長く，2〜3週間ぐらいとされている。症状は比較的軽く，尿道分泌物は透明ないし白色・粘液性で量も少ない。診

◯**表5-12　おもな性感染症（STI）**

・梅毒	・非淋菌性尿道炎	・ケジラミ症
・淋菌性尿道炎（淋疾）	・性器ヘルペス	・腸管感染症
・軟性下疳	・尖圭コンジローマ	・エイズ（AIDS）
・鼠径リンパ肉芽腫	・陰部伝染性軟属腫	・伝染性単核球症
・鼠径部肉芽腫	・疥癬	

断は，染色や培養では困難で，尿や分泌物の免疫学的検査やDNA検査が必要である。

● **治療**　治療にはテトラサイクリン系またはマクロライド系の抗菌薬が有効である。

K　尿管の通過障害

尿路に流れを妨げるような閉塞あるいは不完全閉塞があると，それよりも上流の腎・尿路に形態的・機能的変化が生じ，尿路を閉塞された腎臓の機能は進行性に障害される。閉塞の原因には，器質的なものと機能的なものがある。器質的な閉塞は腫瘍，瘢痕，結石，先天的狭窄などに基づき，機能的尿流通過障害には膀胱尿管逆流などがある。

1　水腎症，水尿管症

尿路通過障害の結果，その上方の腎盂・腎杯や尿管の拡張がおこる。腎盂・腎杯が拡張するものを**水腎症** hydronephrosis，尿管の拡張が著しいものを**水尿管症** hydroureter という。

● **原因**　原因には先天性の腎盂尿管移行部狭窄や，血管による尿管の圧迫，尿管狭窄，尿管腫瘍，尿管結石などがある。そのほか，尿道狭窄，前立腺肥大症などの下部尿路閉塞でも両側の水腎症をおこすことがある。

● **症状**　閉塞が長期にわたっておきた高度な水腎症や先天性のものでは症状が少なく，ときに鈍痛がある程度で，多くは腎腫瘤として発見される。感染を伴うと発熱して膿腎症となる。一方，結石などで水腎症が急に発生した場合には，腎被膜の伸展により疼痛が生じる。両側尿管の閉塞では腎後性無尿を生じ，急性腎不全となる。

● **診断**　静脈性尿路造影，超音波検査，CT，レノグラムなどによる。閉塞部位や原因の確定には逆行性腎盂造影，尿管鏡検査なども行う。

● **治療**　一時的に経皮的腎瘻や尿管カテーテル留置を行うこともあるが，根本的には通過障害の原因を除くことが重要である。腎盂尿管移行部狭窄には**腎盂形成術**を行う（◯図5-11）。水腎症が高度で腎機能の回復が困難と判断された場合には，腎摘除術も行われる。

2　膀胱尿管逆流（VUR）

尿管膀胱移行部には，排尿時に膀胱内圧上昇と膀胱三角部の収縮に伴って膀胱壁内の尿管を閉鎖し，膀胱から尿管への尿の逆流を防止する機構がある。この逆流防止機構がうまくはたらかないと膀胱内の尿が尿管，さらには腎盂へと逆流をおこす。この現象を**膀胱尿管逆流** vesicoureteral reflux（VUR）という。逆流があると下部尿路の感染が容易に上部尿路に波及する。

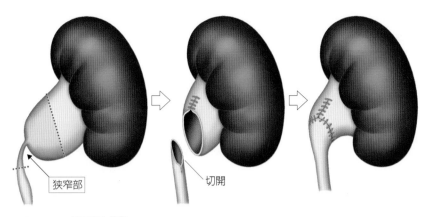

狭窄部　　切開

▶**図 5-11　腎盂形成術**
腎盂尿管移行部狭窄による水腎症に対して，狭窄部を切除し，腎盂を縫縮したのちに尿管をつなげる。最近では，腹腔鏡下で行われることがある。

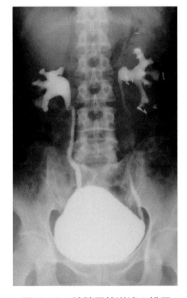

▶**図 5-12　膀胱尿管逆流の排尿**
　　　　時膀胱造影像
両側の膀胱尿管逆流をみとめる。

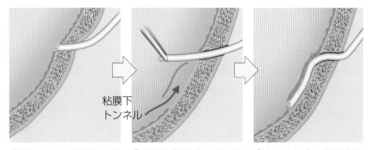

粘膜下
トンネル

①逆流のある尿管は，膀胱壁を貫く尿管の距離が短い。

②尿管を膀胱内に引き出し，粘膜下にトンネルをつくる。

③トンネル内に尿管を埋め込むことで，膀胱内の尿管を長くする。

▶**図 5-13　膀胱尿管逆流防止術**

● **原因**　尿管膀胱移行部の先天的欠陥によるものと，感染や下部尿路の通過障害によるものがある。臨床的には腎盂腎炎を合併しやすいことと，水腎症や水尿管症をおこして腎機能の低下をもたらすことが問題となる。

● **診断**　排尿時膀胱造影で逆流を確認する（▶図5-12）。内視鏡検査では尿管口の位置や形態の異常がみられる。

● **治療**　原因の除去が重要である。小児の原発性逆流は加齢とともに自然に消失することが多い。感染を繰り返したり上部尿路への影響の大きいものは**膀胱尿管逆流防止術**を行う（▶図5-13）。逆流防止のための手術にはいろいろな方法があるが，基本は尿管下端が膀胱の粘膜下のトンネルを約2〜2.5 cm 通って，膀胱に開口するようにすることにある。

L 排尿・蓄尿障害

　膀胱に貯留した尿を失禁することなく正常に体外に排出することは，尿路の大切な機能である。これには，排尿をつかさどる複雑な機構が関与している。

1 神経因性膀胱

● **原因**　正常な膀胱の排尿機能は，複雑な神経支配下で円滑に行われる(▶33ページ，図2-14)。これらの神経系がうまくはたらかないと，排尿や蓄尿に障害を受ける。原因となる神経障害の部位とそれを引きおこす疾患には，以下のようなものがある。

(1) 中枢性：脳血管障害，パーキンソン病，水頭症，認知症など
(2) 脊髄性
　　①仙髄より上位：外傷性脊髄損傷，脊髄梗塞，脊髄腫瘍，頸髄症など
　　②仙髄性：二分脊椎症，腰部脊柱管狭窄症，腰椎椎間板ヘルニアなど
(3) 末梢性：骨盤内手術後や糖尿病などによる末梢神経障害など

● **診断**　おもな症状や出現した時期，神経障害を引きおこすような疾患や手術の既往などを注意深く問診する。また，薬剤によっても排尿が影響されることがあるため，服用薬の確認も行う。尿検査により尿路感染症の有無を調べ，腎機能などについての血液検査も評価する。さらに画像による上部尿路の評価や尿流量測定，残尿測定や膀胱内圧検査などの尿流動態検査(ウロダイナミクススタディ)や尿路造影などを行う場合もある。

● **治療**　最も重要なことは腎機能の保持である。さらに尿路感染のコントロールおよびQOLを考慮し，尿失禁や頻尿の改善を考えて治療を行う。タイプ別の治療法は以下の通りである。

(1) 排尿障害：副交感神経刺激薬などによる薬物治療，清潔間欠自己導尿の指導(▶92ページ)，膀胱留置カテーテルなど。
(2) 蓄尿障害：抗コリン薬，β_3アドレナリン受容体作動薬などによる薬物治療，尿路変向術など。

2 尿失禁

　尿失禁 urinary incontinence とは，無意識または意思に反して尿が尿道または尿道以外の場所から体外にもれる状態をいう。下部尿路の器質的あるいは機能的障害のために，膀胱内圧(膀胱排尿筋圧＋腹圧)が尿道抵抗より大きくなったときに尿失禁がおこる(▶45ページ)。

● **分類**　失禁の分類ごとに原因疾患は異なる(▶表5-13)。尿失禁の治療としては，それぞれの原因疾患の治療を行うことを原則する。

　① **腹圧性尿失禁**　咳・くしゃみの際や，重いものを持ったり，あるいは体動により腹圧が急激に上昇したときに生じる。経産婦や肥満の中高年女性

●表5-13　尿失禁の分類

失禁の分類	失禁の仕方	おもな原因
腹圧性	咳，くしゃみ，ジャンプなどでもれる。	骨盤底筋群の無力化
切迫(急迫)性	尿意が突然おこり，反射が強くこらえきれない。	多発性脳梗塞などの中枢神経疾患，過活動膀胱
溢流(奇異)性	少量ずつあふれ出る。残尿あり。	前立腺肥大症，神経因性膀胱
反射性	尿意なし。大量にもれる。	中枢神経疾患，脊髄損傷
機能性	排尿機構は保たれているが，トイレまで行って排尿できない。	認知症，運動障害など
真性	つねに尿がもれ続ける。	先天奇形，括約筋の障害

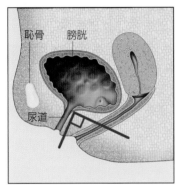

a. 正常
尿道と膀胱後部のなす角度は90〜100度。

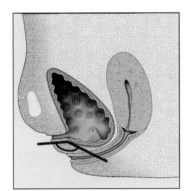

b. 腹圧性尿失禁
膀胱底は恥骨より下降し，尿道となす角は鈍角となる。

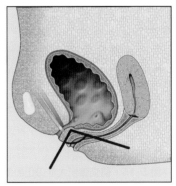

c. 尿道スリング術後
尿道と膀胱後部のなす角度が小さくなる。

●図5-14　腹圧性尿失禁

に多く，男性では前立腺摘除術後にみられることがある(●図5-14)。

　治療としては，薬物療法のほかに，軽症の場合には括約筋を締める骨盤底筋体操(●210ページ)をすすめる。症状の程度が著しいときには，**尿道スリング術**(●図5-14-c)が行われる。前立腺摘除後の尿失禁に対しては，人工括約筋の埋め込み術が行われる場合がある。

　② **切迫性尿失禁**　過活動膀胱(●45ページ)で伴いやすい。通常，抗コリン薬や β_3 アドレナリン受容体作動薬の内服を行う。

3 前立腺肥大症(BPH)

　男性の前立腺は50歳をこえると腫大傾向を示す。前立腺肥大症 benign prostatic hyperplasia(BPH)では，一般的に，前立腺の移行領域にある尿道周囲腺が腫大して辺縁領域や中心領域を圧迫し，また前立腺部尿道を延長・狭小化することによって症状がおこる(●図5-15)。

● **症状**　尿線狭小や排尿時間の延長などの排尿障害や頻尿(とくに夜間頻尿)，尿意切迫感などの蓄尿障害がみられる。進行すると膀胱に肉柱形成や

憩室形成などがおこるとともに残尿量が増す。重症になると溢流性尿失禁
や完全尿閉がおこり，水腎症などのように上部尿路にまで変化が及び，腎機
能障害をもたらすこともある。自覚症状をスコア化した**国際前立腺症状スコ
ア**が，手術適応の可否や治療効果の判定に用いられている（◎表5-14）。

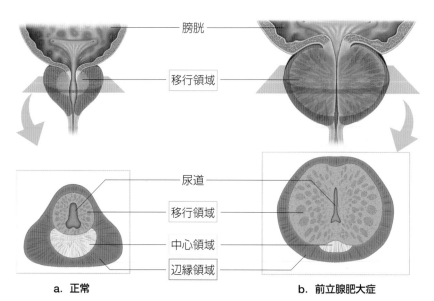

　　　　a. 正常　　　　　　　　　　　　　　b. 前立腺肥大症

◎**図5-15　前立腺肥大症の正面像・横断面像**
前立腺肥大症では，移行領域が増大し，ほかの領域を圧迫する。

◎**表5-14　国際前立腺症状スコア(I-PSS)**

どれぐらいの割合で次のような症状がありましたか	まったくない	5回に1回の割合より少ない	2回に1回の割合より少ない	2回に1回の割合くらい	2回に1回の割合より多い	ほとんどいつも
この1か月の間に，尿をしたあとにまだ尿が残っている感じがありましたか	0	1	2	3	4	5
この1か月の間に，尿をしてから2時間以内にもう一度しなくてはならないことがありましたか	0	1	2	3	4	5
この1か月の間に，尿をしている間に尿が何度も途切れることがありましたか	0	1	2	3	4	5
この1か月の間に，尿をがまんするのがむずかしいことがありましたか	0	1	2	3	4	5
この1か月の間に，尿の勢いが弱いことがありましたか	0	1	2	3	4	5
この1か月の間に，尿をしはじめるためにおなかに力を入れることがありましたか	0	1	2	3	4	5
	0回	1回	2回	3回	4回	5回
この1か月の間に，夜寝てから朝起きるまでに，ふつう，何回尿をするために起きましたか	0	1	2	3	4	5

● **検査・診断**　直腸診で肥大した前立腺を触知する。表面は平滑で硬度は均等であり，がんおよび炎症とはその所見が異なる。残尿測定・尿流測定は，排尿障害の程度を数値として把握できる。

　前立腺超音波検査は，前立腺の体積の測定に有用である（◉図5-16）。内視鏡検査では，腫大した前立腺による尿道の圧迫がみられる（◉図5-17）。

● **治療**　腎機能が低下している場合や，尿閉といった手術の絶対適応を除き，治療は症状に応じて行われる。薬物療法として α_1 アドレナリン受容体遮断薬や 5α 還元酵素阻害薬の投与が行われる。手術療法としては，**経尿道的前立腺切除術** transurethral resection of prostate（**TUR-P**）が一般に行われている（◉図5-18）。前立腺が大きな場合や膀胱結石を伴う場合には，開放手術の前立腺被膜下摘出術が行われることもある。

　そのほかの治療法として，レーザーを用いて肥大した前立腺組織を核出したり，凝固・蒸散させる方法も行われている。

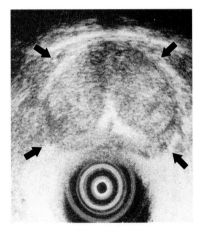

◉**図5-16　前立腺肥大症の経直腸超音波像**
肥大した前立腺（→）をみとめる。

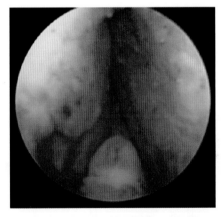

◉**図5-17　前立腺肥大症の内視鏡写真**
前立腺部の尿道は，肥大した前立腺が両側からはり出し，狭小化している。中央下方にみられる突起は精丘である。

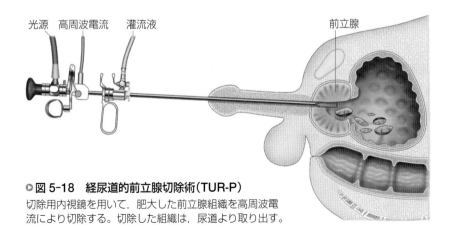

光源　高周波電流　灌流液　　　　　　　　　前立腺

◉**図5-18　経尿道的前立腺切除術（TUR-P）**
切除用内視鏡を用いて，肥大した前立腺組織を高周波電流により切除する。切除した組織は，尿道より取り出す。

M 尿路損傷および異物

尿路や生殖器の損傷には，刺傷・切傷などの**開放性損傷**のほかに，交通災害や労働災害，スポーツや転落などによる打撲・衝撃からおこる**非開放性損傷❶**がある。非開放性損傷の場合は，とくにその部位の診断が重要であり，CT などの画像検査が有用である。そのほか，手術の際に尿路を損傷する場合もある。

なお，性器損傷には陰囊・精巣・陰茎損傷などがあるが，いずれもまれである。

■NOTE
❶外部と交通のある損傷を開放性損傷といい，皮膚には創がないのに深部の組織が損傷を受けたものを非開放性損傷という。

1 腎損傷

●**分類** 開放性損傷はまれで，非開放性の損傷が多い。腎損傷はその程度によって分類される（●図 5-19）。Ⅲ型の深在性損傷と腎血管（腎動静脈）損傷をあわせて大損傷とよぶこともある。

●**症状** 出血が多い場合には外傷性・失血性ショックをおこす。局所的には，疼痛，腫脹，また腎盂・腎杯に損傷が及べば，血尿や後腹膜への尿溢流（ユリノーマ urinoma）などをおこす。

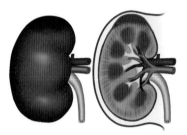

Ⅰa型　被膜下血腫

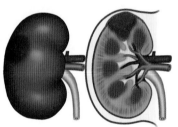

Ⅰb型　実質内血腫

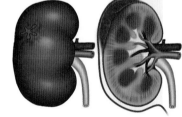

Ⅱ型　表在性損傷

Ⅰ型：腎被膜への連続性が保たれていて，血液の被膜外への漏出がない損傷形態をいう。被膜下血腫（Ⅰa）と実質内出血（Ⅰb）がある。

Ⅱ型：腎皮質にとどまると思われる損傷があり，腎被膜への連続性が保たれていない場合（腎外への出血をみとめる場合）をいう。

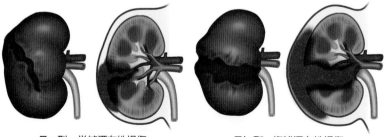

Ⅲa型　単純深在性損傷　　Ⅲb型　複雑深在性損傷

Ⅲ型：損傷が腎実質の 1/2 以上の深さに及ぶ場合をいう。おおむね腎髄質に達する場合をいう。離断，粉砕があれば b とする。

●**図 5-19　腎損傷の分類**
（日本外傷学会臓器損傷分類委員会：腎損傷分類 2008. 日本外傷学会雑誌 22（2）：265, 2008 による，一部改変）

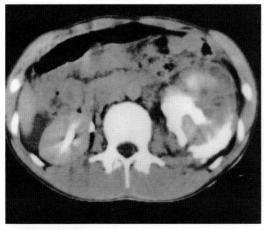

a. 受傷 1 日目の CT 像
左腎周囲に造影剤の溢流をみとめる。
血腫と尿貯留を示す。

○**図 5-20　腎損傷像**

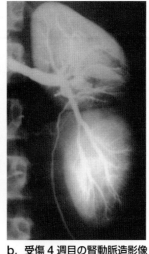

b. 受傷 4 週目の腎動脈造影像
腎断裂を示す。

● **検査・診断**　静脈性尿路造影や CT，血管造影が損傷の程度の判定に有
用である（○図 5-20）。

● **治療**　90％は小損傷であり保存的治療でよい。腎動静脈裂傷や重症の裂
傷では塞栓術や手術療法が行われ，腎摘除術のほか，部分切除術や腎縫合術
などが行われる。

　晩期合併症として，腎周囲血腫の器質化による腎血管性高血圧症や水腎症
の発症をみることがある。

2 尿管損傷

　尿管の形態・位置などから，外力による損傷はまれである。しかし，骨盤
内手術などでときに広範な損傷をおこすことがある。そのほか，婦人科手術
後の尿管腟瘻の発生もみられる。

● **治療**　軽度の損傷では，尿管カテーテルの留置のみで自然に治癒する場
合がある。損傷が高度な場合は，尿管-尿管吻合術や，下部尿管であれば膀
胱-尿管新吻合術が行われる。そのほか骨盤内への自家腎移植の報告もある。

3 膀胱損傷

　膀胱損傷は充満した膀胱におこりやすく，また骨盤内手術，経尿道的手術
などによる医原性のものもある。非開放性の損傷には，腹膜との交通のある
腹膜内損傷と，交通のない腹膜外損傷がある（○図 5-21）。

● **症状・診断**　受傷の既往と下腹部痛や血尿などの存在は，膀胱損傷を強
く疑わせる。骨盤骨折を伴うことが多く，尿意はあっても排尿がなく，とき
にショック状態や腹膜炎症状を伴う。

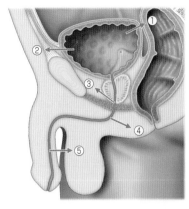

膀胱損傷
①腹膜内
②腹膜外

尿道損傷
③膜様部
④球部
⑤振子部

◉図 5-21　下部尿路損傷の分類

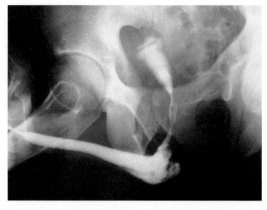

◉図 5-22　尿道球部損傷時の尿道膀胱造影像

　膀胱損傷によって膀胱と腟とが交通し，膀胱腟瘻が形成された場合は，主症状として腟からの尿失禁がおこる。診断は，膀胱造影による。

●治療　損傷した膀胱壁の縫合とカテーテル留置，尿浸潤部位や腹腔内のドレナージを行う。産婦人科手術後の膀胱腟瘻では，瘻孔閉鎖術を行う。

4 尿道損傷

●原因・分類　男性に多く，転落による会陰部打撲や骨盤骨折に伴っておこる。通常，尿道膜様部の損傷，尿道球部の損傷，尿道振子部の損傷に分けられる（◉図5-21）。

　膜様部の損傷は，骨盤骨折に伴うことが多い。

　球部の損傷は，転落によって，かたい物の上にまたがって打撲を受けたときに多い。振子部の損傷は，外傷や尿道内異物によっておこる。

●症状　排尿困難・尿道出血などの症状を呈する。

●治療　尿道損傷が疑われるときは尿道留置カテーテルの挿入は避け，尿道造影を行って損傷の部位・程度を確認する（◉図5-22）。損傷が軽微なものは安静と抗菌薬の投与だけで経過を観察するが，損傷がひどく，尿道の断裂などの排尿困難な症例に対しては，恥骨上に膀胱瘻を造設し，血腫などがおさまってから尿道形成術を行う。

　外傷部位の瘢痕性治癒に伴って尿道狭窄をおこすことが多く，ブジーによる尿道拡張を要する場合もある。

5 膀胱・尿道異物

●原因・症状　原因としては，自慰による異物（鉛筆，ろうそく，体温計，箸など）の挿入があるが，治療の目的で挿入したカテーテルなどが膀胱内で破損し，異物として残留することもある。また近接臓器の手術に際して，縫合糸・ドレーンなどが侵入することもある。膀胱異物では膀胱炎の症状を呈し，尿道異物では出血や排尿障害がある。

● **診断・治療**　患者が原因を話す場合には問題はないが，隠している場合には診断が困難である。膀胱鏡検査やX線撮影が行われ，異物が確認されたら異物鉗子で摘出する。

経尿道的に摘出不能の場合は，膀胱切開を行う。

6　陰茎折症

勃起時に無理な力が加わると海綿体を包む白膜が断裂し，血腫を形成して陰茎が折れ曲がった状態になる。血腫を除去し，白膜を縫合する。

N　尿路結石症

尿路中の結石 culculus によって引きおこされる疾患を総称して，**尿路結石症** urolithiasis という。結石の部位により，それぞれ腎結石症 nephrolithiasis，尿管結石症 ureterolithiasis，膀胱結石症 cystolithiasis，尿道結石症 urethrolithiasis とよぶ（◉図5-23）。

腎結石と尿管結石を**上部尿路結石**，膀胱結石と尿道結石を**下部尿路結石**という。また，尿流停滞や尿路感染症が存在するために生じた結石を**二次性結石**とよび，それらの原因のない**一次性結石**と区別することがある。

なお，尿路結石症のなかには，疼痛，重症尿路感染症あるいは腎後性腎不全を呈し，緊急処置を要する例がある。とくに疼痛は，いわゆる「急性腹症」の原因としてつねに考えておく必要がある。

● **疫学**　30〜40代の罹患率が最も高く，20〜50代が大半を占める。性差は

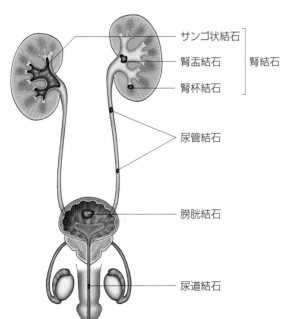

サンゴ状結石 ┐
腎盂結石 ├ 腎結石
腎杯結石 ┘
尿管結石
膀胱結石
尿道結石

◉**図5-23　尿路結石症**

2～3：1で男性に多く，下部尿路結石ではその差は6：1となる。

● **結石の成分**　シュウ酸カルシウムあるいはリン酸カルシウムの単独または混合の，いわゆるカルシウム含有結石が最も多く，全体の90％以上を占める。感染尿と関連の深い結石としてリン酸マグネシウム-アンモニウム結石がある。尿酸結石・尿酸塩結石は，わが国でもその頻度が欧米並みに高くなりつつある。遺伝性疾患であるシスチン尿症に起因するシスチン結石は，全体の1％程度である。

このほか，キサンチン結石や炭酸カルシウム結石があるが，これらはきわめてまれである。

● **結石の原因**　尿路閉塞による尿流のうっ滞は，結石の形成を促進する。また閉塞がなくても，脱水などによって濃縮された過飽和尿が腎・尿管内に長く停滞すると，それだけでも結石ができやすくなる。

尿路結石症の60～80％は，基礎疾患の明らかでない一次性結石症とよばれるもので，1～2％は尿細管性アシドーシスやシスチン尿症などの遺伝性疾患，残り20～40％がその他の基礎疾患によるものである。基礎疾患の明らかなもののなかでは，とくに原発性副甲状腺機能亢進症(●plus)が重要で，成人の尿路結石症の2～5％は本症が原因となっている。

1　腎結石症，尿管結石症

● **症状**　結石が粘膜下や腎実質に癒着(ゆちゃく)している段階，あるいは小結石が小腎杯内に存在する段階では，ほとんど症状がない。ときに結石が腎杯や腎盂の内腔を満たすように形成される**サンゴ状結石**となる(●図5-23)。しかし結石が移動し，尿路を閉塞すると疝痛や鈍痛などが生じる。

疝痛発作時には背部の叩打痛が著明で，吐きけ・嘔吐を伴ったり，肉眼的血尿あるいは顕微鏡的血尿が必発する。結石が下降してくると，痛みは側腹部から下腹部へと放散する。

● **検査所見**　ほとんどの場合，尿沈渣に赤血球をみる。ときに結石成分の結晶がみとめられる。また，高カルシウム血症と低リン血症が共存すれば副甲状腺機能亢進症が疑われ，副甲状腺ホルモン(PTH)の測定により診断する。

腎・膀胱部単純撮影や静脈性尿路造影によって結石陰影をみとめ，腎盂・腎杯の変化と結石との関係，腎機能障害の程度などをみることができる。ただし，尿酸結石・キサンチン結石はX線透過性であり描出されないため，**X**

---

plus	**原発性副甲状腺機能亢進症**

尿路結石の基礎疾患となる原発性副甲状腺機能亢進症は，副甲状腺から副甲状腺ホルモン(PTH)が過剰に分泌されて骨吸収を促進するため，高カルシウム血症となる疾患である。尿中にもカルシウムとリンが多量に排出されるために，尿路結石を多発する。

線陰性結石とよばれる。

　超音波検査では，結石自体の高エコー陰影が確認できなくても，腎盂・尿管の拡張状態を知ることによって診断の一助とすることができる。CT では，X 線透過性結石の診断も可能である。

● **治療**　以下の治療が行われる。

　① **保存療法**　典型的な疼痛発作をきたすものの多くは，自然排石の可能な小結石である。一般に直径 5 mm 以下の結石なら排石が期待でき，そのため多量の水分を与える。疼痛に対しては抗コリン薬や鎮痛薬などを適宜使用する。

　② **体外衝撃波砕石術 extracorporeal shock wave lithotripsy（ESWL）**　衝撃波を体内の結石に焦点を合わせて誘導し，結石を砂状に破砕する方法である（◐図 5-24）。破砕された小結石は尿とともに自然に排出されるが，ときに尿管に詰まり，尿流停滞をおこすことがある（ストーンストリート stone street，◐図 5-25）。したがって，大きな結石の場合には，尿の誘導と排石促進のために，あらかじめ尿管にステントを留置したり，腎瘻を造設して，尿流を確保する。ESWL は上部尿路結石治療の第一選択となっている。

　③ **経皮的腎（尿管）砕石術 percutaneous nephro-(uretero-)lithotripsy（PNL），経尿道的尿管砕石術 transurethral ureterolithotripsy（TUL）**　PNL では，経皮的に腎瘻を作製して瘻孔から内視鏡（腎盂鏡）を挿入し，結石を見ながら超音波による振動探子や，レーザーなどで破砕・摘出する（◐図 5-26）。

　TUL は，経尿道的・経尿管的に内視鏡（尿管鏡）を挿入して結石を破砕・摘出する（◐図 5-27）。破砕にはレーザーなどが用いられる。フレキシブル尿管ファイバースコープの普及により腎臓内の結石にも適応が広がっている。

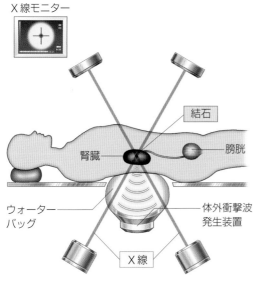

◐**図 5-24　体外衝撃波砕石術（ESWL）の実際**
二方向の X 線透視で集点を決め，衝撃波をあて，結石を破砕する。

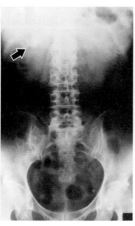
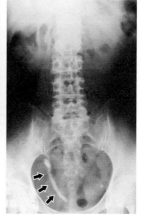

a. 術前
右上腎杯に 2.0cm × 1.5cm の結石をみとめる（→）。

b. ESWL 後 10 日目
尿管下端に破砕された砂状結石（ストーンストリート）がみられる（→）。

◐**図 5-25　ESWL 前後の KUB 像**

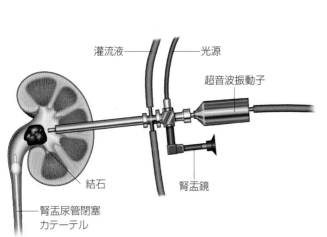

　図 5-26　経皮的腎砕石術(PHL)

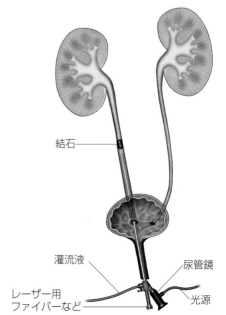

　図 5-27　経尿道的尿管砕石術(TUL)
尿道より尿管鏡を尿管内にまで挿入し, 結石を
観察しながらレーザーなどを用いて砕石する。

　4 手術療法　近年, 外科的開放手術を必要とすることは少なくなってきた。結石による著明な水腎症や膿腎症が存在し, 結石を除去しても腎機能の回復の見込みのないときに, 腎摘除術の適応となる。

● **予防**　結石の再発予防はきわめて重要で, その成分が参考となる。一般的には尿量を増加させて希釈尿を排泄させるように努め, バランスのとれた食生活を心がける。感染があれば十分に治療し, 尿路の通過障害を除去する。

　尿酸結石では, 尿酸の源であるプリン体含有量の多い食品(肉類・魚)を避け, 尿酸の産成を抑える薬剤を投与するとともに, クエン酸ナトリウムやクエン酸カリウムによって尿のアルカリ化をはかる。シスチン結石に対してもやはり尿のアルカリ化をはかる。

2　膀胱結石症

● **原因**　本症には, 膀胱に原発した結石と, 膀胱に下降した尿管結石が尿道から排泄されず, 膀胱内にとどまって増大した結石とがある。膀胱内残留を助長する因子としては, 前立腺肥大症, 膀胱頸部硬化症, 膀胱憩室などがある。

● **症状**　結石の機械的刺激と, 併発する膀胱炎による排尿痛があり, 終末時には血尿や頻尿がみられ, 突然の尿線の中絶をみたり, ときに尿閉をおこす。

● **診断**　膀胱部の単純撮影で結石陰影を証明することが多い。膀胱鏡検査は最も確実な診断法である。

● **治療**　内視鏡による摘出・砕石などが行われる。場合により恥骨上切開

による膀胱切石術が行われる。再発予防のため，残尿や感染を除去する根本的治療が必要となることもある。

3 尿道結石症

　解剖学的な構造から女性にはまれであり，男性尿道の膜様部の直上および舟 状 窩[1]に多い。

● **症状・診断**　尿線途絶や尿閉などがおもな症状で，ときに疼痛，血尿を伴う。X 線検査または膀胱尿道鏡で確定診断される。

● **治療**　前部尿道結石は，尿道口から摘出可能なこともある。後部尿道のものは，いったん膀胱内に逆行させ，膀胱結石として処置する。

NOTE
[1]舟状窩
　亀頭部の尿道にある舟状の少しふくらんだ部分。

O　尿路・性器の腫瘍

　良性腫瘍と悪性腫瘍があるが，臨床的に重要なものは主として悪性腫瘍であり，腎細胞がん・膀胱がん・前立腺がん・精巣腫瘍などがある（○図 5-28）。

1 腎実質腫瘍

● **分類**　良性腫瘍で最も多いものは血管筋脂肪腫で，ほかに腺腫，線維腫，血管腫，脂肪腫などがあるが，いずれも非常にまれである。悪性腫瘍として

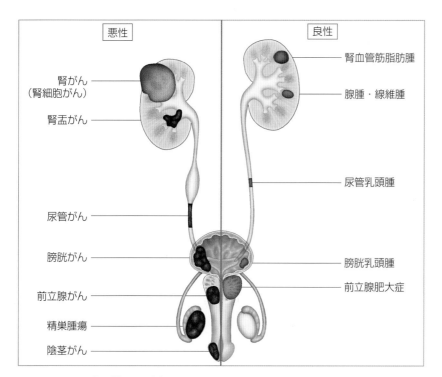

○図 5-28　尿路・性器の腫瘍

は，腎細胞がんと小児にみられるウィルムス腫瘍のほか，まれに肉腫が発生する。

1 腎細胞がん（腎がん）

　腎実質腫瘍の約 80％は**腎細胞がん** renal cell carcinoma である。50〜70 歳に多く，男女比は 2〜3：1 で男性に多い。

　初期には腎実質内に限局されているが，進行すれば周囲ならびに腎内部へ進展し，腎盂に浸潤すると血尿をきたす。また，静脈内に血流に沿って浸潤するため，腎静脈や大静脈内に腫瘍塞栓をつくる傾向にある（◯表 5-15）。肺・骨などへの血行性転移が多い。

● **症状**　血尿・腫瘤・疼痛が 3 大症状といわれているが，近年では検診やほかの疾患の検査中に偶然に見つかる小径の腫瘍が多く，この 3 大症状をきたす腫瘍は少なくなっている。

　進行すると発熱や貧血（腫瘍随伴症候群）を伴うことがある。

● **診断**　検査所見では血尿，貧血，ときに CRP の上昇や赤血球沈降速度（赤沈）の亢進をみとめることがある。超音波検査，CT，MRI が診断に有用である（◯図 5-29）。近年，検診の CT や超音波検査で腎腫瘍が偶然発見される例が増えている。

● **治療**　早期には腎臓と周囲脂肪織，腎筋膜（ゲロタ Gerota 筋膜）❶，副腎のすべてを摘除する**根治的腎摘除術**が行われる（◯図 5-30）。4 cm 以下の腫

□ NOTE

❶**腎筋膜（ゲロタ筋膜）**

　腎周囲脂肪織を包む線維性結合組織からなる膜様構造で，腎臓および副腎を被包している。

◯**表 5-15　腎細胞がんの進展度（TNM 分類）**

T-原発腫瘍
TX　原発腫瘍の評価が不可能
T0　原発腫瘍をみとめない
T1　最大径が 7 cm 以下で，腎に限局する腫瘍
T1a　最大径が 4 cm 以下
T1b　最大径が 4 cm をこえるが 7 cm 以下
T2　最大径が 7 cm をこえ，腎に限局する腫瘍
T2a　最大径が 7 cm をこえるが 10 cm 以下
T2b　最大径が 10 cm をこえ，腎に限局する
T3　主静脈または腎周囲組織に進展するが，同側の副腎への進展がなく Gerota 筋膜をこえない腫瘍
T3a　腎静脈やその区域静脈に進展する腫瘍，または腎盂腎杯システムに浸潤する腫瘍，または腎周囲および/または腎洞（腎盂周囲）脂肪組織に浸潤するが，Gerota 筋膜をこえない腫瘍
T3b　横隔膜下の下大静脈内に進展する腫瘍
T3c　横隔膜上の下大静脈内に進展，または大静脈壁に浸潤する腫瘍
T4　Gerota 筋膜をこえて浸潤する腫瘍（同側副腎への連続的進展を含む）

N-領域リンパ節
NX　領域リンパ節転移の評価が不可能
N0　領域リンパ節転移なし
N1　領域リンパ節転移あり

M-遠隔転移
M0　遠隔転移なし
M1　遠隔転移あり

（日本泌尿器科学会・日本病理学会・日本医学放射線学会編：腎癌取扱い規約 第 5 版．p.36-37，メディカルレビュー社，2020 による）

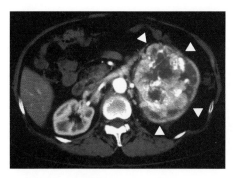

◉図 5-29　腎細胞がんの CT 像
腎細胞がんを▷で示す。

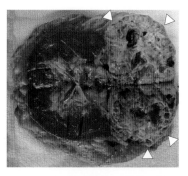

◉図 5-30　腎細胞がんの摘出標本
腎周囲の脂肪とともに摘出した腎臓の割面である。腎下極(右側)に黄色調の腎細胞がんをみとめる(▷)。

瘍に対しては，腎機能温存のために，腫瘍のみを摘出する**腎部分切除術**が標準的術式となった。手術支援ロボットが用いられることが多い。

　転移のある例では根治手術の適応はないが，治療の一助として腎摘除術が行われることもある。補助療法として化学療法や放射線療法は有効ではない。

　最近では，チロシンキナーゼ阻害薬(アキシチニブ，カボザンチニブリンゴ酸塩)などの分子標的薬と免疫チェックポイント阻害薬である抗 PD-1 抗体(ニボルマブ，ペムブロリズマブ)を組み合わせて治療を行うようになっており，転移症例でも治療成績が以前より改善しつつある。

2　ウィルムス腫瘍

　ウィルムス Wilms 腫瘍は，後腎芽腫瘍から発生する悪性腫瘍で，**腎芽細胞腫** nephroblastoma ともよばれる。腎発生過程における遺伝子変異が関与している。

● **症状・診断**　まれに成人にも発症するが，一般に幼児期に多い。両側性は 5% にみとめ，約 1% は家族内発生する。発育は速く，腹部腫瘤として発見されることが多いが，肉眼的血尿は比較的まれである。無虹彩症，外性器異常，知的障害などの合併奇形を伴うことが多い。

● **治療**　原則として根治的腎摘除術を行い，病理組織所見に応じてアクチノマイシンDやドキソルビシン塩酸塩による化学療法や，放射線療法を行う。5 年生存率は遠隔転移がなければ 90% 以上である。

3　腎血管筋脂肪腫

　腎血管筋脂肪腫 renal angiomyolipoma は腎臓の良性腫瘍で，血管，筋，脂肪組織からなる。女性に頻度が高い。腎臓に孤立性に発生することもあるが，**結節性硬化症**[1]に合併し，両側性・多発性に発生することがある。

● **症状**　腫瘍は大きく成長し，閉塞，血尿，側腹部腫瘤，疼痛をおこすまでは無症状であることが多い。ときに後腹膜へ出血することもある。

● **治療**　良性腫瘍なので経過観察でもよいが，出血や腫瘤が大きい場合に

□ NOTE
❶結節性硬化症
　顔面血管線維腫，てんかん，知能障害を特徴とする遺伝性疾患で，網膜過誤腫や腎血管筋脂肪腫などを伴うことがある。

は，動脈塞栓術，腎部分切除術，ときに腎摘除術が行われる。最近では，結節性硬化症に伴う場合は，エベロリムスによる薬物療法も施行されるようになっている。

2 腎盂および尿管がん

　腎盂および尿管の上皮は膀胱粘膜と同様，尿路上皮細胞でおおわれている。腎盂および尿管がんはあわせて**上部尿路がん**ともよばれる。その原因は不明であるが，膀胱がんと同様に，尿路上皮細胞に作用しやすい発がん物質の関与や尿路結石に伴う機械的刺激などが考えられている。

1 腎盂がん

　腎盂がん renal pelvic carcinoma は腎腫瘍全体の 7〜8% を占め，男性に多い。尿路上皮がんが多いが，多発性の傾向があり，尿管・膀胱にも同様のがんを形成しやすい。

●症状　無症候性血尿を呈し，ときに腫瘍による尿の通過障害をおこして腎盂・腎杯の拡張をきたす。

●診断　尿細胞診で悪性を証明する。また，静脈性尿路造影または上行性腎盂造影で，腎盂・腎杯の変形や陰影欠損をみる。診断が確定しない場合は，腎盂尿管鏡による観察や，病理組織診が必要となる。

●治療　尿管口周囲を含む膀胱部分切除術を伴う腎・尿管全摘術を行う。30〜40% の症例で，術後に膀胱内に再発をきたす。また，まれに対側腎盂への再発をみることもあるため，術後は十分な観察が必要である。早期がんや単腎に発生した例では，内視鏡的切除が行われることがある。

　転移・浸潤をきたす場合にはゲムシタビン gemcitabine 塩酸塩とシスプラチン cisplatin による GC 療法を施行することが多い。腎機能を考慮し，術前に GC 療法を行うことも検討する。最近は，ペムブロリズマブ，アベルマブ，ニボルマブなどの免疫チェックポイント阻害薬の導入，さらには微小管阻害薬を結合させた抗体薬物複合体も投与可能となり，治療効果が期待されている。

---

plus	**ロボット支援手術**

　ロボット支援手術とは，もともと，2000 年に米国で開発された手術支援ロボット（ダヴィンチ）を用いた手術をさしていた。ダヴィンチは 3 次元の視野をもち，操作アームに関節があるため，狭い空間での切開や縫合にすぐれている。

　前立腺がんに対する根治的前立腺全摘除術に応用され，世界的に広く普及した。現在では，腎がん・膀胱がん・腎盂尿管がんにも使用されている。さらには泌尿器科領域にとどまらず，消化管・呼吸器・婦人科領域でも使用されるようになっており，今後の手術の主流となると思われる。

　2023 年現在，ダヴィンチ以外にも国産や海外で開発された手術支援ロボットが合計 4 種類登場している。

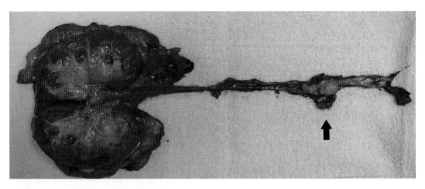

▶**図 5-31　尿管がん（摘出標本）**
尿管がんに対して腎・尿管全摘除術を施行した症例の摘出標本である。矢印の部分にがんをみとめる。

2 尿管がん

　尿管がん ureteral carcinoma は，主として尿路上皮がんである（▶図 5-31）。血尿や尿管閉塞による水腎症をきたし，腰痛や発熱を呈する。

● **診断**　X 線によって水腎症をみとめ，尿管腔内に陰影欠損を呈するので，X 線陰性結石との鑑別が必要である。尿管カテーテル法による造影および尿細胞診が有用である。軟性または硬性尿管鏡による内視鏡的観察や生検により，診断が確定できることもある。

● **治療**　腎盂腫瘍に準じるが，組織学的に悪性度の低いものや高齢者の場合には，尿管部分切除術などの保存的手術を行う場合もある。

3 膀胱がん

● **疫学**　膀胱がん bladder carcinoma は全悪性腫瘍の 1～1.5％ を占める。大部分が尿路上皮がんであるが，ほかに扁平上皮がん，腺がんがある。腺がんのなかには，膀胱壁内の尿膜管から発生する尿膜管がんがある。

　とくに 60 代に多く，また男女比は約 3～5：1 と男性に多い。

　特定の化学物質が発がん物質として作用することで生じる膀胱がんがあり，染料工業の従事者にみられる職業性膀胱がんとして注目されている。そのほか，喫煙との関係も指摘されている。また，結石の長期合併などによる慢性の機械的刺激で，扁平上皮がんをみることがある。

● **病理**　組織学的異型度を，細胞異型と構造異型の両方の観点からグレード grade 1～3 に分け，腫瘍の浸潤度（深達度）は，Tis から T4 までに分類する（▶図 5-32）。

　細胞異型度と腫瘍の浸潤度は予後との関係が強く，治療法の選択に際し重要なポイントとなる。転移はリンパ行性にみられるが，血行性に肺・骨に転移巣を形成することもある。

● **症状**　無症候性血尿がみられ，進行すると血塊や腫瘍塊のために排尿困難をきたす。また，頻尿や排尿痛などの膀胱炎症状を示す場合もある。

TNM分類 第8版，2017	T0	Ta	Tis	T1	T2		T3		T4	
					T2a	T2b	T3a	T3b	pT4a	T4b
上皮										
粘膜上皮下結合組織										
浅筋層										
深筋層										
膀胱周囲組織							顕微鏡的浸潤	肉眼的浸潤		
前立腺間質，精嚢，子宮，腔										
骨盤壁，腹壁										

▷図5-32　膀胱がんの浸潤度

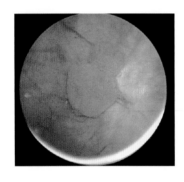

▷図5-33　膀胱がんに対する膀胱鏡検査
膀胱内に乳頭状に突出するがんをみとめる。

● **診断**　膀胱鏡検査によって確定診断が可能である（▷図5-33）。また，スクリーニングとして尿細胞診が有用である。浸潤度の決定には麻酔下での腹壁・直腸または腹壁・腔の双手診が有効であるが，CT，MRI，超音波断層検査も行われている。なお，経尿道的生検は，組織学的異型度と深達度を知り，治療法を決定するうえで重要である。

● **治療**　表在性のがんに対しては，経尿道的膀胱腫瘍切除術 transurethral resection of bladder tumor（TUR-Bt）が行われる。組織学的異型度が高く浸潤度の高いものや，広範な腫瘍にはリンパ節郭清を含めた膀胱全摘除術を行い，尿路変向術が行われる（▷90ページ）。

　悪性度の高い浸潤がんには，放射線療法も併用される。転移のあるがんには化学療法としてゲムシタビン塩酸塩やシスプラチンの投与が行われる。化学療法が無効な症例では，免疫チェックポイント阻害薬である抗PD-1抗体薬（ペムブロリズマブ）を投与する。さらに，最近では術後補助療法として抗PD-1抗体薬であるニボルマブが投与可能となった。また，上皮内がんや表在性の膀胱がんの再発予防に対しては，BCGやマイトマイシンCなどをカテーテルで膀胱内に注入する**膀胱内注入療法**が行われている。

4　尿道がん

　尿道がん urethral carcinoma は，膀胱がんや前立腺がんの尿道浸潤による続

発性のがんが多く，原発性尿道がんは比較的まれである。膀胱がんに続発するものは尿路上皮がんがほとんどである。原発性尿道がんは女性に多く，扁平上皮がんが多数を占めている。鑑別診断が必要な疾患として，外尿道付近に発生する良性腫瘍である尿道カルンクルやパピローマウイルス感染による尖圭コンジローマなどがある。

● **症状**　排尿障害，頻尿，排尿時痛，尿道出血などがある。

● **診断**　女性では，腟から尿道の腫瘤を触知する場合がある。尿道ファイバースコープにより尿道内の観察を行う。病期の診断には MRI が有効である。

● **治療**　尿道部分切除，尿道全摘，膀胱尿道全摘などの外科的切除が多く行われる。尿路変向術が必要となる場合が多い。進行例には放射線療法や化学療法が併用される。

5　前立腺がん

前立腺がん prostatic carcinoma は 60 歳以上の高齢者に多く，男性の悪性腫瘍のなかで最も多い腫瘍の 1 つとされている。

● **発生・進行**　前立腺辺縁領域が好発部位だが，前立腺のどの部位にも発生しうる。前立腺肥大症と合併するものも少なくないが，肥大症ががん化するわけではない。進行すると精囊，尿道，膀胱へと浸潤する。

骨盤内リンパ節や骨に転移しやすい。組織学的には大部分が腺がんである。浸潤度によって T2 以下の限局がんと T3 以上の局所進行がん，リンパ節や他臓器に転移をもつ転移がんに分けられる（▶図 5-34）。

● **症状**　前立腺がんの発育は比較的ゆるやかで，初期には無症状である。ある程度腫瘍が増大すると排尿障害があらわれてくる。病期が進むと，ときに会陰痛や下肢の浮腫，さらには転移による骨痛などがあらわれる。一般的には，臨床症状があらわれるのは進行がんや転移がんである。

● **診断**　直腸内触診で，前立腺後面に硬度を増した結節を触れる。進行すると表面が不整で石のようなかたい腫瘤として触知する。経直腸的超音波検査では，被膜エコー像・内部エコー像が不均一になる。

確定診断には，前立腺針生検による組織検査が必要である。がんの局所での進展を見るのには MRI が有用である。骨転移は，骨シンチグラフィによる検索が有用である（▶図 5-35）。単純 X 線撮影でも，骨形成による骨陰影の増強がみられることがある。

血清の**前立腺特異抗原** prostate specific antigen（**PSA**）は，診断と診断確定後の治療経過の追跡に有用な腫瘍マーカーである。近年では PSA の異常値によりがんが発見されることが多い。

● **治療**　手術療法，放射線療法，内分泌療法（男性ホルモン除去療法），化学療法，アンドロゲン受容体標的薬の投与などがあり，ステージ，年齢，合併症の有無などにより選択される。

　1 **限局がん**　限局がんでは，前立腺全摘除術または放射線療法が行われ

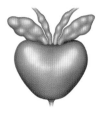
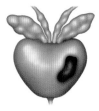
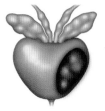
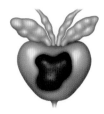

T1：触知不能，画像診断不可能
　T1a：切除組織の≦5％
　T1b：切除組織の＞5％
　T1c：針生検による確認

T2a：片葉の≦1/2　　T2b：片葉の＞1/2　　T2c：両葉へ進展

T2：触知可能，腺に限局

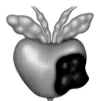
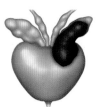
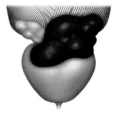

T3a：被膜外へ進展（片，両），
膀胱頸部への顕微鏡的浸潤を含む

T3b：精嚢に浸潤

T4：精嚢以外の隣接臓器に固定または浸潤

T3：被膜をこえて進展

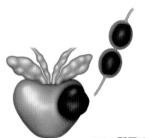
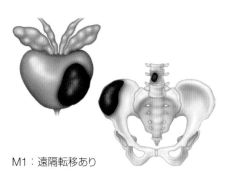

N1：所属リンパ節転移あり

M1：遠隔転移あり

▶ **図 5-34　前立腺がんの臨床病期分類**

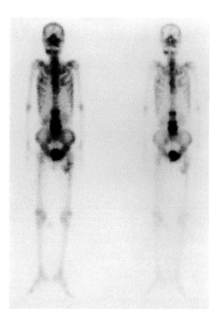

▶ **図 5-35　前立腺がん骨転移の
　　　　　骨シンチグラフィ**
椎骨・肋骨などに広範な転移をみとめる。

る。手術療法では，手術支援ロボットを用いたロボット支援手術が主流である。放射線療法では，外照射のほかに，前立腺内に放射性物質を入れたカプセルを埋め込む組織内密封小線源療法（◯91ページ）も行われている。

2 **進行がん**　進行がんに対しては，放射線外照射や内分泌療法を行う。転移があるものや高齢者に対しては，内分泌療法が適用される。従来，内分泌療法としては精巣摘出術（去勢術）が行われていたが，近年では，下垂体に作用してゴナドトロピンの分泌を抑制し，アンドロゲンを去勢レベルにまで下げる GnRH 作動薬（リュープロレリン酢酸塩など）や拮抗薬（デガレリクス酢酸塩）が，薬物的去勢として用いられている。さらにアンドロゲン受容体標的薬も併用することが多い。

3 **去勢抵抗性前立腺がん**　内分泌療法に抵抗性となった去勢抵抗性前立腺がんに対しては，ドセタキセルやカバジタキセル アセトン付加物などの化学療法薬や，エンザルタミド，アビラテロン酢酸エステルなどのアンドロゲン受容体標的薬が用いられている。上記薬剤にも抵抗性のある前立腺がんに対しては，患者血液や生検検体から遺伝子パネル検査❶を行い，遺伝子変異をみとめた場合に，抗がん薬と分子標的薬の合剤である PARP 阻害薬（オラパリブ）を用いることが可能となった。

4 **骨転移のある場合**　骨転移を伴う症例では，α 線を発するラジウム 223（^{223}Ra）の投与や，デノスマブなどの骨修飾薬が用いられている。

━NOTE
❶**遺伝子パネル検査**
　がん細胞中の遺伝子の変化を一度に調べる検査である。変化している遺伝子を知ることで，その患者に有効な治療薬の発見に役だてることができる。

6 精巣腫瘍

　陰嚢内に発生する腫瘍の大部分は精巣（睾丸）から発生する（◯図5-36）。精巣腫瘍 testicular tumor のほとんどは悪性で，青壮年期に好発するのが特徴である。

● **分類**　胚細胞に由来するものと，間質・支持組織から発生するものとがある（◯図5-37）。大部分は**胚細胞性腫瘍**であり，**セミノーマ** seminoma（精上皮腫）と非セミノーマに大別される。非セミノーマには胎児性がん，奇形腫，

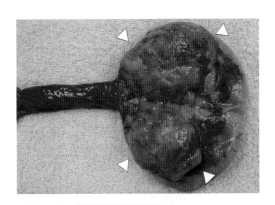

◯**図 5-36　精巣腫瘍（摘出標本）**
精巣腫瘍で高位精巣摘出術を行った症例の摘出標本。
▷の部分が腫瘍で，下端（右側）の黄色部分は正常精巣。

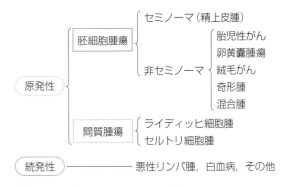

◯**図 5-37　精巣腫瘍の組織型分類**

絨毛がんなどがあり，これらの混合型もみられる。

　血中や尿中のヒト絨毛性ゴナドトロピン human chorionic gonadotropin（hCG）の上昇をみたり，血中αフェトプロテインの上昇をみるものもある。

● 症状　陰嚢内容の無痛性腫大と硬結形成が特徴である。hCG の高いものには女性化乳房をみることがある。病期は，転移の有無，広がりによって3期に分けられる。

● 治療　陰嚢水腫などとの鑑別には超音波検査が有用である。診断がつきしだい，下腹部に切開を加え，精索を含めて精巣を摘出する，**高位精巣摘出術**を行う。また，これによって得られた腫瘍組織に応じて，第2段階の根治的療法を考慮する。

　セミノーマは，一般に放射線に対する感受性がきわめて高いので，大動脈周囲リンパ節に対して放射線照射を行う。胎児性がん，奇形腫，また絨毛がんやその混合型のうち，転移のあるものには化学療法が行われる。シスプラチン，エトポシド，ブレオマイシンなどを組み合わせた多剤併用療法を行うことにより，精巣腫瘍の治療成績は飛躍的に向上している。化学療法に反応しないものは，手術により転移巣を摘出する場合がある。

7　陰茎がん

　陰茎がん penile carcinoma は包茎の者に多く，亀頭や包皮内面から発生し，硬結を生じて表面は潰瘍を形成する。また，白板症，ボーエン Bowen 病などの前がん状態が指摘されている。組織学的には扁平上皮がんが多い。

● 治療　浸潤度に応じて部分的または根治的陰茎切断術を行う。ブレオマイシンや放射線療法が非常に有効なケースがある。転移がある場合は化学療法を行う。

P　男性不妊症，男性性機能障害，その他の男性生殖器疾患

1　男性不妊症

　不妊 infertility の約半数は，その原因が男性側にあるといわれている。

● 原因　精細胞の発育不全，精巣上体および精管の通過障害，勃起・射精障害などが原因としてあげられる。

● 診断　精液検査，精巣生検，精管造影，および血中テストステロン測定などを行う。クラインフェルター症候群（●179ページ）の診断には染色体の検査が必要である。

● 治療　性腺刺激ホルモン，男性ホルモン，ビタミンBなどの投与が試み

られている。閉塞性のものには精巣上体-精管吻合術などが行われる。そのほか，精索静脈瘤や炎症などの原因疾患に対する治療によって生殖能が改善する場合がある。

　精子の運動性や数が障害されている場合には，顕微授精法が行われる場合もある。精管が閉塞している場合は，精巣上体や精巣から直接精子を採取することもある。

2 男性性機能障害

1 勃起障害（ED）

　性交時に有効な陰茎の勃起が得られないため，満足な性交が行えない状態を勃起障害 erectile dysfunction（ED）という。原因によって，**機能性**と**器質性**に分けられる（●表 5-16）。

● **治療**　機能性勃起障害に対しては精神療法のほか，5 型ホスホジエステラーゼ（PDE5）阻害薬などの内服や，陰茎海綿体へのプロスタグランジン注射法なども行われることがある。

　器質性勃起障害には，原因に応じて陰茎血行再建術や，ホルモン療法，陰圧式勃起補助具の使用などが行われる。

2 陰茎彎曲症

　陰茎彎曲症 penile curvature とは，勃起時に陰茎が彎曲し，性交に支障をきたすものである。**先天性陰茎彎曲症**と，後天的に陰茎海綿体や白膜に硬結が生じることによっておこる**ペイロニー** Peyronie **病**がある。彎曲が強ければ手術を行う。

3 持続勃起症

　性欲を伴わずに陰茎が病的・持続的に勃起する状態を持続勃起症 priapism という。精神的刺激などの心因性によるものと，外傷や白血病などに続発する機械的原因によるものがあるが，原因不明のものもある。

● **治療**　海綿体にうっ血する血液の除去や，陰茎海綿体と尿道海綿体のバイパスなどの手術が行われる。

● **表 5-16　勃起障害の分類**

分類	機能性	器質性
原因	Ⅰ 心因性 Ⅱ その他	Ⅰ 血管性 Ⅱ 神経性 Ⅲ 陰茎性 Ⅳ 内分泌性

4 射精障害

射精障害 ejaculatory dysfunction には，先天的な解剖異常によるものと，外傷や手術によって交感神経が障害されておこる続発性のものがある。

また，前立腺肥大症の薬剤や手術により，実際には射精しているのに尿道口から排出されず，膀胱に逆流する**逆行性射精**がおこることがある。

5 加齢性男性性腺機能低下症候群（LOH症候群）

加齢性男性性腺機能低下症候群 late-onset hypogonadism syndrome（LOH症候群）とは，加齢による血液中の男性ホルモンの低下によっておこる一連の症状をさす。

● **症状** 性欲低下や勃起障害をはじめ，疲労感，抑うつ，睡眠障害，筋力低下，内臓脂肪の増加，骨密度減少などがみられる。

● **診断・治療** 診断には血清中のテストステロンの定量が行われ，治療として男性ホルモン補充療法を行う場合がある。

3 その他の男性生殖器疾患

1 陰嚢水腫（瘤）

陰嚢水腫 hydrocele testis は精巣固有鞘膜腔に漿液性内容が貯留するもので，なんらの誘因もなく発生する特発性陰嚢水腫と，精巣上体炎など，隣接臓器の急性炎症から発生する症候性陰嚢水腫がある。小児では腹腔内と交通していることが多い。

● **診断・治療** 透光性を有し，超音波検査で容易に診断される。穿刺による内容液の吸引が行われるが，再発しやすいため手術療法が好ましい。

2 精索静脈瘤

精索静脈瘤 varicocele は青壮年に多く，静脈瘤が精巣の上部に観察される。精索静脈の解剖学的位置から左側に多く，無症状に経過するが，ときに鈍痛を訴えることがあり，男性不妊症との関係も指摘されている。

● **治療** 必要に応じて静脈を結紮（けっさつ）する手術療法が行われる。

3 精巣捻転症

精巣捻転症 testicular torsion は思春期前後にみられ，多くは片方の精巣の急激な疼痛で発症し，いわゆる**急性陰嚢症**を呈する。圧痛が著明で精巣は固定されている。3〜4時間以内に用手整復か手術的療法を行わなければ精巣は血流障害により壊死に陥り，萎縮する。

4 血精液症

血精液症 hematospermia は精液に血液が混入する状態で，精嚢粘膜の表在

静脈からの出血によるといわれているが，原因がはっきりしないものが多い。前立腺炎や精嚢炎が原因であったり，まれには前立腺がんが原因となる。

Q　発生・発育の異常

　腎腎および尿路の先天性疾患は**先天性腎尿路異常** congenital anomalies of the kidney and urinary tract（**CAKUT**）と総称され，さまざまな閉塞性尿路疾患や膀胱尿管逆流などが含まれる。腎盂腎炎を含めた尿路感染症や腎機能障害の要因となり，小児期の慢性腎臓病（約 60％）や末期腎不全（約 40％）の原疾患として最多である。胎児超音波検査で検出される症例が増えており，自然治癒する症例から早期の手術療法が必要な症例も存在する。

　また，性分化の過程の障害により，性染色体，性腺，内性器や外性器が非定型的になる病態を**性分化疾患**（**DSD**）といい，単発の停留精巣から総排泄腔遺残症などの多臓器にまたがる疾患まで，さまざまな症候群が含まれる。

　いずれの先天性疾患も尿路感染症の防止，腎機能の温存，尿禁制の獲得，性機能や妊孕性の温存といったライフステージに応じた治療やケアが必要であり，生涯にわたる経過観察が重要となる。

1　先天性腎尿路異常（CAKUT）

1　腎臓の疾患

　① **腎無形成，低・異形成腎** renal agenesis, hypoplastic and dysplastic kidney　腎臓が欠損するか，または矮小腎の形態となる。片側の場合は対側の腎臓が代償性肥大を呈し，腎機能が維持されていることが多い。対側にも膀胱尿管逆流などの尿路疾患や内性器の疾患を合併していることがあり，精査と長期の経過観察が必要である。

　② **多嚢胞性異形成腎** multicystic dysplastic kidney　嚢胞形成を主体とする異形成腎で，小児期の無機能腎において最多の原疾患である（◐図5-38）。多くは自然退縮し，治療は要さない。対側にも尿路疾患を合併することがあり，精査と長期の経過観察が必要である。

　③ **融合腎** fused kdney　左右の腎臓の一部または全部が融合した病態である。代表的な馬蹄腎は，両側の腎臓がその下極で融合して峡部をつくり，全体としてU字型（馬蹄型）となったものである（◐図5-39）。峡部への血管によって尿管が圧迫されて水腎症を呈することがあり，腎機能低下や尿路感染症の要因となる場合は腎盂形成術が行われる。また，腫瘍の発生率が高く，峡部からの発生が多い。交差性融合腎は一側の腎臓が正中をこえて対側腎と融合したもので，下方変位やS型腎などさまざまな形態がある。

　④ **多発性嚢胞腎** polycystic kidney disease　常染色体潜性遺伝の乳児型と顕性遺伝の成人型があり，乳児型は早期に腎不全となる。成人型は成人に

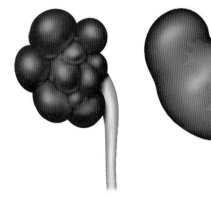

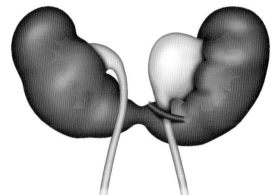

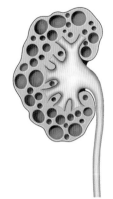

◯図 5-38　多嚢胞性異形成腎　　◯図 5-39　馬蹄腎　　　　　　　◯図 5-40　多発性嚢胞腎
　　　　　　　　　　　　　　　　峡部への血管によって尿管が圧迫されて
　　　　　　　　　　　　　　　　水腎症を呈することがある。

なってから発症することが多く，無数の嚢胞によって腎実質は圧迫されて萎縮し，高血圧や腎機能低下をきたす（◯図 5-40）。

2　上部尿路の疾患

　■1■ **重複尿管 duplicated ureter**　腎盂から膀胱にいたる全長にわたって腎盂・尿管が重複している完全重複尿管と，Y字状を呈し，下方で1本に合流して膀胱に開口する不完全重複尿管がある。完全重複型では，上半腎から発した尿管は下半腎から出た尿管よりも尾側で膀胱に開口する（ワイゲルト-マイヤー Weigert-Meyer の法則）。下半腎尿管には膀胱尿管逆流の合併が多くなる。

　■2■ **先天性水腎症，閉塞性巨大尿管 congenital hydronephrosis, obstructive megaureter**　上部尿路の先天性の閉塞は腎盂尿管移行部と尿管膀胱移行部に多く，前者を先天性水腎症，後者を閉塞性巨大尿管という（◯図 5-41）。先天性水腎症の原因としては，内腔そのものの狭窄，尿管の高位付着，交差血管による圧迫などがある。

　胎児超音波検査で検出されることが多くなっており，乳幼児期は自然治癒する症例も少なくない。一方，腎機能低下や拡張の増悪，尿路感染症や腹痛の要因となる場合には，それぞれ腎盂形成術，膀胱尿管新吻合術（逆流防止術，◯151ページ）が適応となる。

　■3■ **尿管瘤 ureterocele**　尿管下端部が嚢胞状に拡張して膀胱内に突出しているもので，尿管から膀胱への通過障害だけではなく，拡張した尿管瘤が尿道の閉塞機転となる（◯図 5-42）。尿管瘤が膀胱内にとどまる膀胱内尿管瘤と尿道まで病変がおよぶ異所性尿管瘤に分類され，完全重複尿管に合併するものは異所性が多い。尿路感染症の併発は高頻度で，尿管瘤内に結石を合併したり，女児では尿管瘤の一部が尿道から脱出する場合もある。

　内視鏡的尿管瘤切開術や，尿管瘤切除と膀胱尿管新吻合術などが行われる。

　■4■ **膀胱尿管逆流 vesicoureteral reflux（VUR）**　膀胱内の尿が尿管・腎盂へ

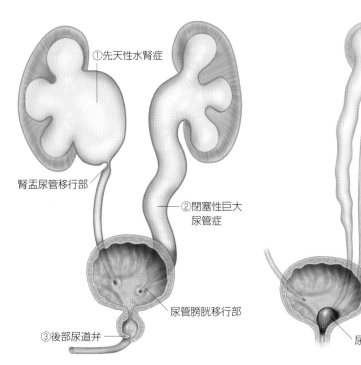

①先天性水腎症

腎盂尿管移行部

②閉塞性巨大尿管症

尿管膀胱移行部

③後部尿道弁

尿管瘤

◑図 5-41　先天性閉塞性尿路疾患
尿路の先天性の閉塞は，腎盂尿管移行部，尿管膀胱移行部，男児の後部尿道に好発し，それぞれ①先天性水腎症，②閉塞性巨大尿管症，③後部尿道弁が代表疾患である。

◑図 5-42　異所性尿管瘤
異所性の尿管瘤は病変が尿道まで及び，尿道の閉塞機転となる。完全重複尿管に合併するものが多く，上半分の腎臓に高度の腎機能障害を伴い，同側の姉妹尿管や対側尿管に VUR を合併することも多い。

逆流する病態で，小児期尿路感染症の最多の原疾患である。先天的に尿管膀胱移行部の逆流防止機構が不十分なために生じる原発性 VUR と，閉塞性尿道疾患などにともない膀胱の高圧状態によって二次的に生じる続発性 VUR に大別される。逆流性腎症は VUR に随伴してみとめられる腎実質障害をさし，末期腎不全の原因ともなるため長期的な経過観察が必要である。

　原発性 VUR は乳幼児期に自然治癒する症例も少なくない。一方，尿路感染症のコントロール不良や高度の逆流性腎症症例では，膀胱尿管新吻合術や内視鏡的注入療法が行われる。

　⑤ 尿管異所開口 ectopic ureter　尿管が本来の膀胱三角部より尾側や性路に開口する。女児では，尿道括約筋より遠位の尿道・腟前庭・腟・子宮などに開口することがあるため，ドライタイム❶のない尿管性尿失禁の要因となる。

3　下部尿路と周辺臓器にまたがる疾患

　① 尿膜管遺残 urachal remnant　胎生期には膀胱頂部と臍は交通しているが，出生時までに狭小化して閉鎖し，尿膜管となる。この閉鎖が不完全な場合に尿膜管遺残となる。管腔残存のタイプにより，尿膜管開存・洞・憩室・嚢胞などの形態に分けられる。なお，尿膜管には腺がんが発生することがあ

□NOTE
❶ドライタイム
　失禁していない時間のこと。

り，予後不良である。

尿膜管開存や感染症を発症する場合は手術適応であり，尿膜管の全摘除術が基本となる。

② **尿道弁** urethral valve　尿道内に弁状構造が生じて通過障害をきたす。後部尿道に好発し，男児4千〜8千出生に1人と最も高頻度な閉塞性下部尿路疾患である（○図5-41）。治療として，内視鏡的弁切開術が行われる。弁切開術後も膀胱機能障害が継続することが多く，長期的な経過観察が必要である。

③ **外反症-尿道上裂コンプレックス** exstrophy-epispadias complex　尿道上裂・膀胱外反症❶・総排泄腔外反症は同系統の疾患群である。膀胱外反症は胎生期に体腔と羊水腔をへだてる総排泄腔膜の分化・発育の異常で発生し，下腹部正中の腹壁欠損および膀胱前壁の離開❷のため，膀胱粘膜が外反して露出し，尿道も背側が管腔化されていない。尿道上裂は尿道のみの軽症例であるが，尿道括約筋におよぶと尿失禁を呈する。一方，胎生期に総排泄腔の尿生殖洞と直腸肛門管への分離の障害もともなうと総排泄腔外反症となり，膀胱外反に回盲部腸管の外反や臍帯ヘルニアを伴うようになる。

総排泄腔外反症では，新生児期に腹壁閉鎖と人工肛門造設術を行い，その後に膀胱閉鎖・尿道形成術・尿失禁防止術など多段階の手術療法が行われる。また，性機能や妊孕性への対応も必要となる。

④ **総排泄腔遺残症** persistent cloaca　胎生期に総排泄腔の尿生殖洞と直腸肛門管への分離が障害され，下部尿路・腟・直腸の三管が共通管である総排泄腔に合流し，会陰部への単一開口となる，女児では最も高度の直腸肛門奇形である（○図5-43）。鎖肛❸が併存するため，生後早期に人工肛門造設術が行われ，根治術として乳幼児期に肛門形成術と腟形成術が行われる。上部尿路や内性器，脊椎・脊髄など多くの臓器奇形を合併し，新生児期から生涯にわたるQOLを考慮した排尿・生殖器機能・排便の治療とケアが必要である。

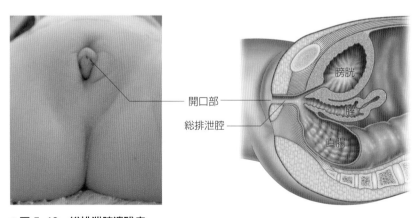

開口部
総排泄腔
膀胱
腟
直腸

○ **図5-43　総排泄腔遺残症**
尿道・腟・直腸の3つの管が共通管である総排泄腔に合流し，会陰部に単一に開口する。

2　性分化疾患（DSD）

　胎生期に男女共通の未分化性腺が形成される。これが Y 染色体上に *SRY* 遺伝子が存在する場合は精巣へ分化し，*SRY* 遺伝子が存在しないと卵巣へ分化する。さらに，内性器および外性器は精巣からのアンドロゲンと抗ミュラー管ホルモンの作用の有無により分化する。

　性分化疾患 differences of sex development（DSD）はこのような性分化の過程の障害により性染色体，性腺，内性器・外性器が非定型的になる疾患群である。染色体の性に基づいて，性染色体異常に伴う性分化疾患，46,XY 性分化疾患，46,XX 性分化疾患に分類される。

1　性染色体異常に伴う性分化疾患

　1 ターナー Turner 症候群　女性表現形で，2 本の X 染色体のうち 1 本が完全または部分欠損し，本症候群に特徴的な低身長，原発性性腺機能低下症，翼状頸，外反肘などの臨床症状を有する。先天性心疾患や馬蹄腎の合併が多く，中耳炎，肥満，糖尿病，橋本病などのリスクが高い。

　2 クラインフェルター Klinefelter 症候群　X 染色体を 2 本以上，Y 染色体を 1 本以上もつ男性原発性性腺機能低下症と定義される。小精巣，学習障害，女性化乳房，無精子症などを伴うことが多い。妊孕性については，顕微鏡下精巣内精子採取術と顕微受精による挙児例が報告されている。

　3 45,X/46,XY　受精卵から細胞分裂の進む段階で Y 染色体が脱落することで発生し，脱落のタイミングや各組織における 45,X と 46,XY の比率により，表現形は正常女性〜陰核肥大〜尿道下裂〜正常男性まで幅広い。45,X/46,XY の一部が混合性性腺異形成症であり，一側が索状性腺，対側が異形成精巣を呈することが多い。

　4 46,XX/46,XY　同一個体内に卵巣組織と精巣組織を有する卵精巣性性分化疾患❶が代表的な病態である。一側が卵精巣で対側が精巣または卵巣であることが多く，内・外性器の表現形は多様である。法律上の性とは異なる性腺成分は，思春期までに摘除する。

　NOTE
❶卵精巣性性分化疾患は，46,XY 性分化疾患，46,XX 性分化疾患においても発生する。

2　46,XY 性分化疾患

　性分化疾患の多くを占め，停留精巣や尿道下裂なども含まれる。精巣分化の異常や，アンドロゲンの合成・作用の異常などに分類される。

　1 停留精巣 cryptorchidism　腹腔内に発生した精巣は胎生期に下腹部，鼠径部を経由して陰嚢内に下降するが，この下降経路の途中で精巣が停留している病態である。男児の約 3%にみとめられ，低出生体重児や早期産児では高頻度となる。生後 6 か月までは自然下降が期待できる一方で，未治療で放置すると精巣の発育障害や，造精機能の低下による不妊症，腫瘍発生のリスク増大（3〜5 倍）をきたす。触診が重要で，精巣が同定できない場合は腹腔内精巣や消失精巣が考慮され，内分泌検査や腹腔鏡検査が行われる。

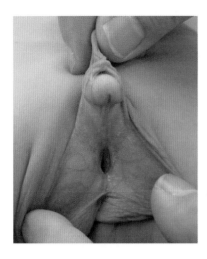

○図5-44　尿道下裂
男児の外尿道口が亀頭先端に開口せず，陰茎腹側の陰嚢部に位置している。陰茎の腹側への屈曲を伴う。

　自然下降がなければ，1歳6か月ごろまでには陰嚢内への精巣固定術が適応となる。

　②**尿道下裂** hypospadias　男児の外尿道口が亀頭先端に開口せず，亀頭部から会陰部の陰茎腹側に位置し，陰茎の腹側への屈曲を伴う病態で，男児250〜300出生に1人と高頻度の疾患である（○図5-44）。立位排尿や性交渉の障害を生じるため，おもに包皮を利用した尿道形成術が行われる。

　③**アンドロゲン不応症** androgen insensitivity syndrome（AIS）　アンドロゲン受容体の遺伝子異常に起因し，完全女性型外性器をもつ完全型AISと一部の外性器の男性化が残存する部分型AISに分類される。完全型ではテストステロンがエストラジオールに変換されるため，乳房発育などの第二次性徴は進むが，月経はない。精巣腫瘍のリスクが高いため，成人期には摘除術が必要である。女性としての性別不合は少ない。

3　46,XX 性分化疾患

　性腺分化の異常やアンドロゲンの過剰などに分類される。

● **先天性副腎皮質過形成** congenital adrenal hyperplasia　副腎のコルチゾル産生にかかわる酵素の活性低下に伴って，下垂体からの副腎皮質刺激ホルモン分泌に対するネガティブフィードバックが弱まり，副腎皮質の過形成からアンドロゲンが過剰となり，外性器が男性化する。陰核肥大と，尿道と腟が合流して尿生殖洞が遺残した病態となる。21-水酸化酵素欠損症が最も多く，ステロイド補充療法が必要である。また，乳幼児期に陰核の短縮化と尿道口と腟口を2孔化する女児外陰形成術が行われる。

✍ work 復習と課題

❶ 急性腎不全はどのような原因によっておこるかを述べなさい。

❷ 慢性腎不全の治療のポイントをあげなさい。

❸ 慢性腎臓病が注目されてきた理由を述べなさい。

❹ ネフローゼ症候群とはどのような状態で，なぜそのような症候が生じるのかを説明しなさい。

❺ IgA 腎症とはなにか，またその治療の基本について述べなさい。

❻ 尿路感染症の感染経路について述べなさい。

❼ 急性膀胱炎の症状について述べなさい。

❽ 神経因性膀胱とはどのような疾患か，またその基本的病型について簡単に述べなさい。

❾ 失禁のタイプを説明し，その原因について述べなさい。

❿ 前立腺肥大症の症状と治療について述べなさい。

⓫ 尿路結石症の原因について説明しなさい。

⓬ 尿管結石の症状と治療について述べなさい。

⓭ 腎細胞がんの診断と治療法について述べなさい。

⓮ 膀胱がんの治療法と，尿路変向術後の患者管理について述べなさい。

⓯ 前立腺がんの病期と治療法について述べなさい。

⓰ 性分化疾患にはどのようなものがあるか述べなさい。

参考文献

1. 「腎・泌尿器系の希少・難治性疾患群に関する診断基準・診療ガイドラインの確立」研究班：低形成・異形成腎を中心とした先天性腎尿路異常（CAKUT）の腎機能障害進行抑制のためのガイドライン. 診断と治療社，2016.
2. 並木幹夫監修：標準泌尿器科学，第 10 版. 医学書院，2021.
3. 日本小児泌尿器科学会学術委員会：小児先天性水腎症（腎盂尿管移行部通過障害）診療手引き 2016. 小児泌尿器科学会雑誌 25（2）：1-46，2016.
4. 日本小児泌尿器科学会学術委員会：小児先天性水腎症（腎盂尿管移行部通過障害以外）診療手引き 2019. 小児泌尿器科学会雑誌 28：1-53，2019.
5. 日本小児泌尿器科学会学術委員会：小児膀胱尿管逆流（VUR）診療手引き 2016. 小児泌尿器科学会雑誌 25（2）：47-94，2016.
6. 日本小児泌尿器科学会編：小児泌尿器科学. 診断と治療社，2021.
7. 菱田明ほか編：標準腎臓病学，医学書院，2002.
8. 村井勝編：最新泌尿器科診療指針，永井書店，2008.
9. 矢崎義雄監修：新臨床内科学，第 10 版，医学書院，2020.
10. Schrier, R.W. et. al.：*Schrier's Diseases of the Kidney, 9th ed.* Lippincott Williams & Wilkins, 2012.
11. McAninch, J. W. and Lue, T. F.：*Smith & Tanago's General Urology, 19th ed.* McGraw Hill, 2020.

第 **6** 章

患者の看護

A 疾患をもつ患者の経過と看護

　ここでは，慢性腎不全と前立腺がんを取りあげ，疾患をもつ患者がたどる経過の例と，その健康レベルに合わせた看護のポイントを述べる。第5章までで学んできた症状や疾患という視点だけでなく，時系列にそった変化を学ぶことで患者の全体像をとらえ，具体的な看護実践の学習に役だててほしい。

1 慢性腎不全をもつ患者の経過と看護

1 急性期の患者の看護

急性期　糖尿病性腎症から血液透析を導入したBさん

Bさんの　回復期 185ページ　慢性期 186ページ　終末期 188ページ

● **入院から治療まで**

　Bさん，58歳男性。10年前に糖尿病と診断され，食事療法を指導されていた。しかし，仕事が忙しく，接待もたびたびあり，思うように実践できていなかった。そのため血糖コントロールは不良で，糖尿病治療薬が開始されたが，通院もままならず，1年前からは自己中断していた。半年程前から足がむくんだり，息が切れたりすることがあったが，疲れているためだと思い，様子をみていた。

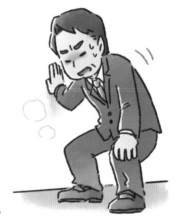

　しかし，最近になってむくみが強くなり，少し動くだけで息が切れ，ベッドに横になるとかえって呼吸が苦しくなるため，寝ることもむずかしくなっていた。また，吐きけのために食事も困難となり，やむなく受診した。

　診察の結果，高血糖，尿毒症，心不全，肺水腫の所見をみとめたため，入院となり，緊急で血液透析を行うこととなった。

▌看護のポイント

● **身体的側面のアセスメントと介入**　次の点に注意してアセスメントと介入を行う。

（1）フィジカルアセスメントを行い，全身状態の把握に努め，症状の変化の早期発見・早期対処に努める。

（2）呼吸苦や吐きけなどの尿毒症症状の観察を行い，症状に応じて日常生活を支援するとともに，積極的に苦痛症状の緩和に努める。

● **心理・社会的側面のアセスメントと介入**　次の点に注意してアセスメントと介入を行う。

（1）患者の透析導入に対する意思や，疾患・病状に対する理解・受けとめを確認する。必要時は医師との面談を設定し，病状や治療に対する理解を促すとともに，Bさんが自己決定できるように支援する。

（2）仕事の調整や子どもの世話，親の介護など，社会的役割遂行のための調整ができているか確認する。

（3）入院中のサポート体制は整っているか，また，在宅におけるケアの提供者やその他の重要他者の受けとめを確認するとともに，彼らの患者の病状や治療に対する理解を促す。

本書で取り上げる急性期患者の看護

　腎・泌尿器領域には，ほかにも急性の経過をたどる疾患や，手術が適応となる疾患が多くある。本書では，急性期看護の理解を深めるため，以下の項目において解説を行っている。

- 急性腎障害患者の看護（●247ページ）
- 腎がん患者の看護（●252ページ）
- 膀胱がん患者の看護（●255ページ）
- 前立腺がん患者の看護（●266ページ）
- 持続血液透析濾過を受ける患者の看護（●295ページ）

---

2 回復期の患者の看護

| 回復期 | 血液透析によって尿毒症が改善したBさん |

Bさんの 急性期 184ページ 慢性期 186ページ 終末期 188ページ

● 治療開始から退院まで

　入院後に受けた血液透析によって，Bさんの尿毒症と溢水（いっすい）は改善をみとめた。体調が改善した時点で医師から再度，腎代替療法についての説明があった。Bさんは血液透析を選択し，内シャントが造設された。

　糖尿病のコントロールおよび内シャントを使用した血液透析が可能となり，今後の透析は会社近くのクリニックで行うこととなった。

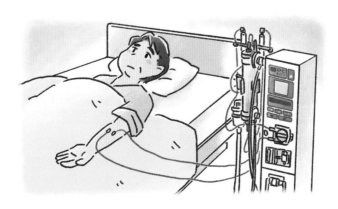

Bさんは，内シャントの管理方法や食事をはじめとした日常生活全般についての指導を妻とともに受けたのち，退院となった。

▌看護のポイント

（1）不均衡症候群などの透析に伴う症状の観察を行い，症状の緩和に努める。

（2）シャント管理や食事療法などの自己管理に向けた生活指導を行う。

（3）維持透析を行う施設の選定，会社や関係する場への説明と調整，身体障害者手帳交付などの社会保障制度利用のための手続きなど，社会復帰のための調整を行う。

本書で取り上げる回復期患者の看護

　腎・泌尿器領域における回復期患者の看護について学ぶために，本書では，おもに以下の項目において，解説を行っている。

- 腎がん患者の看護（●252ページ）
- 膀胱がん患者の看護（●255ページ）
- 前立腺がん患者の看護（●266ページ）
- 血液透析患者の看護（●285ページ）
- 腹膜透析患者の看護（●289ページ）
- 腎移植におけるドナーとレシピエントの看護（●296ページ）

3　慢性期の患者の看護

慢性期 生活習慣を改善しながら維持血液透析を受けるBさん

Bさんの　急性期 184ページ　回復期 185ページ　終末期 188ページ

● **維持透析**

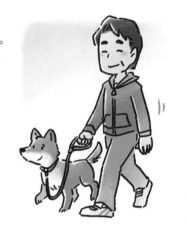

　Bさんは退院後，週3回会社近くのクリニックで維持血液透析を行っている。会社には事情を説明し，接待の少ない職場へと異動できた。退院時の食事指導に基づき，食事は妻がつくったものを摂取し，血糖は良好にコントロールできている。

　Bさんは，「犬と散歩することが健康維持にもつながっている」と，うれしそうに話している。医師から腎移植ができることを説明されたが，ほかの人に負担はかけたくないと話し，腎移植は選択しなかった。

■ 看護のポイント

　糖尿病性腎症は公衆衛生上重要な疾患であり，**ヘルスプロモーション❶**の観点からもその予防に力が入れられているが，依然，透析導入の原疾患として最多である。Bさんもまた，糖尿病性腎症のために維持透析を受けることとなった。

　Bさんの発言からは，**自己効力感❷**をもって治療にあたっていることがうかがえる。Bさんは，すでに**行動変容ステージモデル❸**でいう実行期に入っているが，これを継続し，安定して維持期へと移行できるように支援することが大切である。

● **透析療法に関する支援**　透析療法の継続にあたっては，自己管理が重要となる。

（1）長期透析合併症に関する知識の補充を行い，自己管理を行うことで予防できるように支援する。

（2）長期透析合併症の早期発見・対処を行う。

（3）シャント管理や食事療法・薬物療法などの自己管理が継続できているか確認する。

● **治療継続に関する心理・社会的支援**　心理面のケアや，社会資源についての情報提供も継続して行う。

（1）維持透析を行ううえで問題となっていること（社会的側面や身体的・精神的側面）はないか確認し，調整する。

（2）療養生活のなかで楽しみや喜びを見いだすことができているか，精神的な変化がないかを確認し，必要な支援を行う。

（3）在宅におけるケアの提供者の負担や療養環境調整の必要性を判断し，適宜支援する。

（4）必要に応じて，腎移植や腹膜透析などの血液透析以外の腎代替療法への変更を検討し，その要否についてBさんが自己決定できるように支援する。

本書で取り上げる慢性期患者の看護

　腎・泌尿器領域において，慢性に経過する疾患は多岐にわたる。本書においても関連項目は非常に多いが，とくに以下の項目において，詳しく解説を行っている。

- 糖尿病性腎症患者の看護（●242ページ）
- ネフローゼ症候群患者の看護（●243ページ）
- 慢性腎臓病患者の看護（●249ページ）
- 血液透析患者の看護（●285ページ）
- 腹膜透析患者の看護（●289ページ）

□NOTE

❶ヘルスプロモーション

　1986年，WHOが第1回ヘルスプロモーション会議で示した考え方で，オタワ憲章において「人々がみずからの健康をコントロールし，改善できるようにするプロセス」と定義されている。

❷自己効力感

　バンデューラ Bandura, A. によって提唱された概念で，「なんらかの課題を達成するために必要とされる技能が効果的であるという信念をもち，実際に自分がその技能を実施できるという確信」のことである。

❸行動変容ステージモデル

　人が行動を変容させる場合は，前熟考期→熟考期→準備期→実行期→維持期という，5つのステージを経るというモデルである。

4　終末期の患者の看護

終末期 透析治療が継続できなくなったBさん

Bさんの 急性期 184ページ 回復期 185ページ 慢性期 186ページ

● 透析ができなくなってから死亡まで

　Bさんは，透析中に血圧が下がり，透析を途中で中止することが多くなったため，入院することとなった。医師から，今後，透析を行うことができなくなる可能性が，Bさんと妻へ説明された。Bさんは「透析ができなくなったら無理をしないで安らかに死にたい」と医師へ話した。妻も本人の意思を尊重し，同意した。

　Bさんは，透析が十分にできないなかで徐々に呼吸が苦しくなり，「らくにしてほしい」と希望するようになった。Bさん，家族に医師から説明し，家族の立会いのもと，セデーション（鎮静）が開始され，透析は見合わせることとなった。1週間後，Bさんは家族に見まもられながら亡くなった。

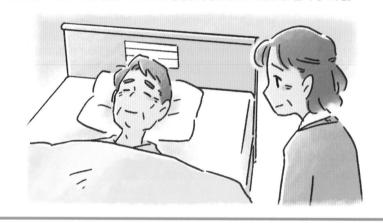

▌看護のポイント

（1）フィジカルアセスメントを行い，患者の全身状態を把握する。症状の変化・悪化を早期発見し，早期対処できるように努める。

（2）医師からの病状の説明の内容とその受けとめを確認し，理解を促す。

（3）どこで死を迎えるか，行いたいことはないか，蘇生処置を施行するかなど，死の迎え方について患者・家族が意思決定できるように支援する。

（4）身体的苦痛，精神的苦痛，社会的苦痛，スピリチュアルな（霊的）苦痛に対して積極的な症状緩和を行う。

（5）家族などの重要他者の，大切な人を失う予期的な悲しみや喪失感に寄り添い，後悔の残らないような死を迎える準備を支援する。また，亡くなったあとのグリーフケアも重要である。

（6）透析の見合わせを決定するプロセスには，十分な倫理的配慮が必要である。エビデンスに基づく医学情報を患者に伝え，患者の価値観，意向，懸念事項を引き出し，さらに多職種による医療チームの知識と経験に基づく提案と患者の思いを話し合うなかで，患者が理解しているかどうか

確認しながらわかりやすく説明し，患者の意思決定を支援することが重要である。

本書で取り上げる終末期患者の看護

　腎・泌尿器領域における終末期患者の看護について学ぶために，本書では，おもに以下の項目において，解説を行っている。
- 細胞傷害性抗がん薬の投与を受ける患者の看護（●230 ページ）
- 放射線療法を受ける患者の看護（●233 ページ）
- 膀胱がん患者の看護（●255 ページ）
- 前立腺がん患者の看護（●266 ページ）

---

5 患者の経過と看護のまとめ

　腎不全は長い経過をたどり，治療やケアを日常生活のなかに組み込んでいくことが必要となるため，患者のアドヒアランスを見きわめ，支援していくことが重要となる。また，病状の変化や治療選択のタイミングで，患者の意思決定を支えていくことも重要である。

B さんの経過のまとめ

急性期　入院から治療まで
- むくみや息ぎれが強く，臥位になることが困難であった。食欲の低下もみとめられた。
- 問診および血液データ，X 線像などの結果から，尿毒症および心不全，肺水腫と診断された。
- 経皮的にカテーテルを挿入し，緊急で血液透析が施行された。
- 腎代替療法についての説明を受け，血液透析を選択した。
- 内シャントが造設された。

回復期　治療開始から退院まで
- 継続して血液透析が行われた。
- 血液透析を行ううえでの生活指導，シャント管理の指導を受けた。
- 生活習慣改善に取り組んだ。
- 維持透析を行うクリニックの決定，会社への説明，身体障害者手帳交付の手続きなど，社会復帰のための調整が行われた。

慢性期　維持透析
- 社会復帰をしながら維持透析を継続した。
- 血糖コントロールと透析のために，生活習慣の改善がなされた。
- シャント管理を継続した。
- 腎移植や腹膜透析など，他の腎代替療法について検討した。

終末期　透析中止から死亡まで
- 血液透析が困難となり，透析の見合わせを含め，本人の意思決定を医療チームで支援した。
- セデーションが開始され，院内での看取りとなった。

2 前立腺がんをもつ患者の経過と看護

1 急性期の患者の看護

急性期 前立腺がんを発症したKさん

Kさんの 回復期 191ページ 慢性期 192ページ 終末期 193ページ

● 検査から診断確定まで

　Kさん，65歳男性，妻と2人暮らし。息子2人はすでに独立している。1年程前より頻尿があり，最近になって悪化したために受診した。血液検査の結果，前立腺特異抗原（PSA）が高値であったため，前立腺生検による診断のために検査入院となった。入院時，Kさんは「がんでないといいなあ」と話していた。

　病理検査の結果，Kさんは前立腺がんであることが判明した。Kさんと妻は，外来で診断結果と治療法について医師より説明を受け，入院して手術を受けることを選択した。Kさんは「最悪な結果になってしまった」と話し，口数が少なかった。妻も涙ぐみながら，夫の手を握っていた。

● 入院から退院まで

　入院時，Kさんは「がんを取って元気になりたい」と話しており，妻は「たいへんなことになった」と不安な様子がみられた。入院翌々日に，腹腔鏡下前立腺摘除術が施行された。

　バイタルサインや尿の流出，血性度，ドレーン排液の性状は術後の経過として問題がなかったため，手術翌日から離床を進めた。術後3日目には，ドレーン抜去となった。術後1週間で造影検査を行い，吻合部の縫合不全がなかったため，尿道留置カテーテルを抜去し，翌日に退院となった。

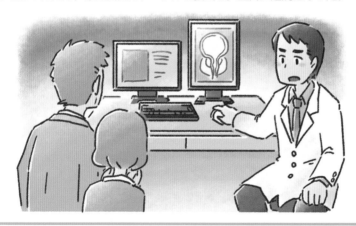

▌看護のポイント

● **術前のアセスメントと介入**　術前は，以下の点に留意してアセスメントと介入を行う。

（1）本人，家族などの重要他者について，医師の説明内容の理解と受けとめを確認する。理解が不十分な場合は再度説明の場を設定するなど，正し

く理解できるように支援する。

（2）入院中の仕事や社会的な役割が調整できているかを確認する。

（3）手術に対するオリエンテーションを行い，最小限の不安で手術に望める
　　ように援助する。

（4）フィジカルアセスメントを行い，術前の身体面・精神面・社会面の評価
　　を行う。

（5）アセスメントの結果に基づき，術後に注意を要する点や調整が必要とな
　　ることを明確にし，術後の援助につなげていく。

● **手術の影響とその対処**　手術が患者に与えた影響をとらえ，合併症の予
防に努める。

（1）術後は，全身状態の観察を行い，術後合併症の早期発見・早期対処に努
　　める。

（2）積極的に疼痛を緩和し，早期離床を促すことで，術後の肺合併症やイレ
　　ウスを予防する。

（3）創傷管理および尿道留置カテーテル管理を適切に行うことで，感染症を
　　予防する。

（4）術中の操作による影響で，尿道留置カテーテル抜去後に腹圧性尿失禁や
　　性機能障害が生じることがある。その可能性を術前から説明し，尿失禁
　　に対しては術前から骨盤底筋体操を行い，パッドを準備するなど，症状
　　に対応できるように指導をする。また，尿失禁や性機能障害を受けとめ，
　　その変化に向き合いながら生活できるように支援する。

2　回復期の患者の看護

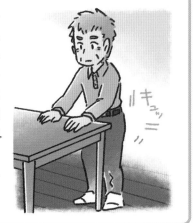

回復期　**手術によって前立腺がんを取り除いた K さん**

K さんの　急性期 190 ページ　慢性期 192 ページ　終末期 193 ページ

● **退院から社会復帰まで**

　退院後，尿失禁が持続したため，K さ
んは骨盤底筋体操を継続して行った。手
術してから 1 か月後には，仕事に復帰
できた。この段階でも，尿失禁が持続し
ていたため，K さんは尿とりパッドをあ
てて仕事をしていた。徐々に尿失禁の頻
度も減少し，半年くらい経ったころには，
尿失禁はほとんどなくなった。

　また，術後から勃起不全がみとめられ
たが，「さみしいけれど，もう年だね」
と話していた。

看護のポイント

（1）退院時に残された看護問題を外来へ引き継ぎ，外来で症状や生活状況の
　　モニタリングおよび患者への指導を継続して行う。

（2）本人の希望する社会的な役割が遂行できているかを確認し，必要に応じた支援を行う。

（3）吻合不全やリンパ漏を疑うような症状や訴えがないか，確認する。

3 慢性期の患者の看護

慢性期 **外来において化学療法を継続するKさん**

Kさんの 急性期 190ページ　回復期 191ページ　終末期 193ページ

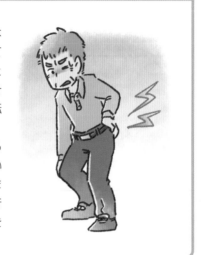

● 再発

　Kさんに，腰痛が出現した。Kさんはこれを仕事の疲れによるものだと思っていたが，定期診察の際に医師へ伝えたところ，検査を施行することとなった。その結果，腰椎およびリンパ節にがんが転移していることが判明した。

　医師から化学療法を行うことを伝えられ，Kさんは「ショックでどうしたらいいかわからない。帰って妻と相談します。」と話した。初回の投与は入院で行い，以降は外来通院しながら化学療法を継続することとなった。

▌看護のポイント

（1）フィジカルアセスメントを行い，全身状態を把握し，症状のモニタリングを行うことで，症状の変化の早期発見・早期対処に努める。

（2）医師からの説明をどのように受けとめているかを確認し，必要時は医師からの説明の場を設定するなどして，病状の理解を促す。

（3）化学療法の実施前にオリエンテーションを行う。実施後も，受診時に面接を行い，感染予防や転倒予防などの日常生活上の注意点や治療計画を生活に取り込むことができているかを確認し，必要時は指導を追加する。

（4）予測される化学療法による副作用について指導する。また，副作用の予防方法や対処方法を指導する。副作用症状のモニタリングを行い，セルフケアが実践できているかを確認し，積極的に症状コントロールを行う。

（5）日常生活動作（ADL）を保つことは，生活の質（QOL）を低下させないことにもつながるため，ADLを保てるような援助を行う。

（6）治療の変更時や，症状の悪化時などのタイミングで，今後の治療や自分自身の生き方を自己決定できるように支援する。

4 終末期の患者の看護

終末期 緩和療法を中心とした治療に移行した K さん

Kさんの **急性期** 190 ページ **回復期** 191 ページ **慢性期** 192 ページ

● **緩和中心のケアへの移行から死亡まで**

　Kさんは病状に応じて抗がん薬の種類を変更しながら化学療法を継続してきたが，歩くこともやっとの状態となり，検査の結果，多発骨転移，肺転移，リンパ節転移をみとめた。病状の進行と全身状態の悪化からこれ以上の化学療法は困難であると医師から説明され，緩和ケアを中心に行っていくこととなった。

　Kさんは「家で死にたい」と話し，妻も「心配だけど夫が望むなら」と，自宅で看取ることに同意した。療養環境の調整を行い，看取りのできる訪問医・訪問看護師に引き継いだ。自宅へ退院したのちしばらくがたち，Kさんは息を引き取った。

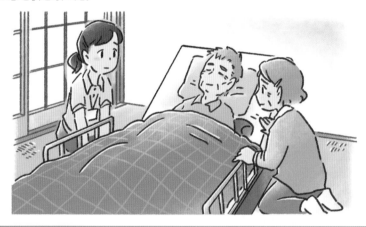

▌ 看護のポイント

● **終末期のアセスメントと介入**　患者を全人的にアセスメントし，必要な介入を行う。

（1）フィジカルアセスメントを行い，全身状態の把握に努める。

（2）身体的苦痛，精神的苦痛，社会的苦痛，スピリチュアル（霊的）な苦痛を積極的に緩和するための支援を行う。

（3）患者とその家族などの重要他者の病状に対する理解を確認し，必要時は医師からの説明の場を設定するなど，理解を促すような援助をする。

● **患者の自己決定を支えるための援助**　ケアの場や内容について，患者の意思を最大限尊重する。

（1）患者がどのように，どこで死を迎えたいと思っているか，療養の場の自己決定ができるように支援する。また，その希望にそえるように，療養環境の調整を行う。

（2）患者の病状や ADL，予測される経過，ケア提供者の負担や受けとめ，経済面など多方面から評価したうえで，患者の希望する場での療養が可

能かを判断する。

● **家族が死を受け入れるための援助**　患者が死を迎えるにあたり，家族などの重要他者の悲しみや喪失感，困惑などの感情をやわらげるような介入を行い，家族に後悔が残らないようにすることも大切である。身近な人が死を迎えることは，ときに想像をこえたものとなり，困惑や不安，恐怖といった感情が生じる場合もある。

実際に患者が死にいたったとき，それが家族のイメージしていたものとかけ離れたものになってしまわないように，家族が病状を理解できるように説明したり，ケアへの参加を促したり，患者とのかかわり方を助言したりすることも必要である。

患者の死後には，家族のグリーフケアも重要となる。

5 患者の経過と看護のまとめ

がん患者は，診断時や治療開始時，治療の変更時や病状の悪化時などに，みずからの意思でその方針を選択し，どのように生活していくかを決定する必要がある。

看護師はそのタイミングを見きわめ，意思決定を支援していくことが重要である。また，入院早期から退院時を見込んだ支援を行い，入院から外来，地域医療などへと，患者が切れ目なく医療・看護を受けられるようにしていくことが大切である。

Kさんの経過のまとめ

急性期	**検査から診断確定，入院，退院まで**
	● 手術を受けた。
	● 積極的な疼痛緩和と，積極的な離床が進められた。
	● 手術の合併症としての尿失禁が持続したため，骨盤底筋体操を継続した。

回復期	**退院から社会復帰まで**
	● 定期的な外来通院を続けた。
	● 骨盤底筋体操を継続して実施した。
	● 復職など，社会復帰が進んだ。

慢性期	**再発**
	● 腰椎およびリンパ節へのがんの転移がみとめられた。
	● 外来通院しながら化学療法を持続した。

終末期	**緩和中心のケアへの移行から死亡まで**
	● 積極的な症状コントロールが行われた。
	● 療養の場（看取りの場）の選定が行われた。

B　症状に対する看護

1　浮腫のある患者の看護

　浮腫は，細胞外液のうち，とくに間質液が異常に貯留した状態である。一般に，浮腫により体重が2〜3 kg以上増加すると視覚的にも確認することができる。このように外から観察できるものを**顕性浮腫**，できないものを**潜在性浮腫**という。また，浮腫には全身性におこるものと局所性におこるものがあり，腎疾患に伴うものは**全身性浮腫**である。全身性浮腫では，外から観察できる部分に加え，重篤な場合は体内にも間質液が貯留し，胸水・腹水を引きおこす。

1　アセスメント

(1) 浮腫が悪化すると，呼吸困難や全身倦怠感などの症状があらわれる。これらの症状による身体的苦痛や，ボディイメージの変化，不安などの精神的苦痛を軽減する看護介入が必要である。また，日常生活動作の低下による転倒・転落に注意し，安全かつ安楽な療養環境の調整をはかる。

(2) 浮腫をきたした皮膚・粘膜は，皮下や粘膜下への水分の漏出により，薄く伸展し，脆弱化している。そのため，皮膚・粘膜の状態を観察し，圧迫やずれ，摩擦などの外的刺激を避けて皮膚や粘膜の保護に努める。また，循環障害による冷感や感染をおこしやすい状態にあるため，保温や清潔の保持に対する援助が必要である。

2　看護問題

(1) 体液量の過剰により，身体的・精神的に苦痛症状がある。
(2) 皮膚の脆弱化により，皮膚・粘膜の破綻をきたす可能性がある。

3　看護目標

(1) 安静，水分出納管理，食事療法により，浮腫および苦痛症状を軽減する。
(2) 皮膚・粘膜の破綻を予防する。

4　看護活動

◆　浮腫・苦痛症状を軽減するための援助

▌観察

(1) 浮腫の部位と程度。
- 部位：眼瞼・顔面・四肢・胸部・腹部・陰部，出現部位の左右対称性など。
- 程度：脛骨前面や足背部に指の腹を軽く押しあて，圧迫痕をみて，へこみの程度と戻り方を観察する。体重，および必要時は四肢周囲径・腹囲の測

定を行う。

(2)水分出納：尿量，飲水量，発汗量，体重。

(3)バイタルサイン，呼吸音：血圧，呼吸数，脈拍，体温，SpO$_2$など。

(4)検査データ：血液検査(アルブミン，総タンパク質，電解質，尿素窒素〔BUN〕，クレアチニン〔Cr〕，ヘモグロビン，脳性ナトリウムペプチドなど)，尿検査(タンパク質など)，胸・腹部 X 線所見，心電図。

(5)随伴症状：全身倦怠感，呼吸困難，腹部膨満感，頭痛，不安，不眠など。

(6)食習慣，食事摂取量：とくに塩分摂取について。

(7)現状・治療内容に関する理解，受けとめ。

▌援助

(1)安静の保持とそれに伴う日常生活援助，転倒予防：活動により浮腫が増強するため，全身の負担を軽減し，循環血液量を増大させられるように，必要時は安静とする。また，把握困難・呼吸苦などの身体変化，安静に伴う日常生活行動の援助と，転倒予防のための環境整備を行う。

(2)安楽な体位の工夫：呼吸困難や腹部膨満感がある場合は座位や半座位など，患者にとって安楽な体位をとれるように援助する。また，浮腫のある四肢をあて枕などで挙上するなど，定期的に体位交換を促しながら患者の安楽な体位に調整する。その際，心臓への負担に留意する。

(3)食事療法：医師の指示に基づき，塩分・水分制限，タンパク質の調整，エネルギーの補給を行う。

(4)薬物療法：医師の指示に基づき，利尿薬などを正確に投与する。

(5)ボディイメージの変化や不安に対する援助：現状，治療・検査などに関する説明を行い，不安の軽減に努めるとともに，整容にも配慮する。

▌教育

(1)随伴症状の出現時は報告するように説明する。

(2)行われている治療の必要性について説明する。

(3)データの提示や，変化を言語化して伝えるなど，治療の効果を実感できるようにかかわり，治療には患者の参加が必要であることを説明する。

◆ 皮膚・粘膜の破綻を予防するための援助

▌観察

(1)皮膚の状態：色・弾力性，乾燥・冷感・損傷の有無を観察する。

(2)粘膜の状態：口腔，口唇，眼球，眼瞼結膜，陰部などの状態を観察する。

▌援助

(1)皮膚の外的刺激の予防：圧迫・ずれ・摩擦・同一体位を避け，衣類はやわらかく肌触りのよいものを着用する。清拭時は強くこすらないように注意する。褥瘡予防には，体圧分散用具の使用や体位変換を行う。また，シーツや寝衣にしわをつくらないように配慮する。

(2)清潔の保持：感染予防のために全身清拭や部分浴，陰部洗浄を行う。

(3)口腔粘膜の保護：毎食後に歯みがきまたは含嗽を行う。粘膜への刺激を避けるため，スポンジ状のものなどやわらかい歯ブラシを使用する。

（4）保温：血液循環をよくするために，室温・衣類・寝具を調整する。

（5）保湿：皮膚が薄く傷つきやすい状態であるため，保湿剤を使用し，十分
　　な保湿ケアを行う。

▌教育

（1）皮膚・粘膜が破綻しやすい状態であることを説明し，皮膚・粘膜の保
　　護・清潔保持の具体的な方法について説明する。

（2）皮膚の損傷を予防するため，爪を短く切っておくように説明する。

2 高血圧のある患者の看護

　高血圧患者の約9割は原因が明らかではない**本態性高血圧**であり，残りの約1割は原因となる疾患が明らかな**二次性高血圧**である（○137ページ）。また，診察室血圧と家庭血圧の異なる白衣高血圧や仮面高血圧もあるため，双方の血圧を測定して診断をつけ，治療を開始する。

　一般に，初期の段階ではほとんど自覚症状がないことから，患者は治療の必要性を認識できないことも多い。しかし，高血圧は脳卒中や心筋梗塞などのいわゆる脳心血管病の最大の危険因子であるだけでなく，慢性腎臓病などの危険因子でもある。また，腎機能障害の存在が，高血圧を悪化させることも知られている。高血圧の持続によっておこりうる脳心血管病などを予防するために，目標血圧レベルへの降圧を目ざすとともに，高血圧以外の危険因子（糖尿病，脂質異常症，喫煙など）も総合的に管理していかなければならない。

　高血圧の治療には生活習慣の改善が重要であり，患者は日常生活のなかに治療を取り入れていかなければならない。そのためには患者自身が治療の重要性を理解し，適切な自己管理を実践できるように支援するとともに，患者が生活の楽しみを維持できることも考慮すべきである。また，生活習慣の改善のみでは目標血圧レベルに到達できない場合は，薬物療法が選択される。その場合は，正しい服薬管理を行うことが重要であり，生活習慣の見直しも継続する。

1 アセスメント

　血圧に影響を及ぼす因子として，①加齢，②性別（男性が高い傾向がある），③食習慣（おもに塩分の過剰摂取），④肥満，⑤喫煙，⑥飲酒，⑦不眠，⑧ストレスなどがある。高血圧の治療には，これらの因子にかかわる生活習慣の改善が重要である。

　個々の患者に合わせた支援を行うためには，患者の日常生活や検査結果について情報を収集し，高血圧や脳心血管病の危険因子，脳・心臓・腎臓・血管・眼底の病変の有無や程度を明らかにする必要がある。

　生活習慣を改善することは容易ではないが，その患者に合った自己管理方法をともに考えていくために，患者それぞれの生活背景や人生の価値観・信念についても把握する。

2 看護問題

　長期間にわたり高血圧状態が続くことによって，脳心血管病・慢性腎臓病などを引きおこす可能性がある。

3 看護目標

（1）脳心血管病などの高血圧のリスクと治療の必要性を理解したうえで，適正な血圧の維持を目ざし，生活習慣の改善に取り組むことができる。

（2）定期受診や服薬管理など，長期にわたる治療を継続して行うことができる。

4 看護活動

▌観察

　1 血圧　環境・時間などの測定条件を一定にし，座ってから1～2分安静にしたあとなど，リラックスした状態で測定する。測定値とともに，診察室血圧と家庭血圧との差，日内変動の有無，脈拍との関係，薬物療法開始後の血圧の変化などを観察する。

　2 随伴症状の有無　頭痛，頭重感，吐きけ・嘔吐，めまい，耳鳴，肩こり，動悸，食欲不振，不眠，倦怠感，のぼせなど。

　3 検査データ　血液検査（ナトリウム，カリウム，総コレステロール，HDLコレステロール，LDLコレステロール，中性脂肪，空腹時血糖，HbA1c，BUN，Cr，推算糸球体濾過量〔GFR〕など），尿検査（尿タンパク質，1日食塩排泄量推定値など），心電図所見，胸部X線写真の所見，眼底所見，BMI（body mass index），腹囲など。

　4 生活習慣に関する情報　生活パターン，食事内容・嗜好，喫煙，飲酒，外食の頻度，運動習慣，睡眠習慣，職場や家庭の環境，性格と精神状態服薬アドヒアランスなど。

　5 家族歴　高血圧，脳心血管病など。

▌援助

　必要な場合は降圧薬治療を行う。高血圧緊急症❶などのみられる急性期には，微量調整にて降圧薬の点滴静注による持続投与を開始する。血圧の変動を注意深くモニタリングしながら，血圧上昇の誘因ともなる患者の不安やストレスを軽減し，静かで安心できる療養環境の調整を行う。

▌教育

　1 急性期の対応　血圧と随伴症状のモニタリングが必要であり，随伴症状出現時は報告するよう説明する。

　2 自己管理の必要性の理解と実践のための動機づけ　適正な血圧を維持していくために，高血圧のリスクや治療の効果について説明し，患者自身が自己管理の必要性を理解し，前向きに取り組めるよう支援する。生活状況について情報収集し，楽しみを維持しながら継続して実践できる方法を患者とともに考える。自己管理の目標は，患者自身が言語化できるように言葉を引

□NOTE

❶**高血圧緊急症**
　高度の血圧上昇により，脳・心臓・腎臓・大血管などの臓器に急性・進行性に障害をきたす状態をいう。

○表6-1　高血圧のある患者の自己管理上の要点

項目	要点
食事療法	• 日常の食生活や嗜好について聴取する。 • 食塩制限が重要であり，6 g/日未満を目標とする。減塩については，酸味や香辛料をうまく取り入れる，減塩調味料を使用する，つゆは飲まないなど，具体的な方法を説明する。 • 適正体重を維持するために，野菜類を積極的に摂取し，糖質や脂質をとりすぎないようにする。 • カリウムを多く含む野菜や果物は降圧作用が期待できるが，慢性腎臓病などでカリウム制限があるときはすすめない。 • 本人のみならず調理者にも説明できるとよい。
運動療法	• 速歩などの有酸素運動を毎日30分以上行うことが奨励される。 • 運動強度により血圧上昇をきたす場合もあるため，医師の指示のもと，個々の患者の状態，生活リズムに合った運動を継続して実践できるように計画する。
薬物療法	• 降圧薬は血圧を下げるだけでなく，腎臓を保護する役割を期待して使用する場合がある。内服の必要性を理解し，飲み忘れのないようにする。 • 降圧薬によって血圧が下がりすぎる場合は，内服を自己中断せず，医師に相談するよう説明する。
節酒	• 飲酒の習慣は高血圧の要因となるため，節酒を心がける。
禁煙	• ニコチンは血管収縮を促進し，血圧上昇をもたらす。禁煙および受動喫煙の防止に努める。
生活環境	• 温度・気温の急激な低下により血管が収縮し，血圧が急上昇するため，脳心血管病などを引きおこす危険性がある。浴室や脱衣所などは温度差をなくすよう説明する。 • ストレスや便秘によるいきみは血圧を上昇させる。
血圧のセルフモニタリング	• 環境・時間などの条件を一定にした家庭血圧の測定を奨励することで，家庭血圧のモニタリングを行うとともに，日々治療の効果を実感してもらうことで自己管理への動機づけにつなげる。

き出せるとよい（○表6-1）。

3　下部尿路症状のある患者の看護

　下部尿路症状は，尿の貯留（蓄尿）や排出（排尿）に関連する症状を広く意味し，大きく①蓄尿症状，②排尿症状，③排尿後症状の3種類に分けられる。蓄尿症状には，頻尿，尿意切迫感，尿失禁などがある。排尿症状には，排尿開始の遅れ，排尿時の腹圧，尿勢の低下，排尿時間の延長などがある。排尿後症状には，排尿後の尿の滴下と残尿感がある。

　下部尿路症状は，患者やその家族などが主観的に認知したものである。日常生活に生じる支障は多岐にわたるため，患者・家族の生活に及ぼす影響にそった看護が必要になる。

a 頻尿のある患者の看護

　頻尿になると，排尿の間隔が短くなり，回数が増える（○44ページ）。そのため頻尿が続くと，身体的疲労，精神的ストレスの増強，社会生活上の問題などが生じ，QOLが低下する。また，頻尿により膀胱の容量が減少した状態が持続すると，それが原因となってさらに頻尿を繰り返すといった悪循環もみられる。そのため，正常な排尿状態に近づけるための看護が必要となる。

⊙**表6-2　頻尿の原因と対応方法**

原因	原疾患例	治療方法
尿路組織の炎症	膀胱炎	薬物療法
膀胱の知覚異常	脳梗塞	下部尿路リハビリテーション(骨盤底筋体操, 膀胱訓練など), 薬物療法
膀胱が小さい	パーキンソン病	
残尿	前立腺肥大症	残尿をなくす
多尿	糖尿病	基礎疾患治療
精神的ストレス	心身症	カウンセリング

1 アセスメント

　頻尿は, 膀胱機能における排出障害と蓄尿障害のいずれの状態でも生じる可能性があり, 強い尿意(尿意切迫感)を伴うことがある。頻尿の原因は, 下部尿路障害, 中枢神経性疾患, 心理的因子の影響など多様であり, 症状を改善するためには, 原因疾患に応じた治療が必要となる(⊙表6-2)。治療を適切に受けられるように援助し, 日常生活に根ざした排尿管理方法を実践できるよう指導する。そのために頻尿の発生原因や排尿パターン, 日常生活への影響をアセスメントする。

2 看護問題

(1)尿意切迫感などの排尿時の不快症状によって, 日常生活に支障をきたす可能性がある。
(2)生活習慣に関連した誘因により, 症状が慢性化する可能性がある。
(3)基礎疾患の存在により, 尿路合併症を悪化させる可能性がある。

3 看護目標

(1)排尿回数が減少する。
(2)頻尿に伴う不快な症状を緩和できる。
(3)続発的に生じる尿路合併症を防止できる。

4 看護活動

◆ 排尿回数を減少させるための援助

▌観察

(1)排尿日誌などを用いて面接し, 以下の観察を行う。
・尿量(1回量, 1日量), 排尿回数, 排尿時刻, 尿の性状, など。
・食生活の習慣, 水分摂取状況など。
・失禁の有無と程度, 失禁時の状況など。
・排尿状態に影響を及ぼす基礎疾患の有無と疾患のコントロール状況：全身状態, ホルモンバランス, 薬剤投与状況とその影響など。

- ストレスの状態，睡眠リズム，性格，おかれている環境，頻尿になるときの状況・尿意をもよおす状況など。
- 元来の排尿習慣，排便習慣。

(2) 医師の診察結果から，以下の情報を把握する。

- 排尿機能検査結果：尿流量・残尿量，膀胱内圧・尿道内圧，膀胱容量・コンプライアンス，尿路の画像検査所見など。
- 残尿と残尿感の有無と程度。

▋ 援助

(1) 膀胱容量が小さい場合，膀胱容量を増やす作用のある薬剤（抗コリン薬など）の投与を行う。

(2) 利尿作用のある薬剤投与の場合は，夜間頻尿を避けるため就寝中に利尿作用が残らないような服用方法を医師と相談する。

(3) 基礎疾患の治療がスムーズに受けられるよう援助する。

(4) 心因性頻尿の心理ケア：心因性の頻尿の理解を促す。患者の話を傾聴し，本人が心の問題であることを認知するプロセスを支える。必要に応じて，専門的医療がスムーズに受けられるよう医師と相談する。

(5) 重度の便秘がある場合は便通を調整する。

(6) 残尿がある場合は残尿をなくす対応方法（尿道カテーテル留置，清潔間欠自己導尿など）について医師と相談する。

▋ 教育

(1) 頻尿の原因に対する理解を促すための指導を行う。

(2) 適切な食事摂取・水分摂取を指導する。

(3) 下部尿路リハビリテーションの意義と方法，効果を指導する。

(4) 頻尿に対する薬物療法の意義，自己管理方法の指導を行う。

- カテーテル留置の場合の自己管理を指導する。
- 清潔間欠自己導尿を導入する場合の自己管理を指導する。

(5) 服用している薬剤の影響に対する指導を行う。

◆ 頻尿に伴う不快な症状を緩和するための援助

▋ 観察

(1) 尿意切迫感と排尿時痛の有無と程度，排尿時の状況など。

(2) 失禁の有無と程度，失禁時の状況など。

(3) 下腹部不快感の有無と程度。

(4) 随伴症状の有無と程度（疲労感，睡眠状態，精神状態，生活のリズムの乱れなど）。

▋ 援助

(1) 安静や睡眠の確保，必要時は薬剤の投与。

(2) 頻尿時の下着やパッドなどの排尿用具の工夫。

▋ 教育

カフェインやアルコールの制限。

◆ 続発的に生じる尿路合併症の防止のための援助

▌観察

(1)尿検査結果，血液データ，尿路における器質的異常の有無と程度。

(2)発熱，腰背部痛などの随伴症状の有無と程度。

(3)浮腫，下腹部膨満などの身体所見の有無と程度。

(4)放射線照射や化学療法などの治療と症状の関連。

(5)不衛生な生活習慣の有無：清潔行動の状況(入浴やシャワー浴の方法と頻度，外陰部の保清状況など)，排泄のあとしまつ，月経時の処理方法など。

(6)カフェインやアルコールの摂取状況。

(7)基礎疾患の有無(局所性疾患と全身性疾患)。

(8)尿路合併症に関する知識の有無。

▌援助

　入浴やシャワー，陰部洗浄，清潔な下着の着用などによって陰部を清潔に保つ。

▌教育

(1)陰部の保清：入浴・シャワー・温水洗浄便座による保清，清潔な下着の着用，排泄後のあとしまつなどの方法を説明する。

(2)基礎疾患とその治療の必要性を説明する。

(3)残尿がある場合は残尿に対する管理方法(清潔な尿道カテーテルの管理，適切な自己導尿管理)を指導する。

b 残尿のある患者の看護

　残尿とは，排尿後，尿の一部が膀胱に残る状態をいう。正常な状態では残尿はほとんどなく，残尿感としての知覚もおこらない。尿が出づらい状態が持続すると，排尿するために必要な排尿筋の収縮力が弱まり，膀胱にたまった尿を完全に排出することがむずかしくなって残尿となる。膀胱がこれを知覚すると残尿感を感じるが，時間の経過とともに感じなくなる人もいる。

　残尿があると膀胱内で細菌感染をおこしやすくなり，それが腎臓に及び，腎盂腎炎や腎炎などの感染をおこし，繰り返す可能性がある。また，多量の残尿が長期的に存在することで，膀胱筋が過伸展した状態が持続すると，尿排出機能がさらに低下するという悪循環をきたす。残尿は，しばしば頻尿や切迫性尿失禁，腹圧性尿失禁，溢流性尿失禁の誘因にもなるため，患者の身体面だけでなく生活面にも影響を及ぼす。

1 アセスメント

　残尿は，膀胱の収縮力の低下，あるいは尿道の抵抗の増加によって生じる。原因としては，下部尿路の器質的な要因(前立腺肥大，尿道狭窄，膀胱脱など)，機能的要因(神経の損傷，薬物，心因性)などがある(○表6-3)。

　合併症予防・不快症状緩和のための排尿管理手技を，日常生活で実施可能

○表 6-3　残尿・尿閉をおこすおもな原因疾患と薬物

部位	原因疾患と薬剤
神経疾患	脳・脊髄疾患，認知症，自律神経の障害（糖尿病，アルコール中毒症，ギラン-バレー症候群など）
膀胱疾患	膀胱頸部硬化症，膀胱腫瘍，膀胱異物，膀胱結石，神経因性膀胱，膀胱脱，膀胱憩室など
前立腺疾患	前立腺肥大症，前立腺がん，前立腺肉腫，前立腺炎など
尿道疾患	尿道憩室，尿道狭窄，外尿道口狭窄，真性包茎，尿道異物，尿道結石，尿道外傷，尿道腫瘍，感染性尿道炎など
薬物	抗コリン薬，向精神薬，抗パーキンソン病薬，抗ヒスタミン薬など
その他	精神疾患，骨盤内手術（広汎子宮全摘術，直腸がん根治術など），尿道外腫瘍による尿道圧迫，婦人科的悪性腫瘍，排尿筋と括約筋協調不全など

な方法で指導するために，これらの残尿の原因と程度をアセスメントする。

2　看護問題

(1) 残尿に伴う不快感や苦痛症状，および尿路感染，失禁など合併症の可能性がある。
(2) 排尿に必要な手技を習得する必要がある。

3　看護目標

(1) 残尿に伴う苦痛や合併症を予防できる。
(2) 排尿に必要な手技を習得し，自己管理を行える。

4　看護活動

合併症予防と自己管理への援助を行う。

▌観察

(1) バイタルサインと水分出納バランス。
(2) 排尿状態：1回尿量と残尿量，尿回数，尿意の有無，尿勢，排尿に要する時間，尿性状。
(3) 症状・徴候：残尿感，尿意切迫感，頻尿，尿失禁の有無，下腹部の不快症状，随伴症状（発熱，背部・腎部の疼痛など），感染徴候などの有無。
(4) 検査データ所見：残尿測定，尿流量測定，膀胱内圧測定，尿路画像検査，血液検査（白血球数〔WBC〕，C反応性タンパク質〔CRP〕，BUN，Crなど），検尿。
(5) 残尿の原因や誘因の有無。

▌援助

早期対処による苦痛の緩和を行う。

　① 導尿，尿道留置カテーテル挿入，膀胱穿刺（せんし），膀胱瘻（ろう）造設などの実施と清潔操作による尿路感染の予防　「導尿を受ける患者の看護」（○235ページ），「カテーテルを留置する患者の看護」（○236ページ）に準じる。

　② 精神的苦痛や不安の軽減　十分な説明を行うとともに，排尿困難があ

る状態に対する理解と支持を示す。

　③ **薬物療法の管理**　薬剤の確実な投与を行う。

　④ **皮膚・粘膜の保清と損傷の予防**　陰部洗浄やシャワー浴などによる保清，清潔な下着・おむつの着用と，皮膚の保湿を行う。

教育

　① **体位の工夫と指導**　排尿時は腹圧のかかりやすいように体位を工夫し，可能であれば座位にするか洋式トイレに腰掛けるようにする。

　② **排尿方法の指導**　残尿が多い場合に，清潔間欠自己導尿（●207ページ），カテーテル留置（●236ページ），尿路感染予防の生活指導（●244ページ）などを行う。用手的に膀胱を圧迫する方法もあるが，圧迫による膀胱内圧の上昇から上行性の尿路感染を誘発する可能性があるため，原則的には留置カテーテルや自己導尿による排尿管理を指示されることが多い。

C 尿閉のある患者の看護

　尿閉とは，膀胱の収縮力の低下，あるいは尿道の抵抗の増加によって，尿が膀胱に充満しているにもかかわらず排尿できない状態をいう（●47ページ）。患者は排尿困難や残尿感を訴えないこともある。分類としては，まったく排泄できない完全尿閉と，残尿は多いが多少は排尿のある不完全尿閉などに分けられる（●表6-4）。ここでは，完全尿閉に対する看護について述べる。不完全尿閉については，前項の「残尿のある患者の看護」に準じる。

1 アセスメント

（1）排尿できない状態でも尿は腎臓で生成され膀胱へ流出されるため，膀胱内圧が上昇し，患者に腹部膨満感や緊満感，下腹部痛，冷汗などの苦痛を引きおこす。また，上部尿路の圧力も増大し，腎臓から尿管にかけて形態的・機能的変化が引きおこされ，腎機能は進行性に障害される（●177ページ，図5-41）。さらに，尿の停滞は尿路感染を誘発し，とくに膀胱尿管逆流がある場合には，重篤な上行性感染を引きおこす可能性がある。早期の対処により合併症を予防し，苦痛のある場合は緩和する必要があるため，尿路感染や膀胱内圧上昇による合併症の有無や程度をアセスメントする。

●**表6-4　尿閉の分類**

分類		状態
程度による分類	完全尿閉	まったく排尿ができない状態。
	不完全尿閉	残尿は多いが，多少の排尿がある状態。
経過による分類	急性尿閉	急に膀胱に尿がたまったまま排尿できなくなった状態。
	慢性尿閉	尿閉のまま経過している状態。尿道から尿があふれ出て失禁状態となることもある。
発生機序による分類	器質的尿閉	前立腺肥大，尿道狭窄などにより，下部尿路が閉鎖されておこる尿閉。
	機能的尿閉	神経の損傷，薬物，心理的要因などによって，尿の排出機能が障害されておこる尿閉。

（2）尿閉時には，長期にわたり膀胱ドレナージや自己導尿などの処置を必要とする場合が多い。そのため，頻繁なカテーテルの留置や自己導尿により，尿道粘膜や尿道口付近の粘膜を損傷したり，上行性感染をおこしたりしやすい。また，不適切なカテーテル管理は，水腎症，腎機能障害，腎盂腎炎など，重篤な合併症を引きおこす可能性がある。したがって，患者は長期的に実行可能で，適切なカテーテル類の管理技術を習得する必要がある。必要に応じた援助・教育が行えるように，患者の習得状況をアセスメントする。

2 看護問題

（1）膀胱容量の増大や膀胱内圧の上昇に伴う不快感や苦痛症状，および重篤な合併症発症の可能性がある。
（2）患者は排尿に必要な手技やカテーテル類の管理技術を習得する必要がある。

3 看護目標

（1）尿閉に伴う苦痛と合併症を予防できる。
（2）患者が排尿に必要な手技やカテーテル類の管理技術を習得し，自己管理を行える。

4 看護活動

◆ 合併症の予防と自己管理への援助

▌観察

（1）バイタルサインと水分出納バランス。
（2）排尿状態：自排尿の有無と量。
（3）症状・徴候：残尿感，尿意切迫感，尿失禁の有無と状態（●206 ページ「尿失禁のある患者の看護」），下腹部の不快症状，随伴症状（発熱，背部・腎部の疼痛，冷汗など），感染徴候などの有無。
（4）検査データ所見：残尿測定，膀胱内圧測定，尿道内圧測定，尿路画像検査，血液検査（WBC，CRP，BUN，Cr など）。
（5）尿閉の原因や誘因の有無。

plus	尿閉時の尿道留置カテーテル

　尿閉の場合，まず 2 週間はカテーテルを留置して膀胱ドレナージをはかり，膀胱の安静を保つよう治療することが多い。これは，膀胱の過拡張によって生じた膀胱壁内の血流低下を回復させ，膀胱壁の感染防御機能を高め，維持するためであり，また，過拡張膀胱による膀胱平滑筋・神経・血管の慢性的伸展障害を改善するためでもある。

（6）患者の排尿管理能力：指示された排尿管理方法が長期的に実行可能かどうか，認知・身体機能，環境的側面から総合的に観察する。

▎援助

早期対処による苦痛の緩和と合併症予防の援助を行う。

1 尿道留置カテーテルの挿入，導尿，膀胱穿刺，膀胱瘻造設などの実施と清潔操作による尿路感染の予防　「導尿を受ける患者の看護」（●235ページ），「カテーテルを留置する患者の看護」（●236ページ）に準じる。

2 精神的苦痛や不安の軽減　十分な説明を行い，排尿困難がある状態に対する理解と支持を示す。

3 薬物療法の管理　薬物の確実な投与を行う。

▎教育

（1）急性期（急性尿閉の場合）

- 膀胱ドレナージによる排尿管理の必要性：カテーテルを留置している場合は，キャップなどは使用せず，蓄尿袋を使用して膀胱内に尿をためない方法を指導する（●236ページ「カテーテルを留置する患者の看護」）。
- 排尿機能の回復の見通しについて説明する。

（2）慢性期（慢性尿閉の場合）

- 排尿機能の回復の見通しについて説明する。
- 清潔間欠自己導尿（●plus）やカテーテル留置（●236ページ「カテーテルを留置する患者の看護」）などの排尿管理方法について指導する。

d 尿失禁のある患者の看護

尿失禁とは，無意識，または不随意な尿の漏出現象により，社会的，衛生的に問題になった状態をいう。

尿失禁は，日常生活においてさまざまな問題を引きおこし，原因・タイプによっては患者，ときには家族の QOL を著しく低下させる。看護師は，失禁のタイプに応じた適切な対処方法を選択し，セルフケアの自立を援助することによって，患者・家族の QOL を向上させることが必要である。また，患者の心理の理解やプライバシーへの配慮，自尊心を尊重したかかわりが大切である。

可能であれば，皮膚・排泄ケア認定看護師の専門的サポートを受けながら援助できるとよい。

1 アセスメント

1 タイプの判断　尿失禁は，腹圧性・切迫性・溢流性・反射性・機能性・真性などのタイプに分けられる（●45ページ）。これらのタイプによってケアの方法も異なるため，アセスメントにより尿失禁のタイプを明らかにし，それに応じた適切なケアを提供する。とくに，溢流性尿失禁では，重篤な腎機能障害を引きおこす可能性があるため，ほかのタイプの失禁との判別を早急に，確実に行う。

2 日常生活への影響　患者は，尿失禁によって不安，羞恥，自己尊重感

の低下といった，さまざまな精神的問題を引きおこすことがある。さらには，そのために外出を控えたりして，社会的に孤立してしまう場合がある。また，尿失禁による不快感が不眠などの原因となることもあり，これらの身体的・精神的・社会的問題がさらに排尿機能に影響をもたらすという悪循環に陥る。

　患者本人はもちろんのこと，家族や介護者にとっても日常生活上の問題は深刻になることが多い。自己尊重感を維持・回復できるように支援するため，日常生活への影響や患者や介護者の心理をアセスメントする。

　③ **スキントラブル**　尿失禁による陰部の湿潤した環境は，皮膚組織の損

---

plus	清潔間欠自己導尿の指導

　導尿の具体的な手順（●93ページ）とともに，以下の点に留意して指導を行う。

①排尿のしくみ，自己導尿の目的と意義：尿路の解剖・生理と，なぜ自己導尿が必要なのかについて，患者の理解力に合わせて説明する。

②自己導尿の利点と欠点：（●93ページ，表4-2）

③自己導尿に必要な物品と入手方法：患者の状況に合わせて，日常生活で自己導尿しやすいようにカテーテルの種類，潤滑剤，清浄綿，尿器，尿失禁用パッドなどを選択し，指導する。

④導尿しやすい姿勢：トイレ環境と患者の身体能力に応じて，カテーテルを尿道に挿入しやすい姿勢を指導する（●図）。

⑤具体的な方法：解剖図やモデル，パンフレット，使用する物品などを実際に用いて説明する。また，導尿時間や姿勢，カテーテルの取り扱い（洗浄や消毒），尿の測定方法，排尿日誌の記入方法なども説明する。

⑥自己導尿における考えられるトラブルとその対処方法：出血，カテーテル挿入困難，尿混濁，尿失禁，発熱，疼痛などがおきうることを説明し，対処方法を指導する。

⑦日常生活における注意点：水分摂取と自己導尿の実施回数，残尿を残さないように導尿する必要性と方法，生理時の対応，清潔の保持の必要性と方法，手洗いができないときの対応，再利用型カテーテルが洗浄できない場合の対応，車椅子やベッド上でしか実施できない場合の方法，夜間多尿や長時間自己導尿が実施できない場合の対応，性交渉時の対応，尿量測定の方法，トイレ環境の整備，災害時の対応などについて説明する。

⑧社会保障と保険算定：自己導尿指導の医療費に関して，医療保険の種類や自己負担額，利用可能な公費負担制度，医療材料の入手方法や価格について説明する。

⑨自己導尿を行うことで得られるQOLの向上：自己導尿は，排尿障害のある患者が日常生活をゆたかなものにするための，1つの選択肢にすぎない。患者が「自己導尿ができるようになってよかった」と思えるような支援が大切である。

⑩定期的な受診の必要性：自己導尿の間隔，方法に問題がないか，二次的な合併症を併発していないかなど，定期的に医師の評価を受けることの必要性を説明する。

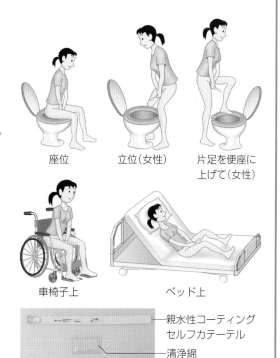

座位　　立位（女性）　　片足を便座に上げて（女性）

車椅子上　　　　ベッド上

親水性コーティングセルフカテーテル
清浄綿

自己導尿は，座位や立位など，実施しやすい姿勢で行う。親水性コーティングの施されたセルフカテーテルを用いる場合は，潤滑剤を用いる必要はない。

 MOVIE

傷や感染などのスキントラブルをまねくことがある。皮膚の清潔と乾燥を保ち，スキントラブルを防止できるよう，皮膚の状態をアセスメントする。

2 看護問題

(1) 失禁状態の持続は，患者あるいは家族の日常生活に身体的・精神的・社会的・経済的問題を引きおこす可能性がある。
(2) 陰部の湿潤した環境は，皮膚組織の損傷や感染などのスキントラブルをまねく可能性がある。
(3) 溢流性尿失禁の場合は，重篤な合併症を引きおこす可能性がある。

3 看護目標

(1) 尿失禁が及ぼす影響を最小限に抑え，QOL の向上がはかれる。
(2) 自己尊重感を保ち，社会的役割を維持できる。
(3) スキントラブルをおこさない。

4 看護活動

◆ 尿失禁が及ぼす影響を最小限に抑え，QOL を向上させるための援助

▌観察

(1) 失禁が引きおこしている問題状況を確認する：患者，あるいは家族が具体的にどのような点で困っているかなど。
(2) 排尿日誌を用いて，失禁の状態，タイプのアセスメントを行う。
● 排尿・尿失禁の量・回数・間隔・時間帯，尿性状，1日尿量。
● 失禁の状況と程度。
● 尿意と切迫感，排尿時痛や違和感，残尿・残尿感の有無および残尿量。
● 夜間の排尿回数と量。
(3) 尿失禁の原因や誘因との関連。
● 骨盤底筋などの支持構造の機能低下に関連する因子の有無：出産経験，肥満，老化など。
● 腹圧を上昇させる因子の有無および動作との関連：妊娠，肥満，便秘，子宮筋腫など。さらに咳やくしゃみ，重い物の持ち上げなど。
● 神経障害の有無：脳・脊髄疾患，糖尿病性神経障害，直腸・子宮のがんなどの骨盤腔内操作を伴う手術による末梢神経の損傷など。
● 膀胱容量の減少の有無：尿路感染，尿道カテーテルの長期留置，腹部の手術経験など。
● 薬剤による排尿筋の収縮力減弱の有無：抗コリン薬，抗アレルギー薬，睡眠薬，向精神薬，降圧薬，利尿薬など。
● その他：精神的ストレス，飲水量など。
(4) 排尿行動に関連する身体機能および環境の状態。
● 介護者に尿意を伝える手段。

- 排尿用具に対する認識，トイレまでの距離，移動方法，所要時間。
- 衣服の着脱動作と所要時間，衣服の形態（着脱しやすいか）。
- 排尿後のあとしまつ。
- 日常生活に及ぼす影響：不快感，睡眠不足など。

▐ 援助

　患者，あるいは家族・介護者が望む排尿スタイルについて話し合い，以下の援助を実施する。

（1）排尿用具の選択：身体機能と環境に応じた用具の選択。

（2）ケア用品の選択：快適な日常生活が送れるような用品を紹介する。

（3）薬物療法の管理：薬剤の確実な投与。

（4）尿失禁のタイプに合わせた援助。

- 反射性尿失禁：排尿日誌から排尿反射が生じる膀胱許容量をアセスメントし，排尿間隔を設定する。排尿時間前に失禁するようであれば，排尿間隔を短縮する。
- 機能性尿失禁：衣服の選択または着脱の援助，トイレまでの道筋のわかりやすい表示，適切な排尿用具の選択など，患者の排尿行動のどの段階が障害されているかをアセスメントし，残存機能を発揮できるように援助，またはリハビリテーションを行う。

（5）排尿に固執せず，リラックスできるような環境を提供する。

▐ 教育

（1）ケアに関する正しい知識と介護方法の指導：肥満や便秘の防止法，適切なケア用品の選択法，内服治療についての服薬など，患者と介護者に正しい知識と介護方法を指導する。

（2）尿失禁の原因・タイプについての理解と対処方法の指導。

- 腹圧性尿失禁：骨盤底筋体操の方法を指導し，その継続の必要性と効果を説明する（○図6-1）。また，咳やくしゃみなど，腹圧の上昇が予測できる動作を行う際に，意図的に骨盤底筋を収縮させるという対処方法を指導する。
- 切迫性尿失禁：排尿日誌を参考に，膀胱訓練（○plus）を指導する。必要に

---

plus	**膀胱訓練の指導**

- 目的：膀胱に安定した状態で尿をためるための訓練
- 方法：①患者の排尿状態に合わせて昼間2〜3時間ごとの排尿間隔を設定する（夜間は施行しない）。②尿意を感じたとき，気をまぎらわせたりリラックスしたりして排尿をがまんし，排尿間隔をのばすように努める。③トレーニング期間は数か月間に及ぶこともあるので，定期的な再教育や励ましも必要となる。
- 膀胱訓練を行う際に大切な要素：①膀胱の機能についての学習，②尿意があってから排尿をがまんする練習と，時間帯を決めて排尿する練習，③訓練を持続させるための看護師の長期的な介入
- 適応：切迫性尿失禁，腹圧性尿失禁，混合性（切迫性＋腹圧性）尿失禁

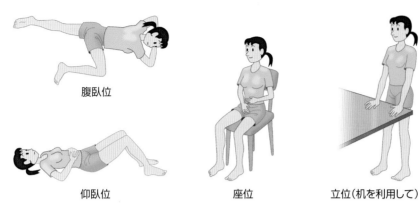

腹臥位

仰臥位　　　　　　　　　座位　　　　　　立位(机を利用して)

◉図 6-1　骨盤底筋体操の指導
①訓練前には軽い準備体操や腹式呼吸をし，全身をリラックスさせてから訓練を始める。
②骨盤底筋周囲をイメージしながら訓練を行うようにする。
③姿勢にはいろいろなバリエーションがあるが，手軽で日常生活に組み込みやすい方法をとる。
④まず肛門を締め，次に尿道，腟を締め，その後らくにしてゆるめる。この動作を繰り返す。締める際には，陰部にある骨盤底筋を内臓のほうにスーッと引き上げる感じをイメージする。排尿や放屁をがまんするときと，同じ力の入れ方である。
⑤速く締め・速くゆるめる運動と，ゆっくりと締め・5秒ほど保持し・ゆっくりとゆるめる運動を，それぞれ5回繰り返すことを，1セットとする。これを，1日10セット行うことを目標とする。

応じて骨盤底筋体操と並行して実施するよう指導する。
- 反射性尿失禁：排尿日誌を用いて，反射性尿失禁が生じる膀胱内容量について説明し，その前に排尿をすることを指導する。必要に応じて，清潔間欠自己導尿の実施方法についても指導する。排尿への固執が症状悪化をまねくことを指導する。
- 機能性尿失禁：手すりの設置，着脱の容易な衣類の選択，使いやすい排尿用具の準備，通路の障害物の除去など，患者の機能状態に合わせた環境対策を指導する。
（3）利用可能な福祉サービスの説明：介護保険，おむつの医療費控除など。

◆ 自己尊重感を保ち，社会的役割を維持するための援助

▌観察
　①尿失禁に対する患者・家族の受けとめ方　不安感，イライラ感，うつ状態，罪悪感，羞恥心など。
　②尿失禁に対する患者および介護者の反応（言動）　失禁を隠そうとする，投げやりな態度をみせる，介護者が患者をせめる，あるいは放置するなど。
　③生活様式への影響の有無　社会生活，職業，役割責任，性生活など。

▌援助
（1）患者および介護者の精神的苦痛や不安の軽減をはかる。
- 疾患・検査・治療・処置に対する十分な説明を行う。
- 失禁状態や介護に対する理解と支持およびプライバシーの保護。
（2）治療やケア技術習得への意欲が維持できるように支援する。

- 継続的な治療や訓練の必要性と効果および期間の目安を説明する。
- 社会的役割の遂行は，治療やケア技術の習得によって可能であることを説明し，支援する。

▌教育

精神的にリラックスすることが症状の改善につながることを説明し，睡眠や休息を十分にとるよう指導する。

◆ スキントラブルの予防のための援助

▌観察

(1) 皮膚の状態：浸軟（しんなん），湿疹などの皮膚炎の有無，感染，褥瘡の有無あるいは発生するリスク，瘙痒感や疼痛の有無。
(2) 皮膚の保清方法と頻度。
(3) ケア用品の使用状況：ケア用品の適否，交換の頻度など。

▌援助

(1) 陰部洗浄やシャワー浴などによる保清を行う。
(2) 清潔な下着，おむつの着用。
(3) 皮膚の乾燥：陰部のドライタイムを確保できるように排泄用具・方法を選択する。あるいは，適切なおむつの選択と使用を実施する。皮膚のむれを増強する大きすぎるおむつの重ねての使用などがないよう配慮する。
(4) 適切なケア用品の選択と紹介。

▌教育

陰部の保清と乾燥の必要性を説明し，その方法を指導する。

4 尿の性状異常のある患者の看護

尿の性状異常には，色調異常と混濁，比重・pH の異常，タンパク尿・糖尿などがある。ここでは，とくに泌尿器科領域で接する機会の多い，血尿と膿尿に焦点をあてて説明する。

a 血尿のある患者の看護

血尿とは，尿に血液（とくに赤血球）が混入している場合をさす。肉眼的に確認できる肉眼的血尿と，肉眼では見えず簡易尿検査などで尿潜血として確認される顕微鏡的血尿がある。また，つねに血尿がみられる持続的血尿と，ときどき血尿があらわれる間欠的血尿，排尿時痛などの自覚症状を伴う症候性血尿と，自覚症状を伴わない無症候性血尿などにも分類される。

1 アセスメント

(1) 血尿の原因は泌尿器系の異常であることが多いが，他臓器の出血や凝固系異常，過度の運動が原因となることもある。尿量・性状の観察のほか，随伴症状，疾患をもとにその変化をアセスメントする。
(2) 高度の血尿は多量の出血状態にあることを示し，持続すると貧血や出血

性ショックの原因となる。また，凝血塊は尿路閉塞をまねき，水腎症などによる腎機能低下の原因となる（●204ページ「尿閉のある患者の看護」）。異常の早期発見と適切な対処によって合併症を予防できるよう，バイタルサインを観察し，出血の状態についてアセスメントする。

(3) 肉眼的血尿は，患者も容易に異常を認識できるため不安をいだきやすい。必要時は不安の緩和をはかる支援が行えるよう患者の認識を確認する。

2 看護問題

(1) 血尿を原因とする合併症出現の可能性がある。
(2) 肉眼的血尿による不安出現の可能性がある。

3 看護目標

(1) 血尿を原因とする合併症を予防できる。
(2) 血尿に伴う不安を緩和できる。

4 看護活動

◆ 血尿を原因とする合併症を予防するための支援

▌観察

1 **血尿** 尿の量・回数・色調（潜血含む），凝血塊の有無と程度など。
2 **随伴症状** 疼痛，排尿異常（排尿困難・尿閉など），発熱，貧血症状など。
3 **バイタルサイン** 出血に伴う出血性ショック症状。
4 **既往症** 尿路感染症，腎・尿路・膀胱の結石や腫瘍・外傷，糸球体腎炎・IgA腎症など。

▌援助

(1) とくに肉眼的血尿の持続・増強時は，安静の保持，体位の工夫を行う。
(2) 積極的な水分摂取によって凝血塊による尿閉を予防する。
(3) 膀胱留置カテーテル使用患者では，適宜ミルキング❶や医師の指示による持続膀胱洗浄を実施し，尿流の閉塞を予防する。
(4) 苦痛がある場合は医師に報告し，薬剤使用などを検討する。

▌教育

(1) 尿の観察方法や排尿異常の報告など，早期発見・対処の方法を説明する。
(2) 療養生活における，①安静，②積極的な水分摂取と刺激物の摂取制限，③便秘予防と努責（いきみ）禁止，の必要性の説明。

◆ 血尿を原因とする不安を緩和する支援

▌観察

(1) 患者自身の認識：疾患・症状・治療・処置・見通しなどに関して。
(2) 不安の表出とその程度。
(3) 表現：言語的表現，非言語的表現（体勢，表情，泣く，うめく）など。
(4) 随伴症状：不眠など。

▭ NOTE
❶ミルキング
　チューブやカテーテルのつまりの解消などを目的にチューブをしごくこと。

（5）増強・緩和因子：環境因子，身体的・精神的な因子など。

▍援助

（1）不安が表出しやすい環境の調整。

（2）疾患・症状・治療・処置・見通しなどの正しい理解にむけた多職種連携。

▍教育

（1）不安の表出が緩和に役だつことの説明。

（2）多職種の協力のもと，疾患・症状・治療・処置・見通しなどを，患者が理解できるよう説明する。

b 膿尿のある患者の看護

　膿尿は，尿路感染症の炎症反応に伴い白血球と細菌が尿に多数混入し，色調が混濁した黄白色に変化した尿である（○40ページ）。無菌性膿尿の場合は，結核菌などの特殊な菌による感染も考慮する必要もある。

　膿尿のある患者の看護では，以下に記すもののほか，原因疾患に応じた看護が必須である（○144ページ「尿路・性器の感染症」，244ページ「炎症性疾患患者の看護」，236ページ「カテーテルを留置する患者の看護」）。

1 アセスメント

（1）原因は，腎・泌尿器の異常による尿の停滞のほか，膀胱留置カテーテルやステントなどの人工物であることが多い。また，骨盤内うっ血やその他の基礎疾患が関係することもある。原因が多岐にわたるため，尿性状を観察し，随伴症状・基礎疾患を手がかりにアセスメントを行う。

（2）再発防止には，生活習慣の改善や医療器具の正しい管理が重要である。また，患者自身はもとより，膿尿を処理した医療従事者や家族などの介護者が媒介となり汚染が拡散する可能性が高く，標準予防策（スタンダードプリコーション）に基づき感染拡大を防止する必要がある。生活上の注意点や，基礎疾患や医療器具の取り扱い方など，患者の感染に関する知識をアセスメントする。

（3）膿尿は，炎症を原因とするため疼痛を伴いやすい。必要に応じて疼痛を緩和できるよう患者の状態を確認する。

2 看護問題

　原因疾患に伴う問題のほか，膿尿を原因とする合併症のおそれがある。

3 看護目標

　膿尿を原因とする合併症を予防する。

4 看護活動

　原因疾患に応じた看護に加え，膿尿を原因とする合併症を予防する支援を行う。

▊ 観察

(1)膿尿：尿量・回数・色調。

(2)随伴症状：疼痛，排尿異常の部位と程度，骨盤内うっ血(便秘・妊娠・月経など)。

(3)バイタルサイン：発熱，敗血症性ショック症状にはとくに注意する。

(4)既往症：尿路狭窄・結石，前立腺肥大症，神経因性膀胱など(残尿の起因)，糖尿病など(易感染状態の起因)。

(5)治療目的で留置されたカテーテルやステントなどの人工物。

5　疼痛のある患者の看護

　腎・泌尿器の疾患に伴う疼痛は，病状の進行によるもの以外にも治療の副作用や検査・処置・手術後の創痛などがある。疼痛は，ストレス状態の原因となり療養生活に悪影響を及ぼす。したがって，疼痛をできるだけ早期に正しく把握し，適切に対処してQOLの維持・向上につなげる必要性がある。

　なお，腎・泌尿器の悪性腫瘍は骨転移に伴い高頻度にがん性疼痛を誘発するが，ここではがん性疼痛については省略する。また，各疾患を原因とする疼痛やその看護については，原因疾患についての項目も参照されたい。

1　アセスメント

(1)腎・泌尿器領域において生じる疼痛は，腎・膀胱部痛，排尿時痛のほか，女性の場合は会陰部痛もある。疼痛の部位や性質のほか，尿性状，排尿などの観察を行い，検査データに基づいて疾患の進行状況も把握する。

(2)瞳孔散大・呼吸数増加・脈拍数増加・血圧上昇などの自律神経系の亢進による身体症状，不安・恐怖などの精神症状を確認する。また，睡眠状況なども含め，活動・休息のバランスをアセスメントする。

2　看護問題

　疼痛による身体・精神的ストレス状態のためQOL低下の可能性がある。

3　看護目標

(1)疼痛の原因が明らかになり，症状が緩和できる。

(2)疼痛の対処方法を理解・習得できる。

4　看護活動

▊ 観察

(1)疼痛の部位や性質，程度。

(2)バイタルサイン：発熱，疼痛に伴う自律神経による反応。

(3)随伴症状：排尿状況(尿量，尿性状，排尿と疼痛との関連)，睡眠状態，腹部膨満，吐きけ・嘔吐，冷汗など。

(4)表現：言語的表現，非言語的表現(体位，表情，泣く，うめくなど)。

(5)増強・緩和因子：環境要因，身体的・精神的な因子など。

■ **援助**

(1)安楽な体位の保持。

(2)疼痛緩和法の実践：温・冷罨法^(あんぽう)，リラクセーション(マッサージ，呼吸法，音楽療法)など。

(3)環境調整：休息環境の確保，原因・持続時間・治療・鎮痛薬の知識の確認と共有。

(4)鎮痛薬：症状出現時の使用や活動・休息前の予防的な使用の検討。

■ **教育**

(1)疼痛表出の必要性と，薬剤などで疼痛が調整可能なことを説明する。

(2)患者自身が調整できるように，スケールを用いた表現を支援し，鎮痛薬の使用方法などを説明する。

(3)疼痛緩和法(温・冷罨法，リラクセーションなど)を指導する。

C 検査を受ける患者の看護

1 尿検査を受ける患者の看護

尿検査は，患者への侵襲が少なく，比較的簡単に行うことのできる検査の1つである。正しい方法で採取，施行された尿検査からは多くの情報が得られ，泌尿器科系疾患の診断や治療の指針を得るための重要な手段となる。

a 新鮮尿検査

採取した尿は時間の経過とともに成分が変化することがあるため，採尿後すみやかに検査が行われることが大切である。

■ **方法**

(1)早朝，起床した直後の尿が最も濃縮されており，食事や運動による影響が少ない。そのため，入院患者は早朝尿を採取するのが望ましい。外来患者では，来院時の尿を採取するか，自宅で採取した早朝尿を持参する。

(2)常在菌の混入を避けるため，外尿道口の周囲を清拭し，出はじめの尿は捨て，中間尿を清潔な容器に採取する。とくに女性の場合は分泌物の混入が多いため，必ず清浄綿を使用するなどの指導が必要である。

(3)高齢者や，ADL の制限や障害がある患者の場合，採尿の介助を行う。洋式便器用の採尿用具や差込式便器，ポータブルトイレの使用など，患者の状態に合わせた採尿方法を選択する。

b 尿培養検査

感染症が疑われる場合は，尿路感染の有無の確認と原因菌の特定のために培養検査を施行する。正確なデータを得るために，外尿道口付近の分泌物や

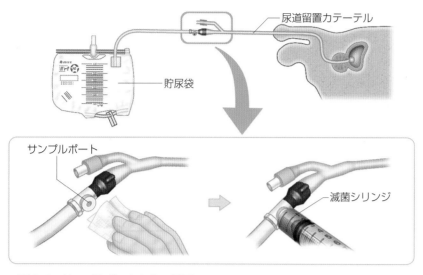

尿道留置カテーテル

貯尿袋

サンプルポート

滅菌シリンジ

◉**図6-2　サンプルポートからの採尿**
サンプルポートを消毒後，滅菌シリンジを使用して採尿する。

異物，細菌が混入しないように採尿し，すみやかに培養を行う。

■ **方法**

（1）清浄綿で外尿道口周囲を清拭後，滅菌容器に中間尿を採取する。

（2）尿閉・尿失禁のある場合，高齢者で中間尿の採取が困難な場合，月経中の場合などは，カテーテルによる導尿が行われることがある。とくに月経中の患者を検査する場合は，経血が混入しないように注意する。

（3）尿道留置カテーテル留置中の場合，サンプルポートより採取する（◉図6-2）。

（4）採取した検体は，すみやかに検査室に提出する。

C 24時間蓄尿検査

　24時間蓄尿検査は，1日に排泄される尿中のタンパク質や糖・ホルモン・電解質・酵素などの量を測定するために行われる。とくに24時間内因性クレアチンクリアランスは糸球体濾過量（GFR）の推計に用いられる。

　蓄尿検査では，24時間（場合によっては12時間）の尿を正確に蓄尿する必要がある。また，尿成分の析出や分解，細菌の繁殖などによって，検査データが変化してしまうため，注意する。

■ **方法**

（1）開始時間と終了時間，採尿時間内の全量を採尿する必要性を患者に説明し，氏名を明記した目盛りつきの蓄尿袋または蓄尿びんを準備する。

（2）はじめに排尿し，これを廃棄して，膀胱内をいったん空にしてから蓄尿を開始する。終了時間にも必ず排尿し，これを採取して終了とする。蓄尿容器は臭気防止のためにふたつきのものを使用し，細菌の繁殖を防ぐために冷暗所に保管する。また，容器には氏名をわかりやすく明記し，ほかの患者との混同を防ぐ。

（3）尿量測定では尿量の誤差がそのまま検査報告値の誤差につながる。蓄尿
　　された尿の水面の高さに目の高さを合わせて正確に量を読み，すみやか
　　に診療録や記録用紙に記入する。

（4）検体を採取する際は，尿をよく攪拌（かくはん）したあと，必要量をスポイトなどで
　　採尿する。

d 試験紙検査・尿比重測定

　試験紙による検査と尿比重測定は，その場で簡便にできる尿検査である。
試験紙による検査では，検査目的により1本のスティックに何種類かの検査
項目が組み合わされている。反応試験紙の種類もさまざまであり，検査でき
る項目として，尿比重，尿pH，尿潜血，尿タンパク質，尿糖，ウロビリ
ノーゲン，ケトン体，ビリルビン，白血球などがある。迅速かつに簡便に検
査できるが，精密なデータは得られない場合もある。

▌方法

（1）採尿後1時間以内のものを使用し，よく攪拌（かくはん）してから測定する。検査項
　　目ごとに設定された測定時間をまもり，判定する。

（2）試験紙は劣化しやすいため，保存や取り扱い方法，使用期限に注意する。

（3）尿比重は，尿の濃縮の程度を把握し，体液量のバランスを推察するのに
　　有用である。試験紙法以外にも，プリズムや浮きの性質を利用した比重
　　計による計測法がある。

2 残尿測定検査を受ける患者の看護

　残尿測定検査は，排尿直後に膀胱内にどれくらい尿が残っているのかを調
べる検査である。排尿障害の状態や，排尿障害の治療効果を，客観的に判断
できる。カテーテルを用いて導尿する方法や，尿量測定器を用いた超音波診
断などの方法がある（○図6-3）。

　カテーテルによる導尿は正確な残尿量が測定できるが，カテーテルの挿入
による感染のリスクや疼痛・羞恥心（しゅうち）を伴うことがある（○235ページ「導尿を
受ける患者の看護」）。

　一方，尿量測定器は，侵襲がなく簡単に測定ができる。さまざまな機種が

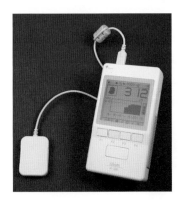

○図6-3　尿量測定器の例
プローブを恥骨上部にあててから操作することで，
膀胱内の尿量が表示される。
（写真提供：株式会社リリアム大塚）

ありそれぞれ使用法が異なるため，添付文書にそって測定する必要がある。

3 膀胱鏡検査を受ける患者の看護

　膀胱鏡検査は，尿検査で血尿を指摘されたり，超音波検査で膀胱内に異常が疑われた患者に対して行われる。経尿道的に膀胱鏡を挿入し，出血部位の確認や膀胱の粘膜の状態，腫瘍や結石の有無，尿管口の状態，前立腺部尿道の閉塞状況を観察する検査である（●84ページ）。泌尿器科領域において最も特徴的な検査方法の1つではあるが，患者への侵襲性は高い。

　検査によって腎盂腎炎・前立腺炎・精巣上体炎などの上行性尿路感染を誘発することのないよう，器具の消毒を確実に行い，無菌操作で検査を行う。患者には感染予防について十分指導する。また，検査は外陰部が露出された状態で行われるため，患者の羞恥心や不安，プライバシーへの配慮が重要である。

● **必要物品**　膀胱鏡用検査台，光源装置，ライトガイド，検査用膀胱鏡（●85ページ，図4-26），滅菌トレイ，灌流用イルリガートルとセット，ガートルスタンド，灌流用の生理食塩水（37℃前後にあたためたもの），滅菌穴開き四角布，滅菌コップ，滅菌のはけ，消毒用滅菌綿棒と消毒液，潤滑用リドカインゼリー，ディスポーザブルエプロン，滅菌手袋，ディスポーザブルシーツ，バスタオル，足カバーなど。男性患者の場合は，尿道局所麻酔用リドカインゼリー10 mLの注入された注射器，ペニスクレンメ，ガーゼも必要となる。

方法

(1)外陰部と尿道口を消毒後，滅菌穴開き四角巾をかける。

(2)男性には尿道局所麻酔用リドカインゼリーを注入し，薬液が流出しないようペニスクレンメを装着して10分前後尿道を麻酔する。

(3)医師により尿道口から膀胱鏡が挿入され，検査が行われる。検査は，男性では20分前後，女性の場合は10分前後で終了する。

(4)検査が終了したら外陰部を清拭する。患者が検査台から下りる際，転倒しないよう介助する。

検査前の看護のポイント

(1)検査の目的・方法・時間・注意点をわかりやすく説明し，患者の理解を確認しながら，不安の軽減に努める。

(2)検査直前に必ず排尿をすませ，膀胱を空にするように指示する。

(3)安心して検査にのぞめるように，プライバシーに配慮し，話し声・足音・物音に注意する。

(4)下半身の下着を取り，検査台へ移動するように促す。更衣や検査台への昇降時は，転倒や転落に対する注意を促し，介助する。

(5)検査は截石位（砕石位）で行われる。高齢者の場合，截石位をとる際の骨折や脱臼に注意し，十分に開脚できるよう介助する。上半身はゆったりとした体勢がとれるようにする。

▌検査中の看護のポイント

(1) 検査は羞恥心を伴う体位で行われるため，不必要な露出を避け，つねにプライバシーへの配慮を行う。

(2) 内視鏡挿入時，腹圧がかからないように軽く口呼吸を促す。内視鏡挿入中は，声かけをして深呼吸を促しながら不安や疼痛の軽減に努める。また，からだを動かさないように指示する。

(3) 検査は下半身を露出したまま行われるため，室温に留意し，必要時はバスタオルや足カバーなどで保温する。

(4) 体動や苦痛の表情などを観察し，検査台からの転落に注意する。

▌検査後の看護のポイント

(1) 排尿時痛や血尿がおこることがあるが，徐々に改善することを説明する。

(2) 尿路感染を防ぐため，当日は，多量に水分をとることや陰部を清潔にすること，飲酒や刺激物の摂取を控えることを説明する。抗菌薬が処方される場合は，内服方法を説明する。

(3) 検査後に発熱や血尿，排尿時痛の増強，排尿困難などの症状があらわれた場合，外来を受診するよう説明する。

(4) 使用器具は保守点検や感染対策などの手順に従って，確実に洗浄・消毒を行う。

4 画像検査を受ける患者の看護

　泌尿器科の画像検査には腎・尿管・膀胱単純撮影法や，ヨウ素（ヨード）造影剤を用いた造影法などがある。ここではおもに造影法について述べる。

(1) 造影剤を静脈内投与する場合，事前の腎機能の評価が必要である。腎機能が低下した状態で造影剤を使用すると急性腎不全となり，重篤な場合は緊急透析が必要となる。

(2) 使用される造影剤によってはアレルギー反応やショックをおこすことがあるため，事前の問診ではヨードアレルギーの有無を確認する。過去の検査では問題なく終了している患者でも，毎回注意が必要となる。患者に対しては文書で説明し，その理解の程度を確認しておく必要がある。また，外来患者には帰宅後の遅延性のアレルギー反応出現の可能性の説明をし，異常のある場合の受診方法を指示する。

(3) 検査中や検査後は患者のバイタルサインや全身状態を十分に観察し，有害事象の早期発見に努め，症状発現時は迅速に対応する。

a 静脈性尿路造影（IVU）

　静脈内注射した造影剤が排泄される過程を撮影する検査である（●74ページ）。

▌検査前の看護のポイント

(1) 検査の目的・方法・時間・注意点をわかりやすく説明し，患者の不安表出を促す。検査の理解と同意の有無を確認する。

（2）ヨードアレルギーや気管支喘息，蕁麻疹，薬剤や食物によるアレルギー，甲状腺機能亢進症や心疾患の有無および腎機能・肝機能を確認する。

（3）腸内ガスや糞便の蓄積があると画像が不鮮明になりやすいため，前日は食物繊維や脂肪分の多い食事は控えるよう説明する。また，当日の検査前は禁食とし，水分は少量のみ摂取可とする。

（4）排便の有無を確認する。高齢者は飲水量の減少や禁食によって脱水状態となりやすく，造影剤による有害事象を誘発させることがあるので注意する。

（5）輸液・酸素吸入・気道確保の準備や，抗ヒスタミン薬・副腎皮質ステロイド薬・昇圧薬などの薬品の準備を整え，アレルギー反応出現時に迅速な対応ができるようにしておく。

（6）検査前に排尿し，膀胱内を空にするよう指示する。

（7）更衣や検査台への昇降の際は転倒や転落に注意を促し，転倒の危険性やふらつきがある場合は介助する。

▮ 検査中の看護のポイント

（1）造影剤注入に伴って灼熱感や吐きけがあらわれることがあるが，正常範囲内の反応であることを説明し，不安の軽減をはかる。

（2）造影剤の血管外漏出の有無を観察する。

（3）アレルギー反応（くしゃみ・瘙痒感・嘔吐・蕁麻疹・浮腫・呼吸困難・喘息様症状・血圧低下など）の出現に注意する。出現した場合は医師の指示のもと，早期に対処する。アナフィラキシーショックでは，心肺蘇生が必要となる場合もある。

▮ 検査後の看護のポイント

（1）アレルギー反応出現の有無を観察する。

（2）造影剤の積極的な排泄のため，水分摂取を促す。

（3）遅延性アレルギー反応に注意するよう説明する。

ｂ 逆行性腎盂造影（RP）

　膀胱鏡下で尿管カテーテルを尿管から腎盂まで逆行性に挿入して，直接造影剤を注入する検査である（●75ページ）。腎臓での造影剤の濾過が不要なため，腎機能の低下に関係なく検査を行うことができる。尿道内に表面麻酔剤のゼリーを注入して行われる場合と，腰椎麻酔下で行われる場合とがある。

▮ 検査前・検査中の看護のポイント

　「膀胱鏡検査を受ける患者の看護」（●218ページ）に準じる。また，造影剤注入の際，腰部重圧感や腎部の疼痛が出現した場合にはすぐに知らせるように説明する。

▮ 検査後の看護のポイント

（1）尿管カテーテルによる刺激のため尿管浮腫となり，通過障害による腎部の疼痛や発熱が出現することがあるので，尿量減少や発熱の有無を観察する。

（2）尿路感染の徴候があらわれていないかを観察する。

（3）外来患者には，発熱・血尿，排尿困難，腎部の疼痛などの症状が出現した場合は受診が必要なことを説明する。

C その他の画像検査

　ここでは，膀胱造影・尿道造影・CT・MRI・PET などの画像検査の一般的な注意事項（●76〜81ページ）に加えて押さえておくべき，看護のポイントを示す。

▌看護のポイント

（1）検査直前に必ず排尿をすませ，膀胱を空にするよう指示する。

（2）検査中・検査後は気分不快の出現に注意し，出現時は医師の指示のもと早期に対処する。また，検査後は造影剤の排泄を促すため，積極的な水分摂取を促す。

（3）排尿時に撮影を要する場合もあり，患者の羞恥心を非常に刺激する。つねにプライバシーへの配慮を行う。

（4）尿道から逆行性にカテーテルを挿入して行う検査の場合，感染予防のために，検査後は積極的な水分摂取と陰部の保清を指導する。

（5）PET 検査は血糖値の影響を受けるため，糖尿病や血糖値が高い場合は医師に確認する。また，前日の激しい運動は避ける。検査終了後は放射能の減衰を待ち，終了後すぐの乳幼児との身体的接触は避けるよう指導する。PET に用いる ^{18}F の放射能は，110 分で半減する。

5 生検を受ける患者の看護

　泌尿器科で行われる生検は，おもに腎臓・膀胱・前立腺が対象である。看護師は，患者が安全に不安なく検査を受けられるよう，わかりやすく具体的にオリエンテーションを行う必要がある。検査中および検査後はバイタルサインや全身状態の観察を行い，出血や感染などの合併症の徴候を早期発見し，予防することが重要である。

a 腎生検

　腎生検は，診断の確定，疾患の原因追究，病態の正確な把握，治療経過の追跡，予後の予測などを目的に行われる。手術で組織を直接採取する方法と，経皮的に腎臓に生検針を穿刺して採取する方法とがある。一般的に行われるのは，手技による身体への負担が少ない，超音波画像をガイドにして行う経皮的腎生検法（●87ページ，図4-30）である。

　腎臓は血管に富んだ臓器であるため，組織損傷によって腎出血や腎被膜下血腫，血尿などをおこすリスクがある。検査後はバイタルサインや全身状態の観察を行い，異常の徴候をアセスメントし，予防に努める。

●**物品**　超音波診断装置，穿刺用超音波探触子，生検針，局所麻酔薬，注射器，カテラン針，消毒セット，滅菌トレイ，組織固定液（ホルマリン）と検体用容器，ガーゼ，伸縮性絆創膏，穴開き四角巾，術者用滅菌ガウン，滅菌

手袋, マスク, 帽子, 砂囊(さのう)など。

▌方法

(1)患者は腹臥位をとり, 術者は穿刺部を広範囲に消毒する。

(2)患側の腎臓を超音波で観察する。皮膚および筋層・筋膜はカテラン針を用いて局所麻酔を行う。

(3)超音波ガイド下で, 腎実質に生検針を穿刺して組織を採取する。

(4)消毒した穿刺部に清潔なガーゼをあてて弾性テープでとめ, 圧迫止血する。

▌検査前の看護のポイント

(1)バイタルサインや全身状態の観察を行い, 出血傾向の有無を確認する。

(2)検査の目的・手順・時間・注意点を十分説明し, 患者が検査をイメージできるように援助し, 不安の軽減をはかる。

(3)当日の検査前は禁飲食とし, 排尿は検査前にすませておく。

▌検査中の看護のポイント

(1)腹臥位をとり, 穿刺部を十分伸展させるよう腹部の下に枕を入れる。

(2)検査中は患者の不安を軽減するため, そのつど患者に声をかけてリラックスできるようにする。また事前に, 穿刺時は生検針によって押されるような感覚があることを説明しておく。

(3)穿刺して組織を採取するときは, ほかの臓器の損傷を防止するために, 患者に一時的に呼吸をとめて, 体動を抑制するよう指導する。

(4)検査中はバイタルサインや一般状態の観察を行い, 患者の様子に異常がないか注意する。

▌検査後の看護のポイント

(1)出血予防のために, 穿刺部を伸縮性絆創膏で圧迫固定する。さらに2〜8時間は圧迫止血のために砂囊をあて, 仰臥位で安静を保持する。

(2)術後出血の防止のために, 検査後18〜24時間はベッド上で安静を保持する。長時間の安静に伴う苦痛の緩和をはかり, 食事・排泄・清潔などの日常生活の援助を行う。

(3)バイタルサインや一般状態, 血尿の有無を観察する。血尿は, 肉眼と尿試験紙を用いて確認する。

ｂ 膀胱組織検査

細胞異型度(分化度)や, 筋層内浸潤の有無(浸潤度)などの膀胱病変の組織学的診断, 膀胱腫瘍に対する治療効果の判定などを目的に, おもに膀胱鏡下で行われる。準備や方法, 看護のポイントについては「膀胱鏡検査を受ける患者の看護」(●218ページ), 「経尿道的膀胱腫瘍切除術を受ける患者の看護」(●256ページ)に準じる。

ｃ 前立腺組織検査

おもに前立腺がんの確定診断のために行われる。超音波探触子を肛門から挿入して, 前立腺を観察し, 直腸または会陰部より生検針を用いて組織を採

取する。ここでは，最も一般的な経直腸的前立腺針生検について述べる。

● **必要物品**　膀胱鏡用検査台，超音波診断装置，経直腸的穿刺用探触子，滅菌トレイ，消毒薬，滅菌ガーゼ，生検針，清潔粘滑剤，組織固定液（ホルマリン）と検体用容器など。

▌ 方法

（1）患者は截石位をとり，術者は肛門周囲を消毒する。

（2）超音波ガイド下で，経直腸的に前立腺を穿刺する。通常，10〜15か所程度の組織を採取する。

（3）採取した組織を1検体ずつホルマリン固定液の入った容器に入れ，すみやかに採取部位を明記する。

（4）穿刺部を止血する。

▌ 検査前の看護のポイント

（1）検査の目的・手順・時間・注意点など事前にわかりやすく説明を行い，不安の軽減をはかる。

（2）バイタルサインや全身状態を観察する。また，出血傾向の有無を確認する。

（3）検査後に肛門からの出血，血尿，排尿障害，精液への血液の混入などの可能性があることを事前に説明する。

（4）食事は，静脈麻酔下の場合は検査前1食，腰椎麻酔下の場合は朝食から禁食とする。

（5）患者の排便状況を確認する。便秘の場合は医師の指示に従い浣腸などを行い，検査前に排便を促す。

▌ 検査中の看護のポイント

（1）バイタルサインと全身状態を観察する。

（2）腹圧を加えないよう軽く口呼吸を促す。また，無麻酔の場合，組織を採取する際は，ほかの臓器の損傷を防止するために，腰を動かさないよう説明する。

（3）羞恥心や疼痛を伴う検査であることを理解して，たびたび患者に声をかけ，リラックスできるように援助し，プライバシーへの配慮を行う。

▌ 検査後の看護のポイント

（1）バイタルサイン，肛門からの出血や血尿，尿閉，感染による発熱の有無を観察する。また患者に対して，これらの症状が出現した場合はすみやかに医師または看護師に報告するよう説明する。

（2）検査後数日は飲酒，自転車やバイクの運転，乗馬，車での長距離移動や飛行機搭乗などでの長時間の座位は控えるように指導する。

6 尿流動態検査を受ける患者の看護

　尿流動態検査（ウロダイナミックスタディ）では，排尿障害の程度が尿道・膀胱内圧測定などで客観的に評価され，おもに下部尿路の排尿機能が調べられる。

方法

(1) 集尿器内に排尿して尿流量測定を行い，その後，残尿測定を行う。

(2) 膀胱，直腸にそれぞれカテーテルを挿入し，肛門周囲に筋電図を装着する。

(3) カテーテルに生理食塩水を注入しながら尿道内圧測定・膀胱内圧測定・内圧尿流検査（プレッシャーフロースタディ）を行う。

(4) 排尿の状態が自動的に測定され，測定値と尿流曲線が印刷される。

検査前の看護のポイント

(1) 検査の目的・方法・所要時間・注意点をわかりやすく説明し，患者の不安表出を促す。患者の理解を確認しながら，不安の軽減に努める。

(2) 生理食塩水で下半身がぬれることがあることを説明する。

検査中の看護のポイント

(1) 検査は羞恥心を伴うため，カーテンや排尿音をマスクする流水音などで環境の調整を行い，プライバシーへの配慮と羞恥心の軽減をはかる。室温に留意し，生理食塩水でぬれた場合はすみやかにふきとる。

(2) カテーテルを挿入する際は，尿路感染予防に留意して操作する。

(3) さまざまなラインが装着されたままで検査が行われるため，転倒やラインの自然抜去に注意する。

検査後の看護のポイント

(1) 検査後に排尿時痛がおこることがあるが，徐々に改善することを説明する。

(2) 尿路感染を防ぐため，当日は，飲水量を多くすることや，陰部の清潔に留意すること，飲酒や刺激物の摂取を控えることを説明する。

(3) 抗菌薬が処方される場合は，内服方法を説明する。

D　治療・処置を受ける患者の看護

1　食事療法・運動療法を受ける患者の看護

● **食事療法**　食事療法による塩分やエネルギー摂取のコントロールは，高血圧や肥満・メタボリックシンドロームを予防し，腎機能低下防止に有効である。タンパク質摂取のコントロールは，尿毒素の産生を抑制し，腎機能低下防止や尿毒症予防につながる。また，腎機能低下により電解質の調整機能が落ちた状態では，電解質バランスの維持のために，カリウムやリンの摂取をコントロールすることが必要となる。腎疾患の食事療法は，慢性腎臓病（CKD）の病期ごとの食事療法が参考となる（●表6-5, 6）。

● **運動療法**　運動療法は肥満の是正，糖尿病新規発症の予防，高血圧の治療，心血管疾患（CVD）予防のために必要である。従来，運動が腎機能低下につながるのではないかという懸念から，積極的な運動療法はすすめられていなかった。しかし，CKDの原因の多くは加齢や生活習慣に伴うものであ

◉**表6-5　CKDステージによる食事療法基準**

ステージ(GFR)	エネルギー (kcal/kgBW/日)	タンパク質 (g/kgBW/日)	食塩 (g/日)	カリウム (mg/日)
ステージ1(GFR≧90)	25〜35	過剰な摂取をしない	3≦　<6	制限なし
ステージ2(GFR 60〜89)		過剰な摂取をしない		制限なし
ステージ3a(GFR 45〜59)		0.8〜1.0		制限なし
ステージ3b(GFR 30〜44)		0.6〜0.8		≦2,000
ステージ4(GFR 15〜29)		0.6〜0.8		≦1,500
ステージ5(GFR<15)		0.6〜0.8		≦1,500
5D(透析療法中)	別表(◉表6-6)			

注) エネルギーや栄養素は，適正な量を設定するために，合併する疾患(糖尿病，肥満など)のガイドラインなどを参照して病態に応じて調整する。性別，年齢，身体活動度などにより異なる。
注) 体重は基本的に標準体重(BMI＝22)を用いる。
(日本腎臓学会：慢性腎臓病に対する食事療法基準2014年版. p.2, 東京医学社, 2014 による)

◉**表6-6　CKDステージによる食事療法基準(透析療法中)**

ステージ 5D	エネルギー (kcal/kgBW/日)	タンパク質 (g/kgBW/日)	食塩 (g/日)	水分	カリウム (mg/日)	リン (mg/日)
血液透析 (週3回)	30〜35[注1, 2]	0.9〜1.2[注1]	<6[注3]	できるだけ 少なく	≦2,000	≦タンパク質 (g)×15
腹膜透析	30〜35[注1, 2, 4]	0.9〜1.2[注1]	PD除水量(L)×7.5 ＋尿量(L)×5	PD除水量 ＋尿量	制限 なし[注5]	≦タンパク質 (g)×15

注1) 体重は基本的に標準体重(BMI＝22)を用いる。
注2) 性別，年齢，合併症，身体活動度により異なる。
注3) 尿量，身体活動度，体格，栄養状態，透析間体重増加を考慮して適宜調整する。
注4) 腹膜吸収ブドウ糖からのエネルギー分を差し引く。
注5) 高カリウム血症をみとめる場合には血液透析同様に制限する。
(日本腎臓学会：慢性腎臓病に対する食事療法基準2014年版. p.2, 東京医学社, 2014 による)

り，生活習慣の改善には生活に運動をとり入れることが不可欠である。また，CKD患者はサルコペニアやフレイルになりやすいが，これらを予防するためにも運動は有効である。CKDの各ステージを通して，血圧，尿タンパク質，腎機能などを慎重にみながら，個々の患者に合わせて運動量を調節する必要がある。

▊ 食事療法における看護のポイント

　食欲は基本的欲求であり，日々の食事は人間にとって欠かせない行為である。腎疾患の食事療法は長期にわたるため，定期的に実際の食事がどのように行われているかを確認しながら，実行可能な方法を患者とともに考え，動機づけを続けていくことが看護師の役割として重要である。具体的な食事内容への指導は，フードモデルなどを使用した栄養士による栄養指導を活用する。

(1)食事療法についての患者の受けとめ，必要性の理解を確認する。また，食事療法を行うことによる精神的・社会的影響(嗜好への影響・仕事や交友関係などの調整が必要かなど)を確認する。

（2）医師が病期の判定を行い，標準体重を参考にしてエネルギーやタンパク質，食塩，カリウムをはじめとする電解質，水分などの摂取量を設定する。看護師は，患者自身が食事療法の必要性を理解し，自分の治療のための食事だと受けとめることができているかを確認する。おもにステージ4〜5で過度な低タンパク質食となるとエネルギー不足になりやすいため，必要なエネルギーが確保できるように十分に注意する。

（3）患者の生活にあった具体的な食事構成を指導する。外食時のタンパク質や，食塩制限の実際の方法，宅配治療食や減タンパク米，減塩調味料などの紹介をする。

2　薬物療法を受ける患者の看護

　腎・泌尿器疾患に対する薬物療法は，食事療法などの生活調整とともに，疾患の治療・体調管理のために重要である。薬物療法が効果的に行われるためには，患者自身が薬物療法についての知識をもち，確実に服薬できることが必要である。高齢者の場合は，多剤の服用に伴って別の健康上の問題が生じるポリファーマシーが問題となることも多い。看護師は，薬物療法が患者にとって有益で，継続して実践可能な治療かを確認し，以下の視点でアセスメントしながら看護する必要がある。

（1）薬物療法が，患者の疾患や身体状況・生活状況に対して適切であることを確認する。

（2）使用される薬物の作用機序・副作用・内服方法，透析でどの程度薬物が除去されるのかを把握する。

（3）薬を飲む時間などの生活スタイルを確認し，患者自身が薬の管理や定期的な内服行動を続けられるかを確認する。薬剤が多くなる場合は中止可能な薬剤がないか確認し，必要時は合剤への変更なども検討する。

（4）患者自身での薬の管理や定期的な内服行動がむずかしい場合には，患者に可能な方法を医師とともに検討する。それでも内服が継続できない場合，薬物療法の必要性を再検討し，薬物療法の効果が大きいと判断した場合には，家族や訪問看護師などの支援を受けることができるよう環境を整備する。

a 降圧薬を用いる患者の看護

　降圧薬は，高血圧の治療だけでなく，糸球体の内圧を低下させて糸球体の硬化を防ぐことから，腎臓を保護するためにも使用される。降圧薬は定期的に飲み続けることが必要であるため，複数の薬を組み合わせ，効率よく血圧を下げられる合剤も開発されている。合剤は薬の錠数を減らせるため，薬の飲み忘れを防ぐことにつながるが，一方で薬の量の調整はできないため，使用の対象は限られる。患者に合わせて，確実に飲みつづけられる方法を検討することが必要である。降圧薬の種類によって，作用機序や副作用は異なる（●表6-7）。

●表 6-7　降圧薬の種類と作用，おもな副作用

種類	作用	副作用，その他の注意点
ACE 阻害薬，ARB	血圧上昇にかかわるアンギオテンシンのはたらきを抑える。糸球体の内圧を低下させ，タンパク尿を抑制する効果や，動脈硬化を抑えるはたらきがある。	副作用として，低血圧・高カリウム血症がある。ACE 阻害薬は気道を刺激するブラジキニンの分解も阻害するため，咳や，喉頭の腫脹による呼吸困難などの副作用にも注意する。
カルシウム拮抗薬	血管収縮に必要なカルシウムを細胞内に入りにくくすることで血管収縮を抑え，血管を広げることにより血圧を下げる。	おもな副作用は，①低血圧・反射性頻脈・徐脈・心不全，②血管拡張作用による顔面紅潮・頭痛・熱感，③下肢の浮腫，歯肉腫脹，④便秘や消化器症状，発疹などである。 グレープフルーツに含まれるフラノクマリン類が，カルシウム拮抗薬を代謝する酵素を阻害することで，薬のきき目や副作用が強くあらわれるようになる。そのため，グレープフルーツと一緒には服用しない。
利尿薬	余分なナトリウムや水分を排泄させて，血圧を下げる。ループ利尿薬はヘンレループの Na^+-K^+-$2Cl^-$ の共輸送体の，サイアザイド系利尿薬は遠位尿細管の Na^+-Cl^- の共輸送体の，カリウム保持利尿薬は集合管のアルドステロンの，V_2 受容体拮抗薬は集合管のバソプレシン V_2 受容体の作用を阻害することで，水やナトリウムの排泄を促し，血圧を下げる。	ループ利尿薬：低カリウム血症，代謝性アルカローシス，聴力障害。 サイアザイド系利尿薬：低カリウム血症，高尿酸血症。 カリウム保持利尿薬：高カリウム血症（この副作用のため，腎不全患者にはあまり使用しない）。 V_2 受容体拮抗薬：高ナトリウム血症，血栓症，肝機能障害。
α 遮断薬，β 遮断薬	血圧を上げる物質であるノルアドレナリンが血管の α 受容体・β 受容体に結合することを抑制する。	α 遮断薬：徐脈や房室ブロック，心不全など。 β 遮断薬：失神を伴う起立性低血圧（立ちくらみ）や徐脈など。

▌看護のポイント

(1) 患者は，降圧薬の腎保護作用について知らず，血圧を下げる薬としてしか認識していないことがある。看護師は，患者本人にとっての降圧療法の必要性，降圧薬の臓器保護作用などの薬効を患者に伝える。また，服用方法や副作用を説明する。

(2) 治療効果を知るために，家庭での血圧測定を指導する。

(3) 血圧，血液データ，薬の副作用を患者自身が把握する必要があることを説明する。また，自覚症状がなくても定期受診するように指導する。

(4) 自己判断によって服薬を中断しないように指導する。また，透析患者は透析時の血圧下降を避けるため，透析前は降圧薬を飲まないように指示が出る場合がある。透析日と非透析日で服薬の指示が異なる場合は，その意図がわかるように説明する。

(5) 高齢者などで服薬行動の継続がむずかしい場合は，その原因を確認し，解決をはかる。家族に治療の必要性などを説明し，確実に服薬ができる体制をつくるなどの工夫も大切である。

(6) 患者自身による服薬行動がむずかしく，支援する家族などがいない場合は，できる限り患者自身が実行可能な治療の方法を検討したうえで，必要時には，訪問看護師・ヘルパーなどの支援も検討し，治療が継続できるように環境を整える。

(7) 降圧薬の服薬によってふらつきやめまいが出現し，転倒につながること

がある。そのため，転倒に注意が必要であることを伝える。

b 副腎皮質ステロイド薬・免疫抑制薬を用いる患者の看護

●**副腎皮質ステロイド薬**　おもな役割は，抗炎症作用と免疫抑制作用である。おもに内服か，大量注射によるパルス療法で用いられる。副腎皮質ステロイド薬は腎疾患に有効に作用する場合があるが，その反面，易感染や消化管出血，骨粗鬆症・骨折などの重篤な副作用もおこりうる。また，満月様顔貌(ムーンフェイス)や脱毛・多毛など，ボディイメージの障害につながる副作用も出現する。

　そのため，副腎皮質ステロイド薬の使用時は，医師から患者に効果と副作用について十分な説明が行われる必要がある。また，患者が服用方法および副作用について理解できるよう，薬剤師による服薬指導も活用する。看護師は，患者の理解度を確認し，患者自身が納得して治療に参加できるように支援する。

●**免疫抑制薬**　ネフローゼ症候群の治療において，副腎皮質ステロイド薬だけでは効果が乏しい場合や，副腎皮質ステロイド薬を使用できない場合などに使用されることがある。血中濃度を一定にすることが重要であるため，決められた時間に決められた量を確実に飲むことが必要である。

　副作用として，骨髄抑制や脂質異常，下痢・嘔吐などの消化器症状が出現することがある。免疫抑制薬の種類ごとの特性を把握し，生活の場面に合わせた内服の工夫について説明する。

1 アセスメント

(1)ステロイド薬・免疫抑制薬による治療は，腎機能，組織診断によるステロイド反応性への期待度，全身状態，合併症の危険性などを含め，総合的な判断から選択される。患者は，有効性への期待と副作用に対する不安との間で葛藤する。患者に必要な情報を提供し，患者が治療を自己決定できるように支援するため，治療内容が複雑で理解できず困っているのか，薬による副作用への不安を感じているのか，治療の費用などの経済的な問題があるのかなど，患者が葛藤している具体的な内容を確認する。

(2)患者が，確実に内服を続けることができ，合併症に対して過度な心配をせず，みずから副作用の観察を行って日常生活上の危険に注意できる必要がある。また，発熱・感冒様症状・消化器症状・股関節痛などの症状があらわれたときに，患者自身が気づき，医療者に伝えたり受診したりするなどの対処ができることも大切である。看護師は，患者の治療に対する理解度をアセスメントする。

2 看護問題

(1)副腎皮質ステロイド薬・免疫抑制薬の副作用があらわれる可能性がある。

(2)副腎皮質ステロイド薬・免疫抑制薬に対して，患者が過度な期待や不安をもつ場合がある。

3 看護目標

(1)副作用を早期に発見し，対処できる。

(2)副腎皮質ステロイド薬・免疫抑制薬に対する適正な情報を伝え，患者自身が効果と副作用を理解し，納得したうえで治療を選択・継続することができる。

4 看護活動

◆ 治療の選択・治療継続に対する援助

▌観察

(1)看護師は，医師から患者・家族への説明内容と患者の理解度，治療に対しての受けとめを確認する。副作用に対する不安の有無・内容も確認する。

(2)仕事・趣味などの患者の生活に対して，薬物療法が及ぼす影響を確認する。

▌援助

(1)副腎皮質ステロイド薬・免疫抑制薬の効果と副作用に関して，不安があれば積極的に表出させる。必要なときには再度，医師から薬物療法についての説明を受けられるように援助する。

(2)治療を行ううえで，患者が生活上どのような変更をしいられるかを具体的に説明し，患者自身が生活を組みたてることができるよう，解決策を一緒に考えるなどの支援を行う。

◆ 副作用への援助

▌観察

①**短期副作用の有無**　感染，血栓症，糖尿病，消化性潰瘍，精神症状など。

②**長期副作用の有無**　骨粗鬆症，大腿骨骨頭壊死，白内障など。

③**その他の症状の有無**　満月様顔貌，痤瘡(にきび)，多毛，月経異常，脂質異常症，高血圧，動脈硬化など。

▌処置

①**感染予防対策**　手洗い，含嗽の励行，マスクの着用，口腔内・陰部の清潔，外傷の予防。免疫機能が低下したときは個室での管理とし，外出は禁止する。

②**消化性潰瘍**　潰瘍予防薬を内服する。

▌教育

①**医師の指示に従った確実な内服の継続**　副腎皮質ステロイド薬の中断は急激な副腎機能不全をおこす危険がある。自己判断で薬を中断することの危険性を伝え，医師の指示に従った確実な内服の継続の必要性を説明する。

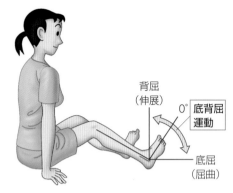

背屈
（伸展）

0°
底背屈
運動

底屈
（屈曲）

●図6-4　底背屈運動の指導
足関節の底屈・背屈を繰り返すことによって，下肢の静脈還流が促進される。

離脱時にも急激な中止・減量はせず，症状を考慮しながら少量ずつ段階的に減量することを説明する。副腎皮質ステロイド薬の急激な中止や減量による強い倦怠感や吐きけなどの症状が出たときには，医療者に確実に伝えるよう説明する。

　免疫抑制薬は血中濃度を一定にすることが重要であるため，決められた時間に決められた量を確実に飲むように指導する。

　②血栓の予防　下肢静脈血栓症に注意するよう説明し，底背屈運動などを指導する（●図6-4）。とくにネフローゼ症候群では血液中の脂質が増え，血液がかたまりやすくなり，血栓症をきたしやすいので注意を促す。

　③糖尿病の予防　暴飲暴食を避け，適度に運動することをすすめる。血糖が上昇したときには，血糖降下薬やインスリンによる薬物療法が行われる。

　④消化性潰瘍の予防　消化のよい食事，ストレスの回避，禁煙，香辛料・アルコール・カフェインの摂取抑制などの有効性を説明する。

　⑤外傷の予防　副腎皮質ステロイド薬の内服中の傷は治りにくいことを説明し，皮膚の露出を抑えるなどして，外傷を避けるように注意を促す。

Ｃ　細胞傷害性抗がん薬の投与を受ける患者の看護

　細胞傷害性の抗がん薬による薬物療法は，①治癒，②手術前後の投与による根治性の向上，③延命，④症状の緩和などを目的として行われる。泌尿器科疾患で対象になるのは，膀胱腫瘍，腎盂腫瘍，尿管腫瘍，精巣腫瘍などである。

　看護師は，有害事象の観察と苦痛の緩和，合併症の予防および不安の軽減をはかり，安全に治療を継続できるように援助することが重要である。また，抗がん薬は，一般的に投与後48時間は曝露の危険性があると考え，患者への教育も行っていく必要がある。

1　アセスメント

（1）抗がん薬による有害事象は，薬剤の種類や投与時期により異なる。また，静脈内投与時は，血管外漏出による局所の炎症や壊死，潰瘍などの合併症を引きおこす可能性がある。異常を早期発見でき，苦痛の緩和や合併

症の予防を行えるよう，有害事象や薬剤漏出の有無や程度についてアセスメントする。

(2)患者の知識不足や，脱毛などによるボディイメージの変化は，治療を継続する意欲の低下や不安感をまねく可能性がある。適切な情報提供や対処方法の指導によって不安が軽減できるよう，患者の疾患や治療に関する知識と受けとめをアセスメントする。

2 看護問題

(1)有害事象による身体的苦痛や合併症により，日常生活に支障をきたす可能性がある。
(2)治療や有害事象，治療効果などに対する不安がある。

3 看護目標

(1)患者がセルフケアを継続でき，合併症を予防することで，身体的苦痛を緩和し，日常生活に支障をきたさない。
(2)有害事象や治療効果への不安の対処方法がわかり，治療を継続することができる。

4 看護活動

◆ 合併症の予防と身体的苦痛の緩和

▌観察

(1)静脈や皮下組織の炎症の徴候：点滴刺入部の腫脹・発赤・疼痛・熱感の有無，血管痛の有無，輸液速度など。
(2)アレルギー反応の有無。
(3)腎臓の排泄機能：尿量，水分出納バランス，体重増加，浮腫の有無と程度，血圧，血液データ(BUN，Cr)，尿潜血の有無，尿 pH など。
(4)骨髄抑制の程度：血液データ(WBC，RBC，Hb，Ht，Plt)，眩暈・疲労感，動悸，息切れなどの貧血症状の有無と程度，出血斑，歯肉出血，下血，タール便などの出血傾向を示す症状の有無と程度。
(5)感染徴候の有無：発熱，CRP の上昇や，咳嗽，排痰，X 線像などの呼吸器症状，下痢・腹痛などの消化器症状，膀胱刺激症状などの尿路系症状，口内炎・咽頭痛・嚥下痛などの口腔内症状の有無。
(6)その他の合併症の有無と程度：吐きけ・嘔吐，食欲不振，下痢・便秘などの消化器症状，味覚・嗅覚の変化，脱毛，手足のしびれなどの末梢神経障害や筋肉痛などの有無と程度。
(7)身体的苦痛による日常生活への影響：日常生活や気分転換のための活動状況，臥床時間，歩行状態，睡眠状態など。
(8)セルフケアの実施状況：清潔行為，排泄行動など。

▌援助

(1)留置針の血管内への挿入を確認し，体動による漏出をおこさないように

確実に固定する。漏出が予測された場合は，すみやかに抜針し，医師に報告する。漏出による合併症に対しては，医師の指示により副腎皮質ステロイド薬の皮下注射や冷湿布などを行う。悪化がみられるときは専門医の診察を受ける。

(2)確実に輸液管理を行い，水分出納バランスが保たれるようにする。

(3)感染予防の実施状況を確認し，不足している行動に対して援助する。

(4)食事は栄養士や家族の協力を得て，患者の嗜好に合わせた食べやすいものになるよう工夫する。

(5)医師・患者と相談して効果的に制吐薬を使用する。

(6)ブラッシングや含嗽などで口腔内の清浄化，不快感の軽減をはかる。

(7)口内炎による疼痛が強い場合は，医師と外用薬や鎮痛薬を検討する。

(8)活動レベルやセルフケアの状況に応じて，シャワー介助・全身清拭・陰部洗浄などの清潔行動の援助，ベッドサイドでの排尿介助・ポータブルトイレの設置などの排泄行動の援助を行う。

▍教育

(1)点滴刺入部に腫脹・疼痛・発赤・熱感があらわれたときは，すみやかに，医師・看護師に報告するよう指導する。

(2)感染予防の必要性を説明し，感染予防行動を指導する。

(3)貧血症状や倦怠感がある場合は，休養をとるよう説明する。

(4)貧血などによる転倒やそれによる外傷に注意するよう説明する。

(5)吐きけ・嘔吐に対する対処方法を指導する。

(6)下痢が続く場合，より肛門部の清潔に努め，食事は少量として回数を増やしたり，飲水を励行したりする。

(7)口腔内を観察し，異常を早期発見できるよう指導する。また，口内炎による疼痛を緩和する方法を指導する。

(8)極端な尿量低下や浮腫の出現時は，報告するよう指導する。

(9)末梢神経障害によって日常生活動作に支障をきたさないよう保温に努め，刺創や切創，火傷に注意するよう指導する。

◆ 不安の緩和

▍観察

(1)治療計画や予後についての医師からの説明内容，疾患や治療に対する患者の受けとめ。

(2)不安の原因と程度：不安に関連する言動の有無と内容，緊張感の有無，表情，睡眠状況など。

(3)ストレスへの対処能力：ストレスへの対処方法，キーパーソンの存在や関係性。

▍援助

(1)不安に関する言動を傾聴して不安の原因や内容を明らかにし，対処可能な不安に対しては具体的な対策を実施する。

• 病状や治療に関することなど，医師からの説明が必要な場合は，説明の機

会を設ける。

- 積極的に身体的苦痛を緩和する。
- 家族やキーパーソンと相談し，必要時に支援を求める。
- 緩和ケアチームとの連携をはかる。

（2）不眠が続いている場合は，睡眠薬の服用を検討する。

（3）薬剤によっては脱毛の可能性があることを事前に説明し，前もって対処
　　方法を準備しておく。

▌教育

　不安や不明確な点は，表出することが解決につながることを説明し，いつ
でも表出してよいことを伝える。

d 分子標的薬の投与を受ける患者の看護

　腎がんには細胞傷害性の抗がん薬や放射線がききにくいため，インター
フェロン製剤などに加え，分子標的薬が用いられる（●表6-8）。

　看護師は，分子標的薬の有害事象に予防的にかかわり，症状出現時は早期
に対処する。患者が治療計画を理解し，外来通院しながら治療を継続できる
ように指導・援助することが重要である。

1 アセスメント

（1）それぞれの薬剤に特徴的な有害事象に対し，他部門との連携を含めた早
　　期の対処が行えるよう，それらの特徴を理解したうえで十分に観察し，
　　症状のアセスメントを行う。

（2）基本的に外来での治療であり，患者が治療計画を理解し遵守できること
　　が大切である。患者自身が有害事象に対する観察や予防行動を継続でき
　　るよう，患者の理解と修得状況をアセスメントする。

（3）転移性腎がんに対し，これまでの治療で効果が得られていないという不
　　安や，高額な治療費と長期経過による経済的不安をかかえている可能性
　　がある。必要時に適切な情報提供を行って軽減できるよう，これらの不
　　安についてアセスメントする。

2 看護問題

（1）さまざまな有害事象や身体的苦痛が出現する可能性がある。

（2）分子標的薬に対する不十分な知識や，有害事象による苦痛により，治療

●表6-8　転移性腎がんに対して用いられる分子標的薬

分類	一般名	製品名	投与方法
チロシンキナーゼ阻害薬	ソラフェニブトシル酸塩 スニチニブリンゴ酸塩 アキシチニブ	ネクサバール® スーテント® インライタ®	経口 経口 経口
mTOR阻害薬	エベロリムス テムシロリムス	アフィニトール® トーリセル®	経口 点滴静注

が継続できない可能性がある。

(3)治療効果や有害事象に対する不安，長期経過による経済的不安をかかえている可能性がある。

3 看護目標

(1)有害事象を早期に発見し，苦痛や症状の緩和がはかれる。

(2)患者が治療計画を理解し，予防行動を継続することができる。

(3)不安を表出でき，対処方法がわかる。

4 看護活動

◆ 有害事象の予防と身体的苦痛の緩和

有害事象は薬剤の種類によって異なる。薬剤に応じた援助が必要である。

▌観察

(1)使用薬剤と治療計画を理解し，観察する。

(2)セルフケアの実施状況を確認する。

▌援助

(1)セルフケアが実施できているかを確認し，不足している行動に対して援助する。

(2)患者のがんばりを認め，継続へつなげる。

(3)新たな症候の出現時は，医師に報告するとともに，指導内容を計画する。

▌教育

(1)それぞれの有害事象に応じた指導を行う（○表6-9）。

(2)処方された薬物の必要性を説明し，自己判断で中止しないよう指導する。

(3)投与中の疑問点や異常，不安があれば，いつでも伝えるよう説明する。

○表6-9　分子標的薬の有害事象に対応した指導

有害事象	指導内容
手足症候群	予防的に手掌や足底への加重や圧迫，温度刺激を避け，保湿を行うよう指導する。また，その実施状況を確認する。
高血圧	自己測定による血圧測定とその記録をすすめる。
下痢	症状出現時は，安静，腹部保温，食事療法の指導を行う。
汎血球減少	血液毒性による汎血球減少の時期や，それに伴う注意事項を指導する。
甲状腺機能低下	易疲労感・食思不振・嗄声の有無について医師へ報告するよう指導する。
間質性肺炎	咳嗽，息苦しさや発熱などの症状出現時は受診するよう指導する。
口内炎	口腔内の保清を指導する。
高血糖・脂質異常	発症時は，食事指導を行う。

◆ 治療継続への援助

▌観察

（1）治療計画の理解と実施状況。

（2）有害事象の理解と予防行動の実施状況を確認する。

▌援助

（1）医師や薬剤師とともに説明の機会をつくる。

（2）パンフレットや治療計画などを使用し，患者と情報共有する。

▌教育

治療計画の理解を確認し，必要ならば説明を補足する。

◆ 不安への援助

▌観察

受診時の表情，訴えの内容。

▌援助

インフォームドコンセントへの同席や看護相談によって不安の内容を把握する。内容によっては，他部門と連携する。

▌教育

（1）不安を表出してよいことを伝える。

（2）高額療養費制度を紹介する。

3 導尿を受ける患者の看護

導尿は，排尿障害による尿閉や残尿があるときや，細菌検査などのために膀胱から直接尿を採取する必要があるときに行われる。尿道口から膀胱内に，無菌的操作でカテーテルを挿入する。導尿の際，鑷子（ピンセット）はカテーテル損傷の可能性があるため，用いない。

● **物品**　消毒薬，手袋，潤滑剤，ネラトンカテーテル，尿器。

▌方法

（1）患者を仰臥位にして，軽く開脚させ，からだの力を抜くよう声をかける。

（2）汚物や分泌物を除去し，細菌を侵入させないように，尿道口を中心にして外側へ向かって消毒する。

（3）カテーテルの先端に潤滑剤を塗布する。尿道口より無菌的操作で挿入し，尿の排泄を確認できる位置（男性の場合 18〜20 cm，女性の場合 4〜6 cm 程度）まで，慎重にカテーテルを進めていく。

（4）カテーテルから排泄される尿は尿器などに受ける。尿の流出が終了したら，下腹部を軽く用手圧迫して残尿がないことを確認し，静かにカテーテルを抜去する。

（5）排泄された尿の性状や量を確認し，記録する。

▌看護のポイント

（1）導尿には羞恥心を伴うことが多い。毛布やバスタオルを用いて身体の露

出を最小限にするなど，患者のプライバシーを保つ配慮が必要である。
(2) 男性の場合，外尿道括約筋の緊張によりカテーテルの挿入が困難になることがある。この場合，患者に深呼吸を促して呼吸を整えるとともに，声をかけるなど，患者の緊張をやわらげるような配慮が必要である。
(3) 導尿操作は，尿路感染を予防するために清潔操作に努め，処置後は積極的に飲水して排尿を促すように説明する。

4　カテーテルを留置する患者の看護

　経皮的に，または尿道口より挿入したカテーテルをそのまま膀胱に留置して尿の流出を確保する方法をカテーテル留置(法)という。尿を体外に排泄する経路によって，カテーテルを留置する部位(腎臓・膀胱・尿道など)が異なる(▶90ページ，図4-33)。

　カテーテル留置の目的や，留置部位を理解し，感染予防や尿の流出の確保，抜去事故の防止などに留意して観察を行う。また，患者・家族へカテーテル留置中の管理方法を指導する必要がある。

a　腎瘻カテーテル・膀胱瘻カテーテル

　腎瘻カテーテルは，膀胱や尿管の疾患または悪性腫瘍の圧迫による尿管の狭窄などで，尿管から先に尿が流れない場合に挿入される。また，膀胱瘻カテーテルは，膀胱頸部や尿道の通過障害，高度の神経因性膀胱などで膀胱から先に尿が流れない場合に挿入される。いずれも超音波画像で位置を確認しながら，腎臓・膀胱に経皮的にカテーテルを穿刺して留置する。

● **物品**　消毒薬，カテーテル，ガイドワイヤー，切り込みガーゼ，ガーゼ，膿盆，注射器，固定水，固定用テープ，閉鎖式蓄尿袋など。

■ 方法
(1) 患者を処置台に臥床させる。腎瘻カテーテルは腹臥位，膀胱瘻カテーテルは仰臥位とする。患者のプライバシーに配慮しながら，穿刺部位を露出する。
(2) 穿刺部位を超音波画像で確認し，消毒をして局所麻酔をする。
(3) 超音波画像で確認し，ガイドワイヤーの位置を維持しながらカテーテルを腎盂または膀胱に挿入する。尿の流出を確認したら，カテーテルのバルーンに固定水を注入して留置する(▶図6-5)。カテーテル挿入部位にガーゼをあて，抜けないようにテープで固定する。
(4) 感染やカテーテルの閉塞を予防するため，通常は1～3か月に1回をめどにカテーテル交換を行う。

■ 看護のポイント
　1 **処置中**　感染を予防するため無菌操作で行う。処置の目的や所要時間などに対する患者の理解を確認する。検査中はからだを動かさないように説明するとともに，リラックスできるよう，そのつど声をかける。不要な露出は避け，患者のプライバシーに配慮する。

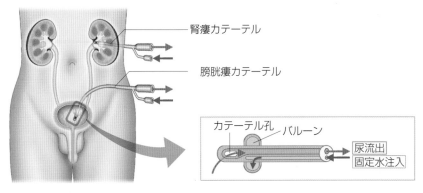

腎瘻カテーテル

膀胱瘻カテーテル

カテーテル孔　バルーン

尿流出
固定水注入

◉**図 6-5　腎瘻・膀胱瘻カテーテルの固定**
固定水を注入することによりバルーンがふくらみカテーテルが固定される。

　2 **処置後**　尿流出を確保でき，カテーテルに関連した感染やカテーテルの抜去事故を防止できるように観察や管理を行う。また，自己管理に向けて以下の点を患者や家族に指導し，在宅療養につなげる。
(1) カテーテルの事故抜去を防ぐため，確実な固定を行う。また，尿の流出を妨げるようなカテーテルの屈曲やねじれがないことを確認する。
(2) カテーテルの留置による細菌の逆行性感染を防ぐために，蓄尿袋がカテーテル挿入部より下位にあることなどを確認する。また，腎機能などに問題がなければ飲水を励行し，1 日の尿量を 1,500 mL 以上に保つようにする。
(3) 感染徴候の有無を観察する。カテーテル挿入部位の発赤・腫脹・疼痛，臭気・尿混濁・発熱などの徴候がみられた場合は，すみやかに医師や看護師に報告するよう指導する。
(4) カテーテル留置中でも，シャワー浴が可能であることを患者に説明する。ガーゼを外してシャワー浴を行ったあと，挿入部位の水分をふきとり，ガーゼや絆創膏で保護し，テープで固定する。
(5) 固定テープをはる位置は毎回かえて，スキントラブルを予防する。
(6) カテーテル挿入部からの尿もれが多いときや，カテーテルが抜けてきているときにはすみやかに医師に報告する。万が一カテーテルが抜けてしまうと，時間とともに瘻孔が閉じてしまうため，すみやかに再挿入する必要がある。また，患者・家族にも同様の状況がおきたときには医師に報告するように指導する。
(7) 蓄尿袋にはさまざまな種類があるので，患者の療養環境や使用目的に合わせて，大きさや排出口の扱い方などを考慮して選択できるように，患者や家族に指導する。

b 尿道留置カテーテル

　排尿困難や尿閉時の尿路の確保や，手術後の創部の安静や汚染防止，膀胱洗浄や膀胱内圧測定などの処置，膀胱内への薬液注入を目的に行われる。
● **物品**　尿道留置カテーテル，閉鎖式蓄尿袋，消毒薬，潤滑剤，注射器，

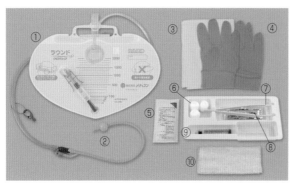

①閉鎖式蓄尿袋
②バルーンカテーテル
③シーツ
④滅菌手袋
⑤消毒薬
⑥綿球
⑦鑷子
⑧潤滑剤
⑨滅菌水入り注射器
⑩ガーゼ

◎図6-6　尿道留置カテーテルセットの例
（写真提供：株式会社メディコン）

固定水，固定用テープなど（◎図6-6）。

方法

（1）細菌が侵入しないように，陰部を洗浄または清拭して汚物や分泌物を除去する。さらに，尿道口を中心として外側へ向かって消毒する。

（2）無菌的操作で，カテーテルの先端に潤滑剤を塗付し，尿道口よりカテーテルを挿入（男性18〜20 cm，女性4〜6 cm）し，カテーテルから尿の流出があることを確認する。

（3）固定水を注入し，カテーテルを動かして抜けないことを確認する。抜去事故がおきないよう男性は下腹部，女性は大腿部にテープ固定する。テープをカテーテルに巻きつけるようにして固定すると，皮膚トラブルの予防につながる。

看護のポイント

（1）カテーテル挿入中は無菌操作に努め，カテーテルからの逆行性感染がおこらないよう注意する。

（2）カテーテル留置中は尿路感染の防止に努める。陰部を清潔に保つとともに，逆行性感染を防止するために蓄尿袋の高さを挿入部より下位に保つ。また，尿の性状や臭気，発熱の有無などの感染徴候の有無を観察する。

（3）膀胱内への尿の停滞を防止するために，カテーテルの屈曲やねじれ，固定位置などに注意して，尿の流出状況を観察し，定期的に蓄尿袋の尿を捨てるようにする。

（4）カテーテルを長期にわたり留置すると，塩類の沈着などでカテーテルの内腔が狭くなる。そのため，2〜4週間をめどに交換を行うことが望ましい。また，カテーテル留置中はカテーテル挿入部や陰部の清潔を保持する必要があることを患者や家族に説明し，入浴やシャワー浴，陰部洗浄の方法を指導する。

（5）カテーテル挿入部からの尿もれが多いときや，カテーテルが抜けてきているときはすみやかに医師に報告する。また患者・家族にも，同様の状況がおきたときには医師に報告するよう指導する。

（6）膀胱粘膜の炎症や括約筋の弛緩により，カテーテルを抜去したあとに，

頻尿や尿失禁がおこることがある。抜去後は定期的に排尿誘導を行い，血尿や排尿時痛の有無，排尿回数，排尿間隔を観察するとともに，患者自身が排尿日誌をつけることで自己管理を促す。排尿がみられなかったり，下腹部の緊満がみられたりする場合は医師に報告する。

5　放射線療法を受ける患者の看護

　放射線療法は治療する部位に放射線を照射し，腫瘍細胞の増殖を抑える治療法であり，①根治を目的とする場合と，②転移巣への局所治療や疼痛などの症状コントロールなどを目的とする場合がある。ここでは従来から行われている外照射療法について述べ，前立腺がんの組織内照射療法については後述する（●271ページ）。

　外照射療法は，転移のない膀胱がん・前立腺がんの治療や膀胱がん手術後の補助療法，骨転移に対する疼痛緩和などを目的として行われる。周囲の臓器への照射線量を最小限にするため，照射範囲を示す印を皮膚に直接つけ（マーキング），局所に焦点化して毎日少量ずつの放射線を照射する。治療の副作用とその対処方法などを説明し，できる限り苦痛を軽減して治療を継続できるように支援することが必要である。

1　アセスメント

（1）放射線の影響により皮膚が脆弱化し，発赤・疼痛・びらんなどの放射線皮膚炎が出現する可能性がある。また，照射部位によっては仙骨部や尾骨部の褥瘡の誘発や悪化をまねくことがある。スキントラブルを予防し，治療が中断されることのないよう照射野の皮膚の状態をアセスメントする。なお，患者が自己判断により市販の軟膏類を使用すると，皮膚症状が悪化することがあるため留意する。

（2）放射線の照射により全身の倦怠感，食欲不振，吐きけ・嘔吐，下痢，頭重感などの放射線宿酔があらわれる。日常生活に支障をきたさず，治療を継続できるよう，これらの症状の有無や程度をアセスメントする。

（3）泌尿器疾患に対する放射線療法では，腹部・骨盤腔へ放射線照射を行うため，副作用として直腸刺激症状や膀胱刺激症状が出現する可能性が高い。これらの副作用の有無やそれによる苦痛の程度，日常生活への影響をアセスメントし，症状の緩和に努める。また，治療終了後時間が経過してから副作用が出現することもあるため，退院後も経過観察し，副作用の出現がないかアセスメントする。

2　看護問題

（1）照射野にスキントラブルがおこる可能性がある。

（2）放射線宿酔によって日常生活に支障をきたす可能性がある。

（3）膀胱刺激症状・直腸刺激症状などの副作用によって，日常生活に支障をきたす可能性がある。

3 看護目標

(1) 皮膚の状態を良好に保ち，照射野のスキントラブルをおこさない。

(2) 放射線宿酔に関する正しい知識をもち，放射線宿酔による身体的苦痛や
　　日常生活への影響を最小限に抑えることができる。

(3) 膀胱刺激症状や直腸刺激症状などの副作用に対する緩和方法を理解し，
　　日常生活への影響を最小限に抑えることができる。

4 看護活動

◆ スキントラブルの予防

▌観察

(1) マーキング位置。

(2) 皮膚の状態：瘙痒感の有無，色調の変化，乾燥・湿潤の程度，皮膚炎症
　　状（発赤・浮腫・皮膚剝離の有無など），褥瘡の有無など。

(3) スキンケアや清潔ケアに関する知識。

▌援助

(1) オリブ油やワセリンなどの刺激性のない軟膏を使用して乾燥を防ぐ。照
　　射部位の皮膚に異常や変化がみられた場合は，すみやかに医師に報告す
　　る。

(2) 照射野が褥瘡好発部位の場合は，褥瘡の予防に努める。

▌教育

(1) 照射野におこる可能性のあるスキントラブルについて説明し，スキンケ
　　アや栄養状態，免疫機能の重要性を指導する。

(2) スキンケア方法を指導する（●表6-10）。

◆ 宿酔症状の緩和

▌観察

　① 宿酔症状の有無　全身倦怠感，吐きけ・嘔吐，食欲不振，下痢，めま
いなど。

　② 骨髄機能障害　血液データ（WBC，RBC，Plt，Hb）。

　③ 日常生活への影響　食事摂取量，活動レベル（日常生活動作，気分転換
のための活動状況），歩行状態，睡眠状況，臥床時間の増加など。

　④ セルフケアレベルの低下の有無と程度　清潔行為，排泄行為など。

● 表6-10　外照射療法を受ける患者のスキンケア

① 照射野を洗浄する場合は，刺激の少ない弱酸性の石けんをよく泡だててから用い，皮膚をこすらないようにする。
② 照射野には，自己判断により市販の軟膏・ローション・クリームなどを塗らない。また，皮膚に異常がみられる場合は，すみやかに報告する。
③ 照射部位は，直射日光をあてたり，極度に冷やしたりあたためたりしない。
④ 照射野が褥瘡好発部位の場合は，褥瘡発生の原因となる摩擦や圧迫，湿潤を避ける。

▌ **援助**

（1）食事は栄養士や家族の協力を得て，患者の嗜好に合わせた食べやすいも
　　のとなるように工夫する。

（2）活動レベルやセルフケアの状況に応じて，全身清拭・陰部洗浄・シャ
　　ワー介助などの清潔行動の援助やベッドサイドでの排尿介助，ポータブ
　　ルトイレの設置などの排泄行動の援助を行う。

▌ **教育**

（1）放射線宿酔による症状やその発生原因について説明する。

（2）薬剤などで苦痛を緩和できる場合があるため，症状出現時はがまんせず
　　に伝えるよう説明する。

（3）照射後に休養をとることや，気分転換となる活動を行うことをすすめる。

◆ 膀胱刺激症状，直腸刺激症状の緩和

▌ **観察**

① **膀胱刺激症状**　尿失禁，頻尿，排尿時痛，血尿などの有無。

② **直腸刺激症状**　腹痛，肛門部痛，下痢，血便，便の残留感などの有無。

③ **日常生活への影響**　日中の活動状況，セルフケアの状況（清潔・排泄・
摂食行動），睡眠状況，疲労感の有無，気分転換となる活動の有無など。

▌ **援助**

（1）効果的に鎮痛薬などを使用し，症状の緩和をはかる。症状が持続すると
　　きは医師に相談する。

（2）患者の状態に応じて入浴や温罨法を行い症状の緩和をはかる。

（3）頻尿が強いときは，尿器をベッドサイドに設置したり，おむつや尿とり
　　パッド使用したりすることを検討する。

（4）便通を良好に保つために消化によい食物の摂取をすすめる。便通がわる
　　い場合は，必要に応じて医師に相談し，整腸薬などを使用する。

（5）強い下痢による疲労感がみられる場合は，ベッドサイドにポータブルト
　　イレを設置するなど，排泄行動の援助をする。

▌ **教育**

（1）苦痛は，薬剤により緩和できることを伝え，がまんしないよう説明する。
　　通院している場合も，医師に相談するように指導する。

（2）膀胱刺激症状を緩和するため，刺激物の摂取は控え，積極的に飲水を行
　　い，尿意をがまんしないよう指導する。

（3）直腸刺激症状を緩和するため，食事内容の調整や整腸剤・下剤の使用な
　　どによる便通のコントロールや，刺激物の摂取の回避，入浴や座浴によ
　　る症状の緩和について指導する。

E　疾患をもつ患者の看護

1　IgA 腎症患者の看護

　IgA 腎症は，糸球体に IgA というタンパク質が沈着しておきる慢性の糸球体腎炎である（● 123 ページ）。

▍看護のポイント

　IgA 腎症は，通常 10 年以上かけて進行する疾患であるため，疾患の特徴・予後・治療などについて，病期に合わせて理解できるよう説明することが大切である。また，各症状に対する看護や，腎生検，副腎皮質ステロイド薬や降圧薬による薬物療法，食事療法に対する援助が必要となる（● 195 ページ「症状に対する看護」，224 ページ「治療・処置を受ける患者の看護」）。

2　糖尿病性腎症患者の看護

　糖尿病では，高血糖により神経障害・網膜症・腎障害などの合併症がおこる。糖尿病性腎症は，糸球体の毛細血管が障害され腎機能障害をおこした状況である。糖尿病性腎症は早期に発見し，厳格な血糖値と血圧コントロールを行うことで進行を遅らせることができる❶。そのため，食事療法によるエネルギー・タンパク質・食塩の摂取制限が重要である。また，検査値によりカリウム・リンの制限が加わることがある。

　糖尿病性腎症発症時には糖尿病性網膜症の合併頻度が高いため，初診時には必ず眼科で網膜症の評価を行い，以後も定期的な眼科によるフォローアップを行うことが必要である。

▍看護のポイント

　糖尿病性腎症初期の患者は，糖尿病治療の知識はあっても，腎症治療の知識は少ない場合がある。また，腎症の自覚症状が少ないこともあり，腎症治療の必要性を実感できない患者も多い。食事療法にタンパク質・カリウムコントロールなどが加わり，混乱する患者もいる。さらに，視力の低下や心血管障害，神経障害，下肢の血流障害をおこしている場合も多く，フットケアが必要になる場合がある。診療報酬上，「糖尿病透析予防管理料」も算定できるようになっており，早期から積極的なチームによる介入を行って透析への移行の予防をはかることが推進されている。

　看護師は，糖尿病の治療を行ってきた患者の気持ちを理解し，糖尿病と腎症の関連性や，治療，今後の経過を患者にわかるように伝えることが必要である。また，食事療法などの生活の工夫を患者と一緒に考え，患者自身の力で生活をつくりあげていけるようにかかわることも大切である。

NOTE

❶ただし，心血管疾患の既往がある高齢の糖尿病患者では，厳格な血糖管理により低血糖のリスクが高まることがあるため，患者の生活や管理能力を確認したうえで，実施可能な食事指導を行うことが必要である。

3　ネフローゼ症候群患者の看護

　ネフローゼ症候群は，糸球体性の大量のタンパク尿による低アルブミン血症の結果，浮腫が出現する腎疾患群である。経過が長期にわたり，寛解，再燃を繰り返すために，患者の不安は強い。

▎看護のポイント

　看護師は，診断基準(◐117ページ，表5-4)や，治療効果判定基準(◐120ページ，表5-5)を把握し，タンパク尿と血清アルブミン値，浮腫，LDLコレステロール値をモニタリングする必要がある。また，患者自身が自分の病態の変化を把握できるよう，わかりやすく説明する必要がある。

　さらに，浮腫への対応や，腎保護のための食事療法(◐224ページ「食事療法・運動療法を受ける患者の看護」)，活動の程度，血栓予防，副腎皮質ステロイド薬や免疫抑制薬による薬物療法における注意点(◐228ページ「副腎皮質ステロイド薬・免疫抑制薬を用いる患者の看護」)などについて指導することが必要である。

4　腎硬化症患者の看護

　腎硬化症は，高血圧が長期に続くことで，動脈硬化性病変により腎臓の実質が硬化した状態である。腎機能の低下を防ぐためには，血圧のコントロールが重要である(◐197ページ「高血圧のある患者の看護」)。

▎看護のポイント

　急速に短期間で腎機能が悪化する悪性腎硬化症では，眼底出血やうっ血性心不全，中枢神経症状を呈することがある。患者が血圧コントロールの意義を理解し，実践するための説明や生活指導を行うことが必要である。また，患者には高齢者が多いため，年齢を考慮した説明を行う必要がある。

5　アミロイド腎症患者の看護

　アミロイド腎症は，腎臓の糸球体や尿細管，間質にアミロイドとよばれるタンパク質線維が沈着した病態である。糸球体にアミロイドが沈着した場合，ネフローゼ症候群となることが多く，さらに腎機能低下が進行すると透析療法が必要となる(◐282ページ「透析療法を受ける患者の看護」)。治療は，副腎皮質ステロイド薬や免疫抑制薬，血漿交換療法などである。アミロイドが心臓に沈着する心アミロイドーシスなどを合併することもあり，予後は不良である。

▎看護のポイント

　根本的な治療はないため，病態に応じた援助を行う。

6 炎症性疾患患者の看護

a 腎盂腎炎患者の看護

　腎盂腎炎は，腎盂内で細菌が繁殖し，炎症をおこすことなどにより発症する（○145ページ）。残尿や尿の逆流現象が原因となる。急性期には発熱や疼痛（とくに肋骨脊椎角部〔CVA〕の叩打痛），全身倦怠感などの不快症状があらわれる。検査では，血液データから好中球の増加，尿沈渣にて白血球をみとめる。

　治療としては，安静と水分摂取や点滴による補液が行われるとともに，起因菌に対して抗菌薬が投与される。

▌観察
（1）熱感，悪寒，背部痛，腰痛，CVA の叩打痛，吐きけ・嘔吐などの自覚症状を観察する。
（2）尿の混濁や浮遊物・血尿・膿尿の有無，尿沈渣の所見，尿培養の所見，尿の pH などから尿の性状を観察する。
（3）CRP 反応，末梢血白血球の増多などから炎症の有無を観察する。

▌援助
（1）発熱による悪寒や熱感に対しては，保温や冷却を行う。
（2）全身倦怠感に対しては，食事や排泄などの日常生活の援助を行う。
（3）尿とともに細菌が体外へ排出されるよう，水分摂取を促すとともに点滴による補液を行う。
（4）急性期には安静とし，体温の調節や日常生活の援助を行う。

▌教育
　腎盂腎炎の原因を明らかにし，腎盂腎炎を繰り返さないよう，予防行動について指導を行う。

b 膀胱炎患者の看護

　膀胱炎の原因の多くは細菌感染で，尿道の解剖学的な差異により女性に発症することが多い。原因となる細菌の約 80％が大腸菌である。

　膀胱炎の症状としては排尿痛・頻尿・残尿感などの膀胱刺激症状が多くみられる。また，神経因性膀胱などで繰り返し再発すると，膀胱炎が慢性化することもある。

　なんらかの原因で完全に尿を排出できず，残尿をきたした状態は，細菌の繁殖を進行させるため膀胱炎を引きおこしやすい。そのため，水分を多めにとり，トイレをがまんしないなどの対応により，残尿を減らして細菌感染を予防することが重要である。残尿が多い場合（50 mL 以上）は，清潔間欠自己導尿（○207ページ）などについて指導する。

▌観察
（1）尿の混濁や浮遊物・血尿・膿尿の有無，尿沈渣の所見，尿培養の所見，

尿の pH など，尿の性状を観察する。
(2) CRP，末梢血白血球の増多などの炎症徴候の有無を観察する。

■ 援助・教育

(1) 患者が再発予防の重要性を理解しているかを確認し，再発防止の方法を説明する。
(2) 陰部の清潔を保つよう指導する。とくに女性は前から後ろへと清拭し，清潔を保つように説明する。
(3) 水分摂取と排尿をがまんしないことの必要性などの説明を行う。
(4) 神経因性膀胱に対しては，排尿筋の収縮力を上げるための副交感神経刺激薬や尿道括約筋の緊張緩和のための交感神経遮断薬が確実に投与されるように説明や援助を行う。
(5) 自己導尿が必要な患者に対しては，患者の差恥心や不安を理解しながら，清潔で確実な自己導尿ができるような説明をする。

C 前立腺炎患者の看護

　前立腺炎は急性前立腺炎と慢性前立腺炎，また原因から細菌性と非細菌性に分類される。排尿時痛，排尿困難，尿閉，頻尿，排便や射精時の疼痛，会陰部の不快感や疼痛などの症状がみられる。急性前立腺炎では，悪寒戦慄や高熱などの全身的な症状も出現する。
　急性前立腺炎・慢性前立腺炎ともに，生活面では安静を保持すること，十分な水分をとること，長時間の座位を避けることなどが必要である。細菌感染による前立腺炎には抗菌薬が用いられる。なお，急性期の前立腺マッサージや経尿道的な検査は禁忌である。

1 アセスメント

(1) 慢性前立腺炎では長期にわたり発熱や排尿・排便時の疼痛，頻尿などの症状が続くことがあるため，症状とともに，不安・生活への支障もアセスメントする。
(2) 前立腺炎では，苦痛を伴う症状も多い。これらの症状の有無や程度を把握し，症状による苦痛を緩和する援助が必要である。症状の緩和には，筋弛緩薬や鎮痛薬，便をやわらかくする薬などが使われる。
(3) 細菌性の前立腺炎では，患者が疾患・治療について理解したうえで，感染症による徴候を観察し，確実に抗菌薬が内服できることが重要となる。感染徴候とともに，患者の疾患・治療に関する理解度についてもアセスメントする。

2 看護問題

(1) 菌血症などの重篤な病態に発展する可能性がある。
(2) 前立腺炎に伴う症状による苦痛があり，前立腺炎の再発や慢性化の可能性がある。

3 看護目標

（1）感染が重症化しない。
（2）前立腺炎に伴う苦痛症状が緩和され，前立腺炎が再発しない。

4 看護活動

◆ 感染の重症化の防止

▍観察
（1）発熱や随伴症状の有無とその内容。発熱は程度および熱型を把握する。
（2）血液データ：WBC，CRP。

▍援助
抗菌薬の薬効・副作用の理解，確実な内服行動ができるのかを確認し，抗菌薬による治療を確実に続けられるよう支援する。

▍教育
飲酒，過労，冷え，射精不足，長時間の座位など，症状を悪化させる生活上の行動を避けるよう説明する。

◆ 前立腺炎に伴う苦痛症状の緩和，前立腺炎の再発の防止

▍観察
（1）発熱に伴う全身的症状による苦痛の有無：悪寒戦慄など。
（2）排尿障害による苦痛の有無と程度：排尿時痛，残尿，排尿困難，尿閉，頻尿など。
（3）排便時や射精時の疼痛や会陰部・下腹部の不快感の有無と程度。
（4）前立腺炎に関する知識の有無。
（5）予防行動の状況。

▍援助
（1）発熱に伴う全身症状による苦痛の緩和：患者の状態に合わせて保温または冷却を行う。また，日常生活を援助する。
（2）過度な使用を避けるため，鎮痛薬・解熱薬の効果を確認する。
（3）安静の保持。

▍教育
（1）抗菌薬の内服など指示された薬物療法を確実に行うよう説明する。
（2）摂取する水分量の目安を伝え，確実に飲水するよう説明する。
（3）排尿をがまんしないこと，努責（いきみ）や長時間の座位などの前立腺部を長時間圧迫する姿勢は避けることを説明する。
（4）慢性化すると治癒までに数年以上症状が続くこともあり，患者が不安をいだくことが多い。そのため，症状と付き合って生活できるように生活上の工夫を一緒に考える。

7　多発性嚢胞腎患者の看護

　多発性嚢胞腎は，両側の腎臓に多数の嚢胞が進行性に発生・増大し，腎臓以外のさまざまな臓器にも障害が生じる，遺伝性の強い腎疾患である。肝嚢胞や脳動脈瘤を合併していることがあり，高血圧を併発していることも多い。症状として，嚢胞の感染による腰背部痛・発熱や，血尿などがみられることがある。

　繰り返し感染をおこす場合や疼痛が強い場合などは，腎臓の切除や摘出が検討される。

▌看護のポイント

（1）降圧療法や，飲水の励行などの感染への対応が必要となる。疼痛や感染による発熱などから生じる苦痛を軽減するための援助も行う。

（2）腎機能低下をきたした場合には，それに伴う病態や症状，治療に合わせた看護が必要となる（◉249ページ「慢性腎臓病患者の看護」，224ページ「治療・処置を受ける患者の看護」など）。

（3）遺伝性についての家族の不安に対して援助を行う。多発性嚢胞腎は指定難病であるため，病状によっては難病医療費助成制度などが利用できることを伝える。

（4）腎嚢胞の増大と腎機能低下を抑制する目的でバソプレシン V_2 受容体拮抗薬を使用する場合，高ナトリウム血症や肝機能障害があらわれるおそれがあるため，適切な水分摂取や，血液検査などによる定期的なモニタリングが必要であることを説明する。

8　急性腎障害患者の看護

　急性腎障害（AKI）は，①48時間以内に血清 Cr 値が≧0.3 mg/dL 上昇した場合，または②血清 Cr 値がそれ以前7日以内にわかっていたか予想される基礎値より≧1.5倍の増加があった場合，または③尿量が6時間にわたって＜0.5 mL/kg/時に減少した場合，と定義される。

　実際の診療においては，まず腎障害が急性か慢性かを判断し，急性であれば腎前性・腎性・腎後性の鑑別が行われる。腎後性の場合は，尿管カテーテルの挿入や腎瘻の作成などで尿の排出経路を確保することで AKI の改善につながることがある。看護師は，急激にかわる体調に合わせて，まずは生命の維持を第一優先とし，必要時はすみやかに透析療法を受けることができるように援助する。透析が必要ないと判断された場合は，原因の検索，食事・輸液療法，薬物療法などが実施される（◉111ページ）。

1　アセスメント

（1）AKI は進行が早く急激に重篤な症状となる場合があるため，まず緊急対応が必要かどうか判断する必要がある。そのために，①意識障害・痙

攣などの重度の尿毒症症状，②治療抵抗性の高カリウム血症，③高度の体液過剰による溢水・肺水腫・うっ血性心不全など，④重度の代謝性アシドーシス，などの点に着目して症状のアセスメントを行う。

（2）腎前性・腎性・腎後性の判別をするためには，病歴が重要な手掛かりとなる。①これまでのCr値，②嘔吐・下痢・発熱・感染などによって急激に体液減少・血圧低下を引きおこしたことがないか，③腎機能に悪影響を及ぼす抗菌薬や造影剤などの薬物を使用していないか，④CKDや心血管疾患などの既往がないか，などの点に着目してアセスメントを行う。

（3）必要に応じて医師からの説明を受けることができるよう，急激な体調変化や治療についての患者や家族の理解や不安，受けとめをアセスメントする。

２ 看護問題

（1）身体状況の急激な変化があり，体液量や電解質のバランスなどといった内部環境の状態を一定に保つことができず，生命の維持ができなくなる危険性がある。

（2）急激な身体状況の変化に伴い多くの検査・治療が必要となる。そのため患者・家族の不安が大きい。

３ 看護目標

（1）症状の悪化を最小限にする。

（2）患者・家族が現状を自分のこととして受けとめ，検査・治療に参加できる。

４ 看護活動

▌観察

全身状態を観察し，原因疾患を鑑別するための観察を行う。原因が明らかになった場合，腎不全症状に関する観察と原疾患に関する観察を行う。

1 **全身症状**　バイタルサイン，尿量などの体液量評価，炎症状態・倦怠感・易出血性・易感染性・多臓器障害の有無。

2 **腎臓の排泄機能**　BUN，Cr，Crクリアランス（Ccr），尿タンパク質，ナトリウム排泄分画（FE_{Na}）など。

3 **水・電解質調節機能**　尿量や尿比重，心胸比（CTR），浮腫や胸水の有無と程度，胸部X線，肺雑音，経皮的酸素飽和度（SpO_2），血液データ（ナトリウム，カリウム，カルシウム，塩素，マグネシウム，リン，炭酸水素イオンなど）。

4 **酸塩基平衡**　pH（アシドーシスの有無）。

5 **腎性貧血の有無**　ヘモグロビン値，血清鉄値。

6 **腎性高血圧の有無**　血圧値（収縮期・拡張期）。

7 **尿毒症の症状**　消化器症状（食欲低下，吐きけ・嘔吐），呼吸・循環器症状（呼吸困難や喘鳴，心不全，不整脈），神経症状（知覚異常，痙攣，意識

○表6-11　急性腎不全における必要栄養素量

栄養素		必要量
エネルギー		20〜30 kcal/kg/日
炭水化物		3〜5(最大7)g/kg/日
脂肪		0.8〜1.2(最大1.5)g/kg/日
タンパク質	保存療法	0.6〜0.8(最大1.0)g/kg/日
	血液透析	1.0〜1.5 g/kg/日
	持続的腎代替療法	最大1.7 g/kg/日

(Cano, N. J. M. et al.：ESPEN Guidelines on Parenteral Nutrition：Adult Renal Failure. *Clinical Nutrition*, 28(4)：401-414, 2009 をもとに作成，著者訳)

障害)など。

　⑧**原疾患に関する観察**　各疾患の看護に準じる。

▌援助

　①**全身状態の管理**　全身状態が悪化している場合が多いため，全身状態の管理が必要である。医師の指示のもと，腎前性の場合には，嘔吐・下痢などの脱水の原因の除去と，補液で体液量の是正を行う。

　②**原因の特定**　腎機能悪化の原因を改善することで腎機能の回復が見込まれるため，早急な原因検索と対応が必要である。

　③**栄養管理**　急性腎不全・腎障害では，全身状態の悪化や低栄養が進行し，腎機能低下に伴う水分管理不良や酸塩基平衡管理能力の低下，尿毒素の代謝能力の低下をきたす。そのため，急性腎不全における必要栄養素の確保が必要となる(○表6-11)。医師の指示のもと，必要時には栄養管理士と相談しながら，患者が水分管理を行い，栄養を確実にとれるように援助を行う。

　④**日常生活への援助**　症状に合わせて日常生活への援助を行う。

　⑤**原疾患に関する援助**　各疾患の援助に準じる。

▌教育

　①**病状の経緯・変化の説明**　急性腎障害では同時にほかの臓器も障害されていることも多く，とくに多臓器不全と診断された場合は死亡率も高い。病状の経過は，原因疾患・合併症など，患者1人ひとりの身体状況により異なる。身体的に安楽な状態をつくりながら，病状の経緯・変化を患者・家族にわかりやすく説明する。

　②**退院後の生活の調整**　腎機能の回復がみとめられず，維持透析療法の導入となった場合は，退院後の社会生活についても患者と相談し，透析を施行しながら生活ができるように援助する(○282ページ「透析療法を受ける患者の看護」)。腎機能が回復する場合もあるが，経過観察が必要となるので，症状がなくても医師の指示に従い，外来通院を継続できるように説明する。

⑨　慢性腎臓病患者の看護

　慢性腎臓病(CKD)は，①腎障害を示唆する所見(検尿異常，画像異常，血液異常，病理所見など)の存在，②GFR 60 mL/分/1.73 m² 未満，の片方ま

たは両方が３か月以上持続することにより診断される。CKD は，末期腎不全（ESKD）にいたりうる危険因子であり，また心血管疾患（CVD）の危険因子でもある。CKD は自覚症状が少なく進行が遅いが，採血・採尿により発見できる。そのため，早期発見・早期治療を行い，CKD の重症化を防ぐことで，CVD イベントの発症を抑制することが重要である。

　看護師は，患者が食事療法・薬物療法・生活指導などを生活に取り込めるように援助を行う。

● **治療の目標**　治療の目標は，まずは，腎機能の低下を抑えることである。自覚症状が少なく無自覚のうちに腎機能の低下が進行することが多いため，患者が定期受診して病気の経過を知り，腎機能低下を防ぐ生活を理解し，実践し，継続できることが目標となる。さらに腎機能が低下した場合には，患者自身の納得のもとで腎代替療法を開始・継続し，健康な生活を営めることが治療の目標になる。この時期には，患者の体調変化だけでなく，疾患や病状への心理的苦痛や葛藤，社会的背景を，十分理解したうえで支援していくことが必要になる。そのため生活に合わせた腎代替療法の実施ができるよう，患者や家族と食習慣，仕事，家庭での役割などについて具体的に話し合い，指導を行う。

1 アセスメント

（1）Cr，GFR などの検査データから患者の腎機能障害の進行程度を知る。
（2）食事療法・薬物療法・生活指導について患者の理解や困難な要因などを評価する。
（3）患者の仕事や生活を知り，治療を継続できるか評価する。
（4）尿毒症症状の程度を評価する。

2 看護問題

（1）CKD の進行状態を知らず，定期受診が中断する可能性がある。
（2）食事療法・薬物療法・生活指導について実行できない。
（3）尿毒症症状の出現により，日常生活に困難を生じる。

3 看護目標

（1）病状を理解し，受けとめられる。
（2）生活に治療内容を取り入れられる。
（3）尿毒症症状の出現による日常生活の困難を生じない。

4 看護活動

◆ CKD の進行状況と患者の病気に対する理解と受けとめの把握

▌ **観察**
（1）血液検査などの結果と浮腫や血圧などの症状を観察する。

（2）疾患の理解や，定期受診できているかを確認する。

（3）不安の内容や程度を評価する。疾患に対するイメージを確認する。

▌ 援助

（1）話の内容を傾聴し，困惑や絶望，拒否的態度に共感しながら，危機状況をのりきれるように寄り添う。

（2）患者がどのような情報を必要としているのかを把握し，情報提供を行う。

（3）家族も患者と同様の不安や悲嘆の感情をもつことが多いため，面接の機会をつくり，不安・悲嘆の表出を促す。

（4）腎機能が低下し，腎代替療法（透析療法・腎移植）が必要となった場合，患者自身の生活にあった治療を選択できるように情報提供を行う。

◆ 患者が自身の生活に治療を取り入れ，実行できるようにするための援助

▌ 援助

　1 **食事療法への援助**　①低タンパク質食，②十分なエネルギー摂取，③食塩制限がポイントとなる（● 225 ページ，表 6-5, 6）。詳細は原疾患により異なるため，主治医と相談する。

　2 **薬物治療への援助**　原疾患の治療のための薬物や，血圧をコントロールするための ARB・ACE 阻害薬・利尿薬，吸着薬の投与や貧血管理が中心となる。患者の理解度に合わせ，確実に薬物投与を継続できるように指導する。

　3 **腎不全の増悪因子となる感染症，脱水，過労を避け，禁煙を指導する**生活指導は医師の指示のもとに行う（●表 6-12）。

▌ 教育

（1）食事療法や薬物療法を行い，生活行動を改善することが，腎機能の維持

● 表 6-12　CKD における生活指導のポイント

項目	指導内容
水分	水分の過剰摂取や極端な制限は有害である。
食塩	基本は 3 g/日以上 6 g/日未満である。
エネルギー	性別，年齢，身体活動レベルで調整するが 25～35 kcal/kg 体重/日が推奨される。一方，肥満症例では体重に応じて 20～25 kcal/kg 体重/日を指導してもよい。
タンパク質	・CKD ステージ G1～G2 は，過剰にならないように注意する。 ・ステージ G3 では 0.8～1.0 g/kg 体重/日のタンパク質摂取を推奨する。 ・ステージ G4～G5 ではタンパク質摂取を 0.6～0.8 g/kg 体重/日に制限することにより，腎代替療法（透析，腎移植）の導入が延長できる可能性があるが，実施にあたっては十分なエネルギー摂取量確保と，医師および管理栄養士による管理が不可欠である。
肥満	肥満の是正に努める（BMI＜25 を目ざす）。
禁煙	禁煙は CKD の進行抑制と CVD の発症抑制のために必須である。
飲酒量	適正飲酒量はエタノール量として，男性では 20～30 mL/日（日本酒 1 合）以下，女性は 10～20 mL/日以下である。

（日本腎臓学会編：CKD 診療ガイド 2012. p.52，東京医学社，2012 をもとに作成）

◎表6-13　注意すべき検査項目と基準値

検査項目	基準範囲
尿素窒素（BUN）	8〜19 mg/dL
クレアチニン（Cr）	男性 0.7〜1.1 mg/dL，女性 0.4〜0.8 mg/dL
ヘモグロビン（Hb）	男性 13.5〜17 g/dL，女性 11.5〜15 g/dL
カリウム（K）	3.5〜4.7 mEq/L
カルシウム（Ca）	8.5〜10.2 mg/dL
リン（P）	2.8〜4.6 mg/dL

につながることを理解し，生活を調整できるように援助する。

（2）体調不良のときは無理やがまんをせずに診察を受けるよう，指導する。

◆ 尿毒症症状による日常生活上の困難の発生を予防するための援助

▌観察

□1 **全身状態の観察**　自覚症状が乏しく，また個人差も大きいので検査結果と症状をよく観察する。

□2 **血液検査**　腎臓の排泄機能，電解質バランス，貧血などの自覚症状が乏しいこともあるので検査データに注意しながら観察する（◎表6-13）。

▌教育

体調不良のときは無理やがまんをせずに診察を受けるよう，指導する。

10　腎がん患者の看護

腎臓の腫瘍には良性腫瘍と悪性腫瘍がある。腎実質から発生したがんは腎細胞がん，腎盂から発生したがんは腎盂がんと区別され，手術の方法や薬物療法の内容がまったく異なる。

腎細胞がんに対する手術療法には，根治的腎摘除術と腎部分切除術がある。一方，薬物療法としては分子標的薬や免疫チェックポイント阻害薬が使用されている。ここでは，腎摘除術または腎部分切除術を受ける患者の看護について述べる。薬物療法を受ける患者の看護については，「分子標的薬の投与を受ける患者の看護」（◎233ページ）に準じる。

腎摘除術の多くは腹腔鏡下で行われるが，腫瘍径が大きい場合や腫瘍が進展している場合には開腹手術が選択される。腎部分切除も同様であるが，最近ではロボット支援下腎部分切除も施行されている。近年の画像診断技術の向上によって小径腎腫瘍が発見可能となったことから，腎部分切除の実施件数は増加している。

1 アセスメント

（1）腎摘除術の場合，腎動静脈の結紮や切断が行われるうえ，腹大動脈や下大静脈などと隣接した部位の手術操作であるため，術後出血をまねく可能性がある。また，腎部分切除術は，血管に富んだ腎実質を切開するた

め，術後出血を引きおこす可能性が高い。異常が早期発見できるよう，術後は，指示された安静の保持と血圧やドレーン排液，尿の性状などについて経時的にアセスメントする。

(2)患者の術前の身体状態，既往歴，全身麻酔によって術後に予測される合併症（呼吸器合併症，術後イレウス，電解質異常，循環動態の変調，術後せん妄など）を防ぐための介入を検討する。

(3)創部痛や排尿のための膀胱刺激症状は，離床の遅れや不眠につながり，せん妄の要因にもなるため，自己調整鎮痛法（PCA）によって効果的に除痛がなされているかアセスメントする。

(4)腎摘除術の場合，手術によって片腎となることに対する不安が生じる場合がある。患者の思いを傾聴して，不安の有無や程度についてアセスメントする。

(5)退院後の生活について具体的なイメージができるような退院計画をたてるため，患者の食事やライフスタイルなどの生活背景についてもアセスメントする。

2 看護問題

(1)手術によって，術後出血，呼吸抑制による肺合併症，術後イレウスなどの術後合併症がおこる可能性がある。

(2)手術後の疼痛，術後の安静制限による身体的苦痛，チューブ類の存在による拘束感など，身体的・精神的ストレスから術後せん妄となる可能性がある。

3 看護目標

(1)術後合併症を早期に発見できる。
(2)術後の創痛や安静に伴う身体的苦痛・ストレスが緩和する。
(3)退院後の日常生活に対する不安が軽減する。

4 看護活動

◆ 術後出血の早期発見

▌観察
(1)バイタルサイン。
(2)ドレーンからの排液の量と性状（とくに血性度），尿の性状（とくに血尿）。
(3)ショック症状の有無と程度：四肢冷感，チアノーゼ，冷汗など。
(4)血液検査データ：Hb，Ht，Plt，BUN，Cr など。
(5)貧血症状の有無と程度：顔色不良，眼瞼結膜の蒼白，ふらつき。
(6)腹部症状の有無と程度：腹痛，吐きけ・嘔吐，膨満感。
(7)創部の状態：腫脹，圧痛，滲出液など。
(8)側腹部腫脹の有無。

▌援助

　術後は長時間の床上安静が必要になるため，制限の範囲内で安楽な体位になるよう工夫する。

▌教育

(1) 術後出血の予防のため，安静が必要であることを説明する。
(2) 術後出血による血尿や貧血症状，腹部症状などが出現する可能性を説明し，症状出現時にはすみやかに知らせるように指導する。

◆ 術後肺合併症の予防

▌観察

(1) 呼吸状態：呼吸数・呼吸パターン・呼吸音・エア入り・酸素飽和度・呼吸困難感の有無。
(2) 排痰の状態：量・性状の変化，痰の喀出ケアによる効果。
(3) 検査所見：胸部X線所見・血液検査データ・血液ガス検査データ。
(4) 治療やケアの効果。

▌援助

(1) 十分な加湿のもと酸素療法を行うとともに，医師の指示により吸入や去痰薬の投与を行う。
(2) 安静指示範囲内で痰を喀出しやすい体位を工夫し，深呼吸を励行する。
(3) 可能な範囲で活動を促し，早期離床をはかる。

▌教育

(1) 術前からの禁煙の継続と深呼吸や痰の喀出の必要性を説明する。
(2) 効果的な咳嗽の方法や，手術創の部位に応じた呼吸方法，早期離床の必要性を指導する。

◆ 術後イレウスの予防

▌観察

(1) 腹部症状：腹部膨満の有無と程度・腹鳴の程度など。
(2) 排ガスや排便の状況。
(3) 吐きけ・嘔吐，腹痛などの自覚症状の有無と程度。
(4) 検査所見：腹部X線所見・血液検査データ。
(5) 腸蠕動を促進する薬剤の使用時はその効果。
(6) 活動状況，食事摂取状況。
(7) 治療とケアの効果。

▌援助

(1) 指示範囲内での水分摂取を促す。
(2) 床上での四肢運動や早期離床を促す。
(3) 腹部の温罨法やマッサージを施行する。
(4) 医師の指示に従い腸蠕動を促進する薬剤を使用する。

▌教育

(1) 早期離床や適度な活動の必要性を説明し，適切な方法を指導する。

（2）便意をがまんしないように指導する。

（3）イレウスに伴う腹部症状を説明し，症状出現時はすみやかに知らせるように指導する。

◆ 創痛や安静に伴う身体的苦痛やストレスの緩和

▌観察

（1）疼痛の出現部位とその程度。

（2）バイタルサイン：心拍数や血圧の上昇，呼吸数の増加，表情など。

（3）活動量や睡眠の状況。

（4）鎮痛薬の使用状況とその効果。

▌援助

（1）安楽な体位を工夫する。

（2）疼痛の部位と程度を把握し，効果的に鎮痛薬を使用する。

（3）ドレーン類は体動しやすい位置に固定する。

▌教育

（1）疼痛緩和の必要性を説明し，疼痛をがまんしないよう指導する。

（2）痛みが強い場合は，安楽な体位をとるよう説明する。また，体位変換，離床の方法について説明する。

（3）鎮痛薬の効果や使用方法について説明する。

◆ 退院後の日常生活に対する不安の軽減

▌観察

（1）退院後の日常生活に対する不安やその内容。

（2）退院後の生活状況：職業や活動状況，生活習慣，家族の状況など。

（3）日常生活におけるサポート体制の有無。

▌教育

退院後の日常生活において注意すべき次の点について指導する。

（1）激しい運動や事故などによる打撲などで，残った腎臓に損傷を与えないように留意する。運動を行う場合は，退院直後の激しい運動は避け，医師と相談のうえ，徐々に拡大していくようにする。

（2）暴飲暴食を避け，食事は減塩とし，適度な水分摂取を心がける。栄養士による食事指導を受けられるとよい。

（3）腎機能の検査のために，定期的に外来を受診する。

11 膀胱がん患者の看護

　膀胱がんは全悪性腫瘍の1〜1.5％を占めており，そのほとんどが尿路上皮がんである。手術としては，表在性のがんには経尿道的膀胱腫瘍切除術（TUR-Bt）が，浸潤度の高いがんには膀胱全摘除術および尿路変向術が行われる。また，放射線療法（外照射療法）が併用されることもある。薬物療法としては，細胞傷害性の抗がん薬による化学療法のほか，免疫チェックポイン

ト阻害薬の投与や，BCG などの膀胱内注入療法が行われることがある。

a 経尿道的膀胱腫瘍切除術を受ける患者の看護

　がん細胞の浸潤が粘膜にとどまる表在性膀胱がん（TNM 分類：Tis〜T1）の場合（●168ページ，図5-32），経尿道的に内視鏡下で手術を行う経尿道的膀胱腫瘍切除術が標準的な治療として行われる。

1 アセスメント

(1) おこりうる合併症を予測するため，手術内容（切除部位・切除範囲），麻酔の種類❶，術中の状態を確認したうえで，バイタルサインや全身状態，麻酔による副作用についてアセスメントする。とくに手術操作が原因でおこる膀胱壁穿孔には注意する。

(2) 出血による凝血塊や腫瘍や粘膜の切除片によるカテーテルの閉塞を早期発見できるよう，血尿の程度や尿道カテーテルからの尿の流出状態，バイタルサインの変化について経時的にアセスメントする。

(3) 手術操作や膀胱粘膜の損傷，尿道カテーテルの挿入などが原因となり尿路感染をおこすことがある。感染の予防と早期発見・対処のため，発熱や尿の性状の異常など感染徴候についてアセスメントする。

(4) 術後は，尿の停滞や尿道カテーテル留置による膀胱刺激症状や不快感，安静・同一体位の保持による腰痛などの身体的苦痛があらわれることがある。これらの苦痛の有無と程度についてアセスメントるする。

□ NOTE
❶経尿道的膀胱腫瘍摘除術は，一般的に腰椎麻酔で行われることが多い。

2 看護問題

(1) 尿道留置カテーテルの閉塞，感染，膀胱穿孔などの術後合併症の可能性がある。

(2) 手術後に膀胱刺激症状や不快感，身体的苦痛がある。

3 看護目標

(1) 術後合併症を早期発見し，対処できる。

(2) 不快感・身体的苦痛を緩和できる。

4 看護活動

◆ 術後合併症の早期発見・早期対処

▌観察

(1) 麻酔の種類，手術の内容（切除部位，切除範囲），術中の状態，検査データの把握。

(2) バイタルサイン，意識レベル。

(3) 麻酔の覚醒状態（下肢の知覚や運動の状態），麻酔による副作用（頭痛や吐きけ）の有無。

(4) 尿道カテーテルからの尿の流出状態や，腹部膨満，尿意，尿道口からの

尿もれ，血尿，凝血塊の有無と程度，水分出納バランスなど。
(5)膀胱壁穿孔による症状の有無：腹痛・腰痛，腹部硬直，発熱，尿量減少
　　など。
(6)尿路感染による症状の有無：発熱，尿混濁・浮遊物，膀胱刺激症状など。

▌援助
(1)尿道カテーテルの屈曲やねじれがないようにする。また，カテーテルが
　　患者の体動で抜けることがないように，確実に固定をする。
(2)血尿の程度が強くなったときは医師に報告する。膀胱洗浄や灌流などを
　　行う場合がある（◯211 ページ「血尿のある患者の看護」）。
(3)尿の流出が緩慢な場合は注意して観察し，カテーテルの閉塞が疑われる
　　ときは医師に報告し，早期に対処する。
(4)カテーテル留置中は陰部洗浄などを行い，尿道口周囲の清潔の保持に努
　　める。

▌教育
(1)術後合併症の早期発見と早期対処の必要性や，どのような症状が出るの
　　かを説明する。また，症状出現時は早めに知らせるよう指導する。
(2)積極的に水分摂取し，尿量を確保する必要性があることを説明する。
(3)尿道カテーテルや蓄尿袋の取り扱い，管理上の注意点を指導する。

◆ 手術に伴う身体的苦痛の緩和

▌観察
(1)膀胱刺激症状の有無。
(2)下腹部痛や腰痛の有無。

▌援助
(1)医師の指示により，鎮痛薬を使用する。
(2)医師に指示された安静制限をまもりながら，あて枕の使用や，体位交換
　　の介助をして，安楽な体位をとれるよう援助する。
(3)長時間の安静保持による苦痛をマッサージなどにより緩和する。

▌教育
　膀胱刺激症状やその他の身体的苦痛の原因や症状について説明し，苦痛が
あるときはがまんせずに知らせるよう指導する。

b 膀胱全摘除術および尿路変向術を受ける患者の看護（手術前）

　浸潤性膀胱がんに対する治療法としては，根治的膀胱全摘除術と尿路変向
術（◯90 ページ）の組み合わせが最も標準的である。この治療法では，排泄経
路が変更されるため，患者のライフスタイルや QOL に大きな影響がある。
また，ボディイメージの変化や，男性の場合は性機能の障害もしくは喪失を
みとめることもある。したがって，患者・家族が疾患や治療について，理
解・納得したうえで治療を受けられるように援助することが重要である。尿
路変向術には，尿禁制型の自己導尿型代用膀胱と自然排尿型代用膀胱，およ

び非尿禁制型がある。

　ここでは，最も多く行われている根治的膀胱全摘除術および回腸導管造設術を受ける患者の看護を中心に述べる。

1 アセスメント

(1)膀胱全摘除術および尿路変向術は，全身麻酔下での手術が長時間に及び，また高齢の患者が多いため，手術による患者の身体的負担が大きい。手術を受けることに対する患者の準備状況を把握する。その患者に予測される術後の問題点が明確化できるように，事前の身体面・精神面・社会面のアセスメントが必要となる。

(2)膀胱全摘術および回腸導管造設術を受けると，腹部にストーマが作成され，そこにストーマ装具を貼付することになる。そのため，患者は術後ストーマケアの技術を習得し，生涯にわたって管理していく必要がある。セルフケアが困難な場合には介護者が必要となる。ストーマケアを行うためには，指先の知覚・運動機能などの機能的な能力と，取り組みの意欲，ストレス対処行動などが必要になる。患者の機能的能力や治療に対する意欲などを把握し，ストーマケアの自立がどの程度可能なのかをアセスメントしていく必要がある。

(3)患者は，ボディイメージの変容や，性機能障害をはじめとしたライフスタイルやQOLへの影響などから，ストーマを受容できないこともある。看護師は，疾患・治療に対する患者・家族の受けとめ方や理解内容，サポート体制などを把握する。不安や葛藤などがあれば，それを自由に話せる環境を整える。そして，必要時は医師と連携をとりながら適切に介入できるように，患者の意思決定や障害受容のプロセスについてアセスメントする。

2 看護問題

(1)全身麻酔下での手術や尿路変向によるストーマ管理への適応など，はじめての経験に対する知識・情報の不足から，不安や意思決定上の葛藤がある。

(2)術後合併症をおこす可能性がある。

3 看護目標

(1)手術の内容や目的，ストーマ造設後の管理に関する知識・技術習得の必要性を理解できる。

(2)手術に向けて体調を管理し，合併症を予防するための行動が実践できる。

(3)身体的・精神的に安定した状態で手術にのぞむことができる。

4 看護活動

▌観察

(1)既往疾患の有無と経過，術前の検査の進行状態，検査データ。

○**表6-14　ストーマサイトマーキングの原則**

①	臍より低い位置
②	腹直筋を貫く位置
③	腹部脂肪層の頂点
④	皮膚のくぼみ，しわ，瘢痕，上前腸骨棘の近くを避けた位置
⑤	本人が見ることができ，セルフケアをしやすい位置

クリーブランドクリニックによる。なお，日本ET/WOC協会〔現日本創傷・オストミー・失禁管理学会〕は②④⑤③①の順に優先されるとしている。

（2）疾患および手術に対する患者・家族の受けとめ方。

（3）患者・家族のライフスタイル・価値観・人生観。

（4）表情や言動，性格傾向やストレス対処行動の傾向，痛みを経験した際の反応など。

（5）認知・行動などに関する自己管理能力。

（6）家族・介護者の協力体制，キーパーソンの有無。

▌**援助**

　1 術前オリエンテーション　術前，術後の経過を説明し，合併症予防のために術前から呼吸訓練や排痰訓練，起き上がり方法などの訓練を行う。

　2 ストーマサイトマーキング　ストーマ造設予定部位周辺の皮膚や腹部の状態を確認する。ストーマ合併症を予防し，患者が長期的にセルフケアしやすいストーマの位置を，ストーマサイトマーキングの優先順位に基づき，医師や皮膚・排泄ケア認定看護師と決定する（○表6-14）。

　3 ストーマ管理の準備　術後の使用に向けて，患者の皮膚や腹部状態に合ったストーマ装具・ストーマ関連用品を検討・準備する。

　4 消化管の管理　医師の指示があった場合は，食事を低残渣固形食・流動食などへと変更し，下剤の投与，浣腸を行う。これらは，手術中に腸管内容物によって手術野が汚染されることを防ぐため，また，ストーマ造設における腸管活用のために行われる。

　5 手術前の処置　術前は可能であればシャワー浴を行い，臍部を清潔にする。剃毛は必要に応じて行う。範囲はなるべく最小限とし，手術部位感染予防の観点から，手術開始直前に電気クリッパーを用いて行う。

▌**教育**

（1）手術を受けることを自己決定し，納得して手術を受けることが大切であることを説明し，不安や疑問があれば，遠慮なくたずねるように伝える。

（2）術後合併症の予防方法や，予防のために必要な術前訓練を指導する。

（3）ストーマとはなにか，術後の排泄経路はどのようにかわるのかを説明し，実際に使用する装具を見せるなど，患者が術後の生活をイメージできるようにかかわる。

（4）術後のストーマケアで使用する物品について指導する。また，身体障害者手帳や福祉サービスなど，利用できる社会資源の情報を提供し，術前から手続きの準備ができるように説明する。

C 膀胱全摘除術および尿路変向術を受ける患者の看護（手術後）

　膀胱全摘除術および尿路変向術は手術時間が長く，身体的侵襲も大きい。また，術後合併症として出血や縫合不全，感染，吻合部狭窄，術後イレウス，深部静脈血栓症，呼吸器合併症などがある。

　患者にとってボディイメージの変化は，術後に現実的なものとなる。はじめは，ストーマを見る，触るといった段階から促し，患者の反応を見ながら無理なく受容できるように時期を配慮した援助を提供していく必要がある。

　退院後，ストーマケアに慣れてきてから悩みや不満などを感じることもある。また，腹部の状態の変化，加齢に伴うセルフケア能力の変化やストーマ合併症もおこる。こうした変化に対応して，いったんストーマケアが自立しても，ストーマリハビリテーションは生涯にわたって提供される必要がある。

1 アセスメント

（1）適切な観察と予防的な対処を行えるよう，手術内容を把握したうえで術後合併症の有無やその程度についてアセスメントする。

（2）創痛やチューブ類の留置による拘束感，禁飲食などから，術後約1週間はとくにストレスが大きい。患者のストレスの程度などを観察する。

（3）ストーマは術直後から将来にわたり，壊死，感染，脱出・変形，ストーマ周囲皮膚炎などのさまざまな合併症をおこす可能性がある。ストーマの色調❶や大きさをはじめ，周囲皮膚の状況などのアセスメントは，術直後から永続的に必要となる。

（4）患者の受容過程に合わせたセルフケア指導を行うために，ストーマに対する受けとめを観察していく。

（5）患者の発達段階を考慮した支援ができるよう，患者の考え方やセルフケア能力の変化についてアセスメントする。

NOTE
❶ストーマの色調
　正常なストーマは鮮紅色であるのに対して，循環障害があると暗赤色となり，粘膜壊死をおこした場合は黒色まで変化する。また，貧血や栄養不良などがあると薄いピンク色となる。

2 看護問題

（1）手術による合併症がおこる可能性がある。

（2）手術による疼痛，術後の安静制限による身体的苦痛，チューブ類の存在による拘束感などの身体的・精神的ストレスから術後せん妄となる可能性がある。

（3）治療効果，ボディイメージの変化，退院後の生活などに対して不安や悲嘆をもつ可能性がある。

（4）ストーマケアをライフスタイルのなかに取り込むことができず，QOLが低下する可能性がある。

3 看護目標

（1）手術後に合併症をおこさない。

（2）手術後の苦痛が早期に緩和され，危険を予防できる。

(3)ボディイメージの変化を受容でき，必要時に他者の支援を得ながら，自立してストーマケアを行うことができる。

(4)ライフスタイルに応じたストーマリハビリテーションを実施し，QOLを維持・向上することができる。

4 看護活動

◆ 術後合併症の予防

▌観察

①出血の有無・程度　創部，留置された各種カテーテル，ドレーンの排液量や性状，尿の性状など。

②縫合不全や感染の有無　発熱・炎症，滲出液，ドレーンからの排液量や性状など。

③イレウスや腹膜炎症状の有無　腹痛，吐きけ・嘔吐，腹部膨満感・緊満感，胃管チューブからの排液，腸蠕動音など。

④呼吸器合併症(肺炎，無気肺など)の有無　息苦しさ，呼吸音，喀痰，経皮的動脈血酸素飽和度など。

⑤腎機能障害や吻合部狭窄の有無　尿量や水分出納バランス，腎機能データなど。

⑥ストーマ合併症の有無　ストーマの大きさや色調，浮腫，出血，感染，皮膚と粘膜の接合部の状態，周囲の皮膚の状態や形態の変化など。

▌援助

(1)創やドレーン部は清潔に操作する。

(2)早期離床を励行し，深呼吸や痰の喀出を促す。

(3)適切なストーマ管理を行い，ストーマの成熟・安定をはかる。

▌教育

(1)術後合併症の症状について説明する。また，症状が出現したときには報告するように指導する。

(2)合併症予防のために早期離床が必要であることを説明する。

(3)術後の回復に合わせて，適切なストーマの管理方法を説明・指導する。

◆ 術後の苦痛の緩和

▌観察

(1)創痛やドレーン挿入による疼痛，臥床による腰痛などの有無と程度。

(2)表情や顔色，言動，精神状態，睡眠状況，離床の進み具合。

(3)発熱，疼痛の部位や程度，炎症，電解質バランスなどの身体的状況。

▌援助

(1)医師の指示により鎮痛薬を使用する。

(2)安楽な体位の工夫を行う。

(3)面会の調整やベッド周囲の環境整備など，患者がリラックスし安心できるような環境をつくる。

（4）ドレーンなどのチューブ類の確実な固定と整備を行う。

（5）日常生活活動への援助を行う。

▌教育

術後の疼痛はがまんしなくてよいことを伝え，必要時には鎮痛薬の使用により苦痛を緩和していくことを説明する。

◆ ストーマの受容，ケアの自立に向けた援助

▌観察

（1）患者・家族のストーマケア習得への準備状況を把握する。

（2）ストーマに対する患者の表情や動作，訴えなどを観察し，受けとめ方を把握する。

（3）認知能力や運動能力，学習能力など，患者あるいは介護者のセルフケア能力を把握する。

▌援助

（1）術後の回復状況，ストレスの程度を考慮し，無理のない範囲でのケアへの参加を促すなど，ボディイメージの変化に患者が適応できるよう，適応段階と回復過程に応じたかかわりをする。

（2）患者が成功体験を得られるような援助：装具から尿がもれることのない，確実なストーマ管理技術を提供する。看護師によるすみやかで簡潔なストーマケアを見学できるようにする。

（3）患者や介護者のセルフケア能力を考慮し，退院後に患者や家族などが実施可能な管理方法を実施する。

（4）セルフケアの自立が困難であると予測された場合は，訪問看護の導入など，退院後の在宅環境を調整するように支援する。

（5）医療者間で情報を共有し，退院後も継続的にストーマケアの支援ができるようにする。

（6）個室などのプライバシーを保つことができる落ち着いた環境でストーマケアを実施できるよう支援する。

▌教育

装具交換は，ストーマからつねに尿の流出があるため，高齢者にとっては慣れるまでむずかしい手技である。また，患者が自己管理を習得しても，退院後に自分で行えない状況もおこりうる。患者だけでなく家族にも指導・教育を行う。

　1 ストーマ装具交換の指導　装具の交換方法や，注意点などについて指導する（◐図6-7）。

　2 装具の選択や購入方法に関する説明と指導　装具の選択においては，患者の体型，腹部の状態，皮膚の性質，生活習慣，患者の希望などを考慮するよう説明・指導し，装具とその購入方法について紹介する。

　3 皮膚トラブルの対処方法の指導　尿やストーマ装具そのものによる刺激，装具の剥離刺激，不適切なスキンケアなどがストーマ周囲皮膚炎の原因となることを説明し，尿もれをおこさないような装具の貼付方法や皮膚保護

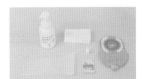

①あらかじめ古いバッグにたまった尿は捨て，装具，ごみ袋，剝離剤，洗浄剤，ガーゼ類などの物品を準備する。

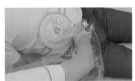

②ストーマの下の腹部にごみ袋をすえ，ストーマから持続的に流れる尿を受けたり，ごみを捨てたりできるようにする。

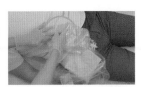

③ストーマ周囲の皮膚を押さえつつ，剝離剤を用いながら装具を上から下へやさしくはがす。

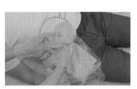

④はがしおわったら，ストーマやその周囲の皮膚，面板を観察する。

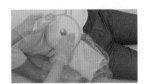

⑤ストーマ周囲の皮膚を泡だてた洗浄剤でやさしく洗浄する。浴室でシャワー洗浄してもよい。

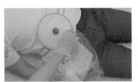

⑥ストーマ周囲の皮膚を，ガーゼなどで押さえるようにふいて，しっかりと水分を除去する。

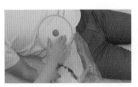

⑦水分が除去され皮膚がしっかりと乾いていることを，周囲の皮膚を触って確認する。

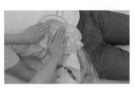

⑧面板をはり，しばらく手で押さえて，皮膚になじませる。

◉図6-7　ストーマ装具の交換とその指導
はじめは看護師が主体となり，図のような手順で装具交換を行っていく。2回目以降は患者や家族にも部分的に参加してもらい，患者がストーマケアをどのくらい習得できているかを評価する。達成できている点については「よくできている」ことを伝え，できていない点については，患者にとって実施しやすい方法を具体的に指導することで次回への意欲へとつなげ，最終的には自分で行えるように指導する。

MOVIE

材の使用，適切なスキンケアを指導する。

　4 社会資源の活用　ストーマ装具の購入費用については，身体障害者福祉法による給付などが受けられる。利用できる社会保障・社会資源やその申請方法などについて説明する。

　5 日常生活の指導　食事や運動などについて指導を行う（◉表6-15）。

◆ 社会生活，自己実現拡大に向けたセルフケア習得への援助

　退院後も外来でストーマリハビリテーションを行い，継続して支援する。

■ 観察
（1）患者・家族のストーマに対する受けとめやライフスタイルの変化，人生計画や具体的な将来展望，経済的影響などを把握する。また，それらに対してストーマが与える影響について予測する。
（2）認知・運動能力など加齢に伴う自己管理能力の変化について観察する。

■ 援助
（1）ストーマの自己管理に向けて，患者・家族の希望を把握したうえで支援する。
（2）ストーマ装具・材料の開発状況や，行政の支援などは，日々変化している。必要に応じて新しい資源や取り組みに関する情報提供をしていく。

■ 教育
（1）患者の個別性や発達課題に応じた個別的なストーマケア方法を指導する。
（2）ストーマ傍ヘルニア，狭窄，偽上皮性肥厚❶などのストーマ晩期合併症

NOTE
❶偽上皮性肥厚
　長期間，尿がつねに皮膚に付着した状態で経過すると，皮膚の過形成がおこり，皮膚表面が盛り上がり，かたい凹凸として触れるようになる。このような皮膚の状態は，装具の装着を困難にし，ストーマ狭窄の原因にもなりうる。

● 表6-15 尿路ストーマのある患者の日常生活の指導

生活	指導の内容
食事	制限はとくにない。
入浴	制限はない。交換日以外はストーマ装具をつけたまま入浴できる。交換日には装具を外して入り，入浴後に新しい装具をはる。ただし温泉や銭湯では，温泉成分によるストーマ粘膜への刺激，公共施設でのマナー上の問題などにより，装具は貼付したまま入浴することを指導する。
運動	とくに制限はなく，慣れれば水泳も可能だが，はじめは適度な運動から開始する。汗により装具がはがれやすくなることに注意する。
衣服	ストーマをきつく締めつけるもの以外ならば，なにを着てもよい。ストーマの位置がベルトライン上にあり，ベルトの着用に不都合がある場合にはサスペンダーで代用するなど，着衣の仕方を工夫する。
仕事・通学	体力の回復に合わせた社会復帰が大切である。
性生活・結婚・妊娠	制限はない。ただし，術後合併症として性機能障害が出現する場合がある。医師の許可があれば，妊娠や出産も可能である。
旅行	自信さえつければ自由に行動することができ，海外旅行も可能である。旅行中に必要な装具は，万が一の事態に備えて多めに持っていく。
睡眠時	蓄尿袋に接続しておくと，尿の廃棄のために夜間に何度も起きる必要がない。
災害時	ストーマケアに必要な物品や水などの供給が，災害直後に停止する可能性がある。災害時用に装具や関連用品は余分に保管し，備えておくように指導する。

について説明し，定期的にストーマ管理状態の評価を受ける必要性について説明する。
(3)施設によってはストーマ外来が設置されており，専門医，皮膚・排泄ケア認定看護師などによる，より専門的な支援を受けることができる。また，性機能障害に対しては，ED外来による支援や心理面における問題に対するカウンセリングなど，さまざまな相談窓口が設けられている。患者や家族（介護者）の必要に応じて，専門外来を紹介する。

d BCG膀胱内注入療法を受ける患者の看護

BCG膀胱内注入療法は，弱毒化したウシ型結核菌（BCG）を膀胱内に注入することで免疫反応を誘導し，がんの増殖を抑える治療法である。BCGには再発抑制効果，浸潤がんへの移行の抑制効果も期待されているが，細胞傷害性の抗がん薬と比較して有害事象の発現頻度が高いため，上皮内がんや高リスクの表在性膀胱がんがおもな適応となる（●168ページ）。

患者が治療効果や有害事象を理解し，排尿管理を行い，治療を継続できるように支援することが看護のポイントとなる。

1 アセスメント

(1)膀胱刺激症状などの有害事象がおきる可能性が高い。また，重篤な有害事象として，きわめてまれであるが間質性肺炎や萎縮膀胱などがある。早期発見と緩和のため，有害事象の症状の有無と程度をアセスメントする。
(2)BCG注入後，患者が排尿管理についてセルフケアできているかを確認する。

(3)膀胱の温存や，再発リスクの回避のために，治療を継続して長期にわたり定期受診する必要がある。治療に対する患者の理解をアセスメントし，指導・支援していく必要がある。

2　看護問題

(1)有害事象による身体的苦痛により，日常生活に支障をきたす可能性がある。
(2)BCG膀胱内注入後の排尿管理を確実に行う必要がある。
(3)不十分な知識やストレスのため，治療を中断する可能性がある。

3　看護目標

(1)合併症の早期発見に努め，症状や苦痛の緩和をはかる。
(2)治療法についての正確な知識をもち，排尿管理を適切に行うことができる。
(3)疾患や治療の性質や効果を理解し，治療を継続できる。

4　看護活動

◆ 合併症の予防と身体的苦痛の緩和

▌観察

(1)排尿時痛・頻尿・尿意切迫感・血尿・残尿感などの膀胱刺激症状の有無・期間・程度。
(2)呼吸器症状，発疹・蕁麻疹，発熱の有無。
(3)患者自身による観察行動の有無と，対処方法。

▌援助

(1)異常時は医師に報告して対処する。
(2)セルフケアが不十分な場合，家族を含めた療養環境の調整をはかる。

▌教育

(1)BCGの膀胱内注入に伴う有害事象について説明する。
(2)処方された薬剤を確実に服用することの必要性を説明する。
(3)投与中の疑問点や異常がある場合は，がまんせず伝えるよう説明する。
(4)禁煙をすすめ，過度のアルコール摂取は控えるよう説明する。
(5)十分な睡眠や休息をすすめる。

◆ 排尿管理への援助

▌観察

(1)BCGに対する理解と，注入後に排尿するときの注意事項に対する理解。
(2)前回注入後の，初回排尿の場所・時間，拡散感染防止対策の実践状態。

▌援助

(1)セルフケアが困難な場合は，家族を含めて指導を行う。
(2)帰宅途中で初回の排尿が予想される場合は，院内での排尿をすすめる。

▌教育

(1)BCG注入前は飲水を控え，初回排尿後は積極的に飲水を行って利尿に

　　　努めるよう説明する。

（2）BCG注入後，臥床したままで体位をかえながら20分間過ごして，膀胱
　　　内にBCGを行きわたらせ，その後2時間は排尿をしないように指示する。

（3）初回排尿時，排尿量と同量の次亜塩素酸ナトリウム系漂白剤をトイレに
　　　入れ，15分間放置後に流すことや，座位で排尿することなど，周囲へ
　　　の感染予防行動を指導する。

◆ 治療継続への援助

▌観察

　疾患や治療および有害事象についての理解度，受けとめ。

▌援助

（1）知識や理解に問題があれば，医師や薬剤師に相談し，説明の機会をつくる。

（2）治療経過が長期にわたるため，継続的にかかわり，患者が意思決定でき
　　　るように支援する。

（3）患者の理解や受けとめに問題がある場合は，患者が定期受診を継続でき
　　　るよう，家族の理解や受けとめを確認し，家族の協力を得る。

▌教育

（1）治療方法（投与方法，投与期間，治療方針など）についての理解や受けと
　　　めを確認し，必要時説明を補足する。

（2）再発のリスクがあるため，定期受診を中断することなく長期にわたり経
　　　過観察することが重要であることを説明する。

12 前立腺がん患者の看護

　前立腺がんは，60歳以上の高齢男性に多くみられる。近年患者数が増加
しており，男性の悪性腫瘍として最も罹患率が高くなっている。治療として
は，前立腺全摘除術や放射線療法（外照射・組織内照射）のほか，内分泌療法
やアンドロゲン受容体遮断薬の投与が行われている。

a 前立腺全摘除術を受ける患者の看護

　前立腺全摘除術は前立腺，精嚢，および所属リンパ節を摘出し，膀胱と尿
道を吻合する手術である。開腹手術と腹腔鏡下手術があり，術式はがんの部
位，大きさ，過去の手術歴や既往歴などから判断して決定される。ここでは
腹腔鏡下前立腺全摘除術について述べる。

　腹腔鏡下手術のメリットとして，切開創が小さく，術後の疼痛が軽減され，
早期離床を促すことができること，出血量が少ないこと，尿道を拡大して縫
合することができ，開腹手術に比べて早期に尿道留置カテーテルを抜去する
ことができること，などがあげられる。患者は順調であれば術後5〜6日で
退院でき，入院期間の短縮にもつながる。一方で，腹腔鏡下手術には高度の
手技を必要とするため，習熟した医師が施行する必要がある。

　2012（平成24）年より，手術支援ロボットが保険適用となり，近年ではこ

れを導入している施設も増えてきている。従来の腹腔鏡下手術よりも鮮明な画像のもとで精密な手術を行うことができることから，より性機能を温存した手術が可能となり，また排尿機能の早期の回復が期待できる。

　術後に，外尿道括約筋の損傷や脆弱化による腹圧性尿失禁❶や，勃起にかかわる骨盤内臓神経を切除した場合は性機能障害がおこる。これらの合併症は日常生活や社会復帰に支障をきたす可能性があるため，術前から，尿もれや性機能障害の可能性について説明し，尿失禁に対しては骨盤底筋体操の指導を行う。また，術後は患者がボディイメージの変化に向き合って生活できるようにかかわる。

NOTE
❶尿失禁は，術直後は高率に発生するが，術後1年で尿とりパッドを1日2枚以上使用する患者は3〜5%程度とされる。

1　アセスメント

(1) 前立腺の周囲は血管が豊富であり，静脈叢の結紮や切断により術後出血がおこる危険性が高い。また，術操作に伴う合併症として，直腸損傷や閉鎖神経損傷，尿道吻合部の縫合不全，リンパ節郭清に伴うリンパ漏などがおこることがある。とくに直腸膀胱瘻は重篤な合併症であり，一時的に人工肛門造設を行うこともある。これらの合併症を予測した観察を行い，早期発見に努める。

(2) 尿道吻合部の縫合不全を予防するために，太い尿道留置カテーテルが留置される。そのため，カテーテルによる違和感や刺激症状などの苦痛がおこりやすい。また，組織損傷に伴う炎症性物質による化学的刺激や，ドレーン類による機械的刺激により疼痛が引きおこされる。身体的苦痛が強いと，体動の制限や不眠，精神的ストレスなどをまねき，合併症や回復の遅延につながる。効果的に鎮痛薬を使用して苦痛を緩和し，早期離床を促せるよう，患者の苦痛の有無や程度をアセスメントする。

(3) カテーテルの留置や，尿道吻合部からの出血などにより分泌物が多くなることから，尿道口も汚染されやすい。そのため，上行性の尿路感染がおこる危険性が高まる。陰部の状態をアセスメントし，清潔の保持と感染予防に努める。

2　看護問題

(1) 術後出血，直腸損傷，閉鎖神経損傷，尿道吻合部の縫合不全などの合併症をおこす可能性がある。

(2) カテーテル留置による苦痛や手術後の疼痛がある。

(3) 尿道留置カテーテルが挿入されていることや，出血などによる尿道口の汚染から上行性の尿路感染がおこる可能性がある。

(4) 腹圧性尿失禁や性機能障害が発生し，日常生活や社会復帰に支障をきたす。

3　看護目標

(1) 術後合併症をおこさない。合併症出現時には早期に対処できる。

(2) 尿道留置カテーテルによる苦痛や手術後の疼痛が緩和する。

(3)尿路感染症をおこさない。

(4)腹圧性尿失禁や性機能障害が出現した場合に適切に対処できる。

4 看護活動

◆ 術後合併症の予防と早期発見

▌観察

(1)手術の内容（手術時間，出血量など），術中の状態，検査データ（Hb，Ht などの血液データなど）の把握。

(2)意識レベル，バイタルサイン，貧血症状の有無（顔色・眼瞼結膜の蒼白・ふらつきなど），水分出納バランス。

(3)出血の有無や程度：創部・尿道口の状態，ドレーンの排液量や性状，尿の性状。

(4)閉鎖神経麻痺の有無：下肢の知覚や歩行の状態。

(5)尿道吻合部の縫合不全や，直腸損傷を示す徴候の有無：ドレーンの排液量と性状，尿量，腹痛や腹部緊満の有無，尿道留置カテーテル抜去後の排尿パターン，排尿時痛の有無，尿道造影の所見。

▌援助

(1)医師の指示による確実な与薬や輸液の管理。

(2)早期離床を促す。通常，術後1日目から歩行する。

▌教育

(1)安静度や回復状態に応じた早期離床が必要であることを説明する。

(2)排尿時痛，歩行時の下肢の運動障害などの症状が出現した場合はすみやかに知らせるように指導する。

◆ 尿道留置カテーテルによる苦痛や手術後の疼痛の緩和

▌観察

(1)疼痛の出現部位やその強さの程度。

(2)苦痛・疼痛による表情や睡眠状況，活動の変化。

(3)鎮痛薬の使用状況とその効果。

(4)血圧・脈拍・呼吸数などのバイタルサインの変化。

▌援助

(1)鎮痛薬を効果的に投与し，疼痛の緩和をはかる。

(2)安楽な体位をとれるよう工夫する。

(3)安静度が拡大したら，患者の体動や活動状況を考慮して膀胱留置カテーテルやドレーン類を固定する。

▌教育

(1)鎮痛薬の効果や使用方法について説明する。

(2)安楽な体位や体位変換の方法について説明する。

(3)術後の疼痛はがまんしなくてよいことを伝え，早期離床と早期回復を促すために，疼痛緩和が必要であることを説明する。

◆ 尿路感染の予防

▌観察

（1）尿の性状や量，尿臭，発熱や膀胱刺激症状の有無。
（2）検査データ：血液データ（WBC・CRP など），検尿，尿培養など。
（3）尿道留置カテーテル周囲の状態：尿もれや出血の有無と程度。
（4）外尿道口の状態：発赤・腫脹・疼痛などの有無と程度。

▌援助

（1）尿が停滞しないよう，尿道留置カテーテルの屈曲やねじれがないように固定する。また，つねに蓄尿袋を膀胱の位置より低く保つ。
（2）蓄尿袋の位置は床上 10 cm 程度を維持し，床につかないようにする。
（3）陰部洗浄を毎日行い，陰部とカテーテルの清潔を保つ。
（4）尿が蓄尿袋の許容量に達することがないよう，定期的に排液する。排液後は排液口をアルコール消毒する。
（5）全身状態に問題がなければ積極的な飲水を促す。

▌教育

尿道留置カテーテルの管理方法について説明する。

◆ 腹圧性尿失禁や性機能障害の対処方法の獲得

「尿失禁のある患者の看護」（206 ページ）を参照のこと。加えて，性機能障害に対して，専門医への相談が可能であることを説明する。

b 内分泌療法を受ける患者の看護

内分泌療法（ホルモン療法）は，前立腺がんや前立腺肥大症に適応される。未治療の進行性前立腺がんに対する内分泌療法は，かつては外科的去勢術やエストロゲン薬による治療であったが，副作用などの問題から，現在では GnRH 作動薬による内科的去勢や，抗アンドロゲン薬との併用療法がおもに行われている。併用療法は，単独の去勢療法後の再燃の治療にも用いられる。

内分泌療法に抵抗性となった去勢抵抗性前立腺がんに対しては，エンザルタミド，アビラテロン酢酸エステルなどの新規ホルモン薬が用いられる。

患者が薬剤の効果や有害事象に関心をもち，治療を継続できるように支援することが看護のポイントとなる。

1 アセスメント

（1）異常の早期発見と症状の緩和のため，内分泌療法によるさまざまな有害事象に留意して観察する。
（2）患者は高齢者が多く，とくに心身の支援の必要性が高い。患者が有害事象や自己判断によって治療を中断することなく，定期的な受診行動をとれるよう，疾患や治療に対する知識や心理状態などをアセスメントする。

2　看護問題

(1) さまざまな有害事象や身体的苦痛が出現する可能性がある。

(2) 疾患に対する知識の不足や有害事象による苦痛により，治療を中断する可能性がある。

3　看護目標

(1) 有害事象による苦痛などの症状の緩和がはかれる。

(2) 患者が内分泌療法について正確な知識をもち，治療を継続できる。

4　看護活動

◆ 有害事象による苦痛などの症状の緩和

▌観察

(1) 顔面紅潮やホットフラッシュ，発汗，肥満，女性化乳房，性機能障害や意欲減退などの自覚症状，抑うつ感・活力の低下の有無など。

(2) 肝機能や脂質異常症・糖尿病・貧血・骨粗鬆症などについての検査データ。

(3) 注射部位の硬結や潰瘍の有無。

▌援助

(1) 苦痛が強い場合は医師に報告して対処する。

(2) 日常生活上の対処方法や情報を提供する。

- ホットフラッシュ，発汗：吸湿性がよい衣服の選択，外出時のタオルや帽子の持参，クーリング効果のある制汗剤や冷タオル，清涼感があるミントや柑橘系の入浴剤の使用などの紹介。

- 肥満，脂質異常症：標準体重を知ってもらい，食事療法について紹介する。そのほかの合併症を確認し，運動療法について相談する。

- 女性化乳房・乳房痛：こすれて刺激にならないよう，木綿の下着，ガーゼなどで乳頭を保護する。

(3) 一部の注射薬は，毎回穿刺部位をかえるようにする。また，太い注射針を用いる固形注射剤では，注射後の止血を確実に行う。

▌教育

(1) 内分泌療法の有害事象と対処方法について説明する。

(2) 処方された薬物の必要性を説明し，自己判断で中止しないよう指導する。

(3) 投与中の疑問点や異常，不安があれば，がまんせず伝えるよう説明する。

(4) 注射部位をこすったりもんだりしないよう指導する。

◆ 治療継続への援助

▌観察

疾患・治療・有害事象についての理解度や受けとめ方。

▌援助

(1) 知識や理解，受けとめに問題がある場合は，医師や薬剤師の説明を受け

られる機会をつくる。

（2）とくに転移のある患者の場合，キーパーソンとなる家族員などを確認し，
知識や理解，受けとめを確認する。

▌教育

（1）治療方針に関する理解や受けとめを確認し，必要時は説明を補足する。

（2）患者だけでなく家族にも，治療の中断は疾患の悪化につながるため，継
続治療が重要であることを説明する。

C 組織内照射療法を受ける患者の看護

　組織内照射療法は，組織内に放射性物質を挿入し，そのカプセルから放出
される放射線によって治療を行う方法である。ここでは，早期の前立腺がん
に対して施行される，^{125}I線源を用いた組織内密封小線源療法（●91ページ，
図4-35）について述べる。経直腸的に超音波で前立腺を確認しながら，会陰
部から前立腺の中へ線源を永久挿入する方法である。

1 アセスメント

（1）線源挿入時の全身麻酔による身体的侵襲がある。また，カプセルを挿入
する際に前立腺組織内に針を刺すため，術後に出血や血尿，尿閉などが
おこる可能性がある。

（2）組織内密封小線源療法は，体外から放射線をあてる外照射療法に比べ，
周囲組織への照射量は少なく皮膚への影響はほとんどない。ただし直腸
に粘膜のびらんや潰瘍を形成することがまれにある。また，膀胱や尿道
の粘膜の炎症により，のちに排尿障害をおこす可能性もある。退院後も
経過観察し，症状出現の有無を観察していく必要がある。

（3）放射性物質を永久的に体内に挿入するため，退院後の生活における放射
線の影響について，患者や家族が不安をいだく可能性が考えられる。患
者や家族の不安の程度と内容をアセスメントし，生活指導を行うことが
必要である。

2 看護問題

（1）術後合併症をおこす可能性がある。

（2）術後に放射線障害がおこる可能性がある。

（3）退院後の生活に不安をいだく可能性がある。

3 看護目標

（1）術後合併症をおこさない。また，症状出現時には早期発見し，対処する
ことができる。

（2）放射線障害の早期発見と対処ができる。

（3）退院後の生活についての不安が軽減する。

4　看護活動

◆ 術後合併症の予防と早期発見

▌観察
(1) 麻酔の種類，手術の内容，術中の状態，検査データの把握。
(2) 意識レベル，バイタルサイン，麻酔の覚醒状態，麻酔による副作用（頭痛や吐きけ）の有無。
(3) 尿の流出状態，血尿・凝血塊・腹部膨満・尿意・尿もれ・尿閉の有無と程度，水分出納バランスなど。

▌援助
(1) 確実な輸液の管理。
(2) 血尿増強時や尿閉時は医師に報告し，早期に対処する。

▌教育
　術後合併症としてどのような症状があらわれるかを説明し，早期発見と早期対処の必要性を伝える。また，症状出現時は早めに知らせるよう指導する。

◆ 放射線障害の早期発見と対処

▌観察
(1) 血尿の有無と程度，頻尿，排尿時痛の有無など。
(2) 下痢，血便，腹痛，肛門部痛，便の残留感の有無など。

▌援助
　症状の出現時には，薬剤の使用によって症状の緩和に努める。

▌教育
　放射線障害によりどのような症状が出るのか説明する。また，症状出現時には早めに相談するよう伝える。

◆ 退院後の日常生活に対する不安の軽減

▌観察
(1) 退院後の生活に対する不安の有無と内容。
(2) 退院後の生活状況：職業・活動状況・生活習慣・家族背景など。

▌教育
(1) 治療後1年間は，小線源療法を施行した旨などが記載されている患者カードをつねに携帯するよう伝える。
(2) 治療後1年以内に，尿などから線源が脱落した際は，直接手で触れずにスプーンなどで拾い上げて密封容器に入れ，すみやかに担当医に届け出るように伝える。
(3) 周囲の被曝が気になる患者には，遮蔽素材入りの防護下着の購入が可能であることを説明する。
(4) 定期的に外来を受診し，放射線障害の有無などを経過観察していく必要があることを伝える。

（5）不明な点や不安な内容は，遠慮なく相談するように伝える。

13 精巣がん患者の看護

　精巣腫瘍の多くは悪性腫瘍で，好発年齢が青年期・壮年期であるのが特徴的である。治療としては高位精巣摘出術のほか，セミノーマでは放射線療法が，胎児性がんなどでは化学療法が併用されることもある。ここでは，高位精巣摘出術を受ける患者の看護を中心に述べる。

1 アセスメント

（1）組織損傷部の炎症性物質による化学的刺激や，ドレーンや尿道留置カテーテルによる機械的刺激によって疼痛がおこる。疼痛の存在は離床の妨げとなりうるため，適切に緩和が行えるように，疼痛の有無や程度をアセスメントする（●252ページ「腎がんの手術を受ける患者の看護」）。

（2）出血や滲出液，尿などによる汚染から，創部感染をおこす可能性がある。とくに陰嚢の皮膚はやわらかく，血腫を形成しやすいため，そこが感染巣になりやすい。感染徴候を早期に発見し対処できるよう，鼠径部や陰嚢の腫脹や発赤・発熱などの感染徴候の有無についてアセスメントする。

（3）精巣腫瘍は，好発年齢が20～30代と男性の生殖期にあたり，かつ短期間で転移をきたす可能性があるため，発見されてすぐに手術となることが多い。病期によっては術前から化学療法を行うケースもあるため，患者や家族には生殖能力の喪失や手術・予後に対する不安が生じやすい。そのため，手術や疾患に関する医師からの説明内容を把握したうえで，患者や家族の受けとめと，挙児希望の有無などの将来的な展望についてアセスメントする。

2 看護問題

（1）手術により急性疼痛がおこる。
（2）創部感染のおこる可能性がある。
（3）生殖能力の喪失や手術・予後に対して不安がある可能性がある。

3 看護目標

（1）手術による急性疼痛が緩和する。
（2）創部感染をおこさない。
（3）不安が軽減する。

4 看護活動

◆ 急性疼痛の緩和

　「腎がん患者の看護」（●252ページ）に準じる。

◆ 創部感染の予防

▌観察

(1)局所の感染徴候の有無：鼠径部や陰囊の腫脹や発赤・発熱・疼痛。

(2)ドレーンからの排液量や性状，創部からの滲出液の有無や量・性状。

(3)検査データ：血液検査(WBC・CRPなど)，検尿，尿培養・血液培養。

▌援助

(1)感染予防のため，術後48時間はガーゼを開放しないことが望ましいが，創からの滲出液がガーゼ上層までいたるようなときは，ガーゼ交換を行う。

(2)術前から清潔にし，術後は陰部洗浄や清拭を定期的に行う。

▌教育

(1)感染の徴候を説明し，症状出現時にはすみやかに知らせるように指導する。

(2)陰部や創部の清潔を保つ必要性があることを説明する。

◆ 不安の緩和と生殖に関する情報提供

▌観察

(1)手術内容や病理組織検査の結果，転移の有無・状況，追加の化学療法の有無。

(2)言語的な表現や表情，行動・食事・排泄・睡眠などの状況。

(3)患者や家族の疾患についての理解度や予後に対する受けとめ方。

(4)社会的役割や社会復帰への意欲，キーパーソンとその関係。

(5)患者の気分転換となる活動やストレス対処行動。

(6)必要に応じて，パートナーに対する説明内容とパートナーの受けとめ方，面会状況。

▌援助

(1)鎮痛薬の効果的な投与などにより積極的に身体的苦痛を緩和する。

(2)疾患や治療・予後に関する不安の原因解決に向けて，必要に応じて医師から説明や補足を受けられるように支援する。

(3)患者の回復状況や，疾患や治療への受けとめを確認しながら，必要に応じて病状や回復過程などを説明する。

▌教育

(1)疾患・治療・予後などに関して疑問や質問があるときは，表現して解決することが必要であることを説明し，そのままにしないように指導する。

(2)医師からの説明に加え，必要に応じて，精巣の摘出が一側の場合，生殖機能は変化しないことを説明する。

(3)両側性の場合や化学療法・放射線療法を行う場合には，治療前の精子凍結保存について情報提供をする。

14 前立腺肥大症患者の看護

　前立腺は 50 歳ごろから腫大する傾向にあり，一定以上まで肥大化すると尿道を圧迫して排尿障害がみられるようになる。

　前立腺肥大症の治療としては，a_1 アドレナリン受容体遮断薬や $5a$ 還元酵素阻害薬の投与のほか，経尿道的前立腺切除術（TUR-P）やレーザーによる核出術・蒸散術も行われる。ここでは，TUR-P を受ける患者の看護について述べる。

1 アセスメント

（1）前立腺は血液が豊富な臓器であり，切除部が大きい場合は出血量が多くなり，凝血塊による尿道留置カテーテルの閉塞をきたしやすい。異常の早期発見と対処のため，経時的な観察を行う。

（2）手術中の灌流液が切除された血管の断面から組織に再吸収され，血液が希釈されると電解質異常がおこる（TUR 症候群）。その結果，低ナトリウム血症によるショック状態をきたす可能性がある。電解質異常やショック症状の早期発見と対処のため，継続的な全身状態の観察を行う。

（3）切除部の圧迫止血と，凝血塊による尿路閉塞の予防を目的に，太めの尿道留置カテーテルが牽引固定されることが多い（◐図 6-8）。そのため患者には，カテーテルによる違和感や膀胱刺激症状，安静や同一体位による腰痛などがおこりやすい。尿意をがまんすることはとてもつらいことであり，また下腹部に力を加えると出血がおこりやすいため，積極的な緩和が行えるよう，苦痛の有無と程度についてアセスメントする。

2 看護問題

（1）出血による尿道留置カテーテル閉塞，低ナトリウム血症などによる合併症の可能性がある。

（2）尿道留置カテーテルの牽引固定や安静に伴う制限などによる身体的・精

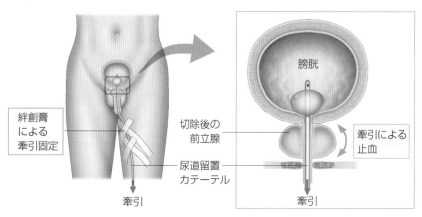

絆創膏による牽引固定

牽引

切除後の前立腺

尿道留置カテーテル

膀胱

牽引による止血

牽引

◐**図 6-8　尿道留置カテーテルの牽引固定**

神的苦痛がある。

3 看護目標

(1) 術後合併症をおこさない。合併症出現時は早期に対処できる。
(2) 尿道留置カテーテルの牽引固定や安静に伴う制限などによる苦痛が緩和
　　される。

4 看護活動

◆ 術後合併症の予防と早期発見

▌観察

(1) 手術の内容(切除量, 出血量)や術中の状態, 麻酔の種類, 検査データを
　　把握する。
(2) 下肢の知覚やしびれ, 運動の状態から麻酔の覚醒状態を観察する。
(3) 意識レベル, バイタルサイン, 血液データ。
(4) 四肢冷感・顔色・チアノーゼ・冷汗・気分不快などのショック症状の有
　　無。
(5) 尿の流出状態(血尿, 凝血塊, 腹部緊満, 強い尿意, 尿もれの有無と程
　　度), 水分出納バランス, 尿道留置カテーテルの屈曲やねじれの有無。

▌援助

(1) 確実な輸液の管理。
(2) 血尿が増強したときは医師に報告する。必要時は膀胱洗浄の介助や持続
　　膀胱洗浄を行う(●211ページ「血尿のある患者の看護」)。
(3) 尿中に凝血塊をみとめたり, 尿の流出が緩慢な場合は, 尿道留置カテー
　　テルのミルキングを行う。尿閉の場合は医師にすみやかに報告し, 対処
　　する。

▌教育

(1) 手術後の安静制限の必要性について説明する。
(2) 貧血症状や腹部膨満感, 吐きけ, 冷汗, 気分不快などの症状が出現した
　　ときは, 早めに医師や看護師に知らせるように指導する。
(3) 尿道留置カテーテルの抜去後は, 血尿の増強や尿閉などの症状の出現に
　　注意し, 症状があらわれた場合は知らせるように指導する。

◆ 尿道留置カテーテルの牽引固定や安静による苦痛の緩和

▌観察

(1) カテーテル留置や牽引固定による膀胱刺激症状, 疼痛の有無と程度。
(2) 苦痛による表情や睡眠状態・活動状態への影響, バイタルサインの変化,
　　腰痛の有無。
(3) 苦痛に対する鎮痛薬の使用状況とその効果。

▌援助

(1) 鎮痛薬を効果的に投与する。

（2）あて枕の使用や体位変換の介助などによって安楽な体位となるよう工夫する。

■ 教育

（1）尿道留置カテーテルを留置する目的や牽引の必要性を説明する。

（2）牽引固定中は，固定側の脚を動かさないように説明する。必要に応じて，固定側の抑制を行うこともある。

（3）使用する鎮痛薬の効果や使用方法を説明し，苦痛をがまんしなくてよいことを伝える。

15　尿路結石患者の看護

　尿路に生じる結石の種類や大きさはさまざまだが，結石が小さい場合は自然排出が期待できるため，水分摂取や鎮痛薬投与などの保存療法で対応する。そうでない場合は，体外衝撃波砕石術（ESWL），経皮的尿管砕石術（PNL），経尿道的尿管砕石術（TUL）などによる砕石が行われる。ここでは，ESWLを受ける患者の看護について述べる。

1 アセスメント

（1）術後は，肉眼的血尿がほぼ全例でおこる。ほとんどは術後1〜2日で消失するが，まれに凝血塊による尿路閉塞がおこる場合もある。また，多量の破砕片によって尿管が閉塞し，尿の通過障害をきたすストーンストリートが生じることもある（◐161ページ）。これらによる尿の通過障害を放置すると排尿障害や尿閉による苦痛をまねき，さらには水腎症や腎機能低下へとつながる。こうした事態を未然に防ぐため，術後は排尿状態や尿の性状などについてアセスメントすることが重要である。

（2）破砕片が尿管を閉塞したり通過したりする際に痛みを伴うことがある。疼痛出現時にすみやかに苦痛の緩和ができるよう，疼痛の有無や程度についてアセスメントする。

（3）術後に疼痛の増強や高度の貧血がみられた場合，衝撃波による腎被膜下血腫の可能性がある。自覚症状の有無や検査データなどをもとに，その徴候がないかアセスメントする。

（4）尿路結石症の最も重要な危険因子は代謝異常と考えられ，再発率が高い。結石の形成を促進する原因・誘因として，食生活のかたより，発汗や脱水などによる濃縮尿，前立腺肥大・神経因性膀胱などによる尿流停滞，尿路感染症がある。このほか，副腎皮質ステロイド薬などの薬剤が原因となることもある。再発防止が可能なものに対して適切な生活指導が行えるように，結石成分の分析結果をふまえたうえで，患者の生活習慣についてもアセスメントを行う。なお，この手術では結石の採取はできないため，術後に排尿時の排石の確認と排石した際の回収方法の指導が必要となる。

2 看護問題

(1)凝血塊や砕石片が尿路を閉塞し，重篤な合併症をきたす可能性がある。

(2)衝撃波により腎実質が損傷し，腎被膜下血腫をおこす可能性がある。

(3)結石が再発する可能性が高い。

3 看護目標

(1)尿路閉塞を予防し，重篤な合併症をおこさない。

(2)腎被膜下血腫の発症を早期に発見し，対処できる。

(3)結石形成の原因や誘因を明らかにして，再発を防止できる。

4 看護活動

◆ 尿路閉塞の予防

▌観察

(1)尿の性状：肉眼的血尿の有無と程度。

(2)排尿の状態：尿量，排尿回数，残尿感の有無。

(3)疼痛の有無と性状：疼痛の部位（背部痛・下腹部痛・側腹部痛）や強さ（疝痛・鈍痛），持続時間（持続的・間欠的・発作的）など。

(4)発熱の有無。

(5)水分摂取，結石排出の有無と量：排出された結石が確認できるように，バスケットなどを通して蓄尿する。

▌援助

(1)砕石片の排出のために，水分摂取を促すとともに補液を管理する。

(2)歩行などの軽い運動により結石の排出を促す。

▌教育

　排石促進のために積極的な水分摂取による尿量の増加が必要であることを説明する。また，患者のADLに合わせた強度で，ジョギング，階段昇降などの運動を指導する。

◆ 腎被膜下血腫の早期発見と対処

▌観察

(1)症状の有無と程度：①背部痛，②血尿，③貧血症状（血液データ〔RBC，Hb，Ht〕，顔色，口唇および眼瞼結膜の色調など）。

(2)バイタルサイン。

▌援助

　腎被膜下血腫を発症した場合には，以下の援助を行う。

(1)安楽な体位を工夫し，背部痛の緩和をはかる。

(2)安静を保持する。

(3)医師の指示による止血薬の投与を行う。

(4)貧血症状による転倒を防止する。

▊ 教育

　強度の背部痛や血尿，貧血症状が出現したときはすみやかに報告するように指導する。

◆ 結石の再発防止

▊ 観察

（1）生活習慣や身体状況：食習慣や嗜好，運動量，水分出納（水分摂取量，発汗量，尿量）。
（2）結石の原因や誘因となる疾患の有無：尿路感染，尿路の閉塞性疾患（前立腺肥大症，尿道狭窄，尿管狭窄など），尿路変向術の既往，内分泌・代謝異常，先天性異常生活習慣病の既往など。
（3）結石成分の分析結果。

▊ 援助

　排出された結石は成分分析に提出し，結石の成分に応じた生活指導などを行う。

▊ 教育

（1）結石の原因となる疾患の治療や薬剤の中止についての説明。
（2）結石を予防するための生活指導。

- 積極的に水分摂取を行い，尿中の結石成分の濃縮を防止するように指導する。とくに夏季や入浴後・運動後などで発汗した場合に，水分摂取が重要となる。
- 食生活の改善：偏食を避け，シュウ酸・タンパク質・脂肪・プリン体含有食品，糖質や食塩，アルコール類の過剰摂取の制限などを行う。
- 自宅で排石された場合は，回収する必要があることを指導する。

16　性・生殖機能障害のある患者の看護

　男性性機能障害とは，性欲，勃起，性交，射精，オルガズムのいずれか1つ以上が欠けるか，もしくは不十分なものと定義されている。このうち勃起障害（ED）は，その病因から器質性（神経性・血管性・内分泌性・陰茎性），心因性，両者が混合した混合性に分類される。

　男性における生殖とは，精子の形成・成熟，勃起・射精による腟内への精子の排出までの一連の過程であり，いずれかが障害されることによって男性不妊症の原因となる。

1　アセスメント

　□1 性の喪失感や自尊心の低下，生活意欲の有無や程度　性・生殖機能の障害は男性にとって，性の喪失といえる大きな問題であり，自尊心が低下しやすく，QOL に影響を及ぼすこともある。

　□2 患者とそのパートナーの心情　性・生殖機能障害は，パートナーとの良好な関係の維持に影響を与える可能性がある。また，不妊につながるため，

子どもを望むカップルにとって非常に深刻な問題となる。看護師は，患者それぞれの要因に合った治療を受けられるように支援するとともに，パートナーの理解が必要であることから，患者の了解を得たうえでパートナーの話も聞き，互いの性に対する考えや価値観を把握しておくことも大切である。

　また，直接的に自身の生命にかかわらないことであり，羞恥心を伴い，相手が医療者であろうと話しにくい問題であることから，相談できなかったり，受診行動をとれなかったりする患者が多い。看護師は，相談や受診にいたった患者の心情を受けとめ，専門職としての知識を備えて毅然（きぜん）とした態度で目の前の患者と接することが重要である。

2　看護問題

　性・生殖機能障害により，男性性の喪失感や自尊心の低下，生活意欲の減退が生じることで，人間関係や日常生活に変容をきたし，QOL に影響を及ぼす可能性がある。

3　看護目標

（1）性・生殖機能障害の要因を明確化し，現状を受けとめ，その患者に適した治療を選択・遂行できる。
（2）パートナーと問題を共有し，互いの性に対する考えや価値観を理解し，満足した性生活を送ることができる。

4　看護活動

▌観察

　以下の問診を行う。問診表などを用いて患者に記入してもらう方法も有効である。ED のスクリーニングには，SHIM（Sexual Health Inventory for Men），治療に対する反応を観察する場合には，国際勃起機能スコア International index of erectile function（IIEF）の簡略版である，IIEF-5 という問診表が使用されている。

（1）性欲・勃起・性交・射精・オルガズムのどこに問題を感じているのか。
（2）現病歴・既往歴・手術歴，薬剤使用の有無と薬剤名。
（3）喫煙・飲酒，高血圧，糖尿病，肥満・運動不足，慢性腎臓病，神経疾患，心疾患，うつ症状，睡眠時無呼吸症候群など，ED のリスクファクターの有無・程度。
（4）配偶者・パートナーの有無，パートナーとの関係性，患者とパートナーそれぞれの心情，性に対する考えや価値観，性生活への影響，今後どうしていきたいと考えているか。
（5）挙児希望の有無とそれに対するあせり・不安。
（6）幼少期の心的外傷や性的なトラウマの有無，日常生活でのストレスの状況。

▌援助

　1 プライバシーが保護される環境の整備　個室を準備し，十分な時間を

確保したうえで，リラックスして話せる雰囲気をつくる。プライバシーに配慮し，個人情報の保護を約束する。

　②**患者の思いの傾聴**　自尊心の低下している患者の思いを傾聴し，支持的な態度で接する。主として聞き手になり，語りやすい雰囲気をつくる。

　③**パートナーへの支援**　パートナーの協力の必要性(重要性)を患者に伝え，了解を得たうえでパートナーにも話を聞く。看護師は両者の心情を受けとめ，必要時は別々に話を聞く時間を設けて，客観的な立場から支援する。また互いのプライバシーを保護することを約束する。

　④**検査を受ける患者への援助**　羞恥心を伴う検査もあるため，十分な配慮が必要である。患者が安心して検査を受けられるように，目的や検査方法を説明する(◯表6-16)。

　⑤**治療を受ける患者への援助**　検査結果に基づき，パートナーの理解を得て，協力して治療を行えるように支援する。

　①**EDのリスクファクターの改善**　高血圧，糖尿病，慢性腎臓病，神経疾患，心疾患，うつ症状，睡眠時無呼吸症候群といったEDの危険因子をもつ患者は，専門医のもとで治療を受ける。

　②**心理療法**　心因性EDには心理療法が有効とされている。不安や劣等感といった患者の心理的苦痛の軽減をはかる。また，パートナーも治療に参加する場合は，パートナーの理解をたすけるなどの支援を行うことが望ましい。

　③**薬物療法**　患者の既往歴や現病歴，服薬状況を問診したうえで，薬剤の作用・副作用，服薬方法への理解を確認し，安全に薬物療法を行えるよう指導する。EDに対しては，ホスホジエステラーゼ5(PDE5)阻害薬❶が用いられる。現在，3剤が使用可能となっている(◯表6-17)。

　④**陰圧式勃起補助具**　プラスチックの筒に陰茎を挿入し，ポンプにより筒内を陰圧にして陰茎内に血流を充満させることによって勃起状態にする。その後，リングで陰茎根部をしめて勃起状態を維持し，性交を可能にする。どのような原因のEDでも使用可能であるが，装着に手間を要し，血流をとめ

NOTE
❶PDE5阻害薬
　勃起を妨げるはたらきをするPDEという酵素のはたらきを阻害して勃起をおこし，その維持をたすける作用がある。一方で副作用として，血管拡張作用がある。心血管系障害により硝酸薬(ニトログリセリンなど)を服用中の患者では，作用が増強して血圧が低下し，重篤な状態になることがあるため，併用禁忌とされている。

◯**表6-16　男性の性・生殖機能障害に対する検査**

検査名	検査目的・方法
触診	形態的な変調の有無を判断する。
血液検査	おもに内分泌検査として，ホルモンの数値を測定する。
夜間勃起(NPT)の評価	男性は夜間睡眠中のレム睡眠に生理的な勃起がおこるため，就寝前に陰茎に測定装置をつけ，夜間の勃起現象を判定する。夜間陰茎膨張測定を行う。心因性EDと器質性EDの鑑別に有用とされる。
プロスタグランジンE₁海綿体注射	血管拡張薬であるプロスタグランジンE₁を陰茎海綿体に注射し，勃起の有無を確認する。血管性のEDの診断に有用とされる。
バイアグラ®テスト	バイアグラ®の服用可能な症例では，内服して勃起の状態をみる。
精液検査	3～5日の禁欲期間をおいて，コンドームを使用せずに採取し，採取後1～2時間以内に判定する。精液の中の成熟した精子の数や，精子の運動率などを検査する。
精巣生検	局所麻酔下で，精子の形成障害を評価するために行う。

○表6-17　ED治療薬

	シルデナフィルクエン酸塩 （バイアグラ®）	バルデナフィル塩酸塩水和物 （レビトラ®）	タダラフィル （シアリス®）
効果の発揮	内服後30〜60分	内服後30分	内服後30分
効果の持続時間	約4時間	約4時間	約36時間
食事の影響	吸収・効果発現の遅延	高脂肪食で効果減弱	なし

るため副作用として血流不全による障害や性交時の不快感が生じることがある。パートナーの理解を得て治療を選択し，安全に器具を使えるよう援助する。

　⑤プロスタグランジン E₁（PGE₁）海綿体注射　PGE₁は血管拡張作用があるため，陰茎海綿体に注射することで，勃起をおこす。わが国では，血管性 ED の検査薬としては保険適用になっているが，治療薬としては保険適用外となる。

　6 満足した生活の方向性を見いだすための援助　検査の結果や治療の効果をふまえ，今後の生活で患者とパートナーが良好な関係を維持し，互いが身体的・精神的に満たされる生活を見いだせるように支援する。

▌教育
（1）検査や治療によっておこりうる合併症，副作用について説明し，症状出現時は受診するよう伝える。
（2）医療者はいつでも相談にも応じる姿勢であることを伝える。
（3）喫煙している場合は，禁煙をすすめる。
（4）高血圧，糖尿病，肥満や運動不足がある場合は，生活習慣の改善や運動を奨励する。

F　透析療法を受ける患者の看護

　治療選択期，透析導入期・維持期などの時期の違い，血液透析・腹膜透析などの治療方法の違いにより，看護の視点も異なる。ここでは，それぞれの時期・方法における看護について述べる。

1　保存期から透析導入前（治療選択期）の患者の看護

● 患者の心理の理解　自覚症状が少ないなか，透析療法が必要であると医師から説明された患者や家族は，衝撃を受け，透析療法や透析導入後の生活，社会的役割に対して不安や喪失感を覚えることが多い。

　看護師は患者の受けた衝撃，かかえる不安について理解し，患者がそれらの気持ちを表出できるように，環境を整えるなどのはたらきかけを行うことが大切である。

● モニタリング　また看護師は，腎機能の低下に伴う尿毒症や溢水などを

おこさないように，患者の身体状況をモニタリングしなければならない。患者や家族に症状を観察し，体調悪化時には受診ができるように教育する必要がある。

● **情報提供とSDMに基づいた治療選択の援助**　腎代替療法の選択に際しては，血液透析・腹膜透析・腎移植の適応と不適応，利点と欠点，透析導入後の生活の構築などについて十分に情報を提供し，患者とともに検討する。CKD診療ガイド2012では，CKDステージ4（15〜30 mL/分/1.73 m²）で，腎代替療法に関する情報提供を行うことが推奨されている（◯116ページ）。

腎代替療法の選択にあたっては，患者が生活面での影響を考慮して自己決定できるように，SDM❶の考え方に基づいて支援することが望ましい。また，腎代替療法を行わないという選択肢があることも伝える。

● **血液透析導入の準備（シャント造設）**　血液透析を導入する患者には，前もってシャントを造設することになる。目安として，CKDステージ5（GFR 15 mL/分/1.73 m² 未満）の患者で，保存的治療に抵抗性の臨床症状が出現した場合にシャント術が行われることが多い（◯97ページ）。透析導入の少なくとも1か月以上前にシャントを造設することが推奨されている。

● **腹膜透析導入の準備（カテーテル挿入）**　腹膜透析を導入する患者は，腹腔カテーテルを挿入することになる（◯99ページ）。CKDステージ5にいたると挿入術が行われることが多い。挿入術の実施前に，カテーテルが挿入されたあとのボディイメージや機器操作について，患者がイメージできるように説明する。

● **社会保障に関する情報提供**　透析は計画的に準備し，前もって患者に必要な指導を行うことが望ましい。患者の生活や能力に合った方法であるかを患者とともに検討するため，医師，医療ソーシャルワーカー（MSW）などと連携して，活用できる社会保障制度について患者や家族に早めに申請してもらえるように手続きを進める。

腎機能障害の程度にもよるが，身体障害者手帳を取得できれば，自立支援医療や重度障害者医療費助成制度が利用できる。また，公費負担医療制度（長期特定疾病療養）の申請を行って特定疾病療養受療証を取得することで，透析治療の治療費を抑えられる。

1 アセスメント

（1）Crやカリウムなどの血液データ，eGFR，体重の変化，浮腫，呼吸状況などを観察し，透析が必要な身体状況かをアセスメントする。

（2）尿毒症・溢水などをきたさないように，患者が確実に食事療法・薬物療法を実施できているかをアセスメントする。

（3）患者自身が身体状況のモニタリングをできているかアセスメントし，必要に応じて家族にも血圧・体重の変化や尿毒症症状モニタリング方法や，呼吸苦・嘔吐などの緊急受診を要する病状を伝える。

（4）患者の自己決定を支援するため，患者のライフスタイル・社会的背景，家族などの協力者の有無などを把握するとともに，これらに関する患者

▤ NOTE

❶SDM

複数ある選択肢のなかから患者にとって最良の医療とケアを決定できるように，患者と医療チームが協働で繰り返し話し合うプロセスをシェアードディシジョンメイキング shared decision making（SDM）という。

の希望を表出してもらい，透析導入後の生活スタイルの変化をアセスメントする。

2 看護問題

(1)透析導入直前の患者は，腎機能低下により生命の危機に直面する可能性がある。

(2)尿毒素の蓄積や過剰な体液の貯留，腎性貧血などによって，吐きけ・嘔吐，頭痛，心不全症状などの苦痛が生じる可能性がある。

(3)透析療法に伴う生活の変化(ライフスタイル・社会的背景など)や，治療に対する不安がある。

3 看護目標

(1)腎不全の進行状態を把握し，透析導入の時期を予測して，生命の危機を回避し，苦痛を最小限にできる。

(2)不安定な精神状態を受けとめ，腎代替療法に対する理解を深めることで，導入後の生活をイメージして透析療法を受容できる。

4 看護活動

◆ 必要なタイミングで腎代替療法を導入するための援助

▌観察

□1 血液検査　BUN，血清 Cr，GFR など。

□2 症候　体重増加，尿量低下，尿毒症症状など。自覚症状は個人差が大きいので，検査結果と徴候を観察する。

□3 全身状態の観察　尿毒症からくるさまざまな症状を観察する(●49ページ)。また，ADL の低下は，透析導入の時期を考慮する目安となる。

> **column　透析療法に関するガイドライン**
>
> 　透析療法に関しては，日本透析医学会によって以下のようなガイドラインが作成されている。
> ・維持血液透析ガイドライン：血液透析導入(2013年)　腎機能の評価法，診療期間，準備，導入のタイミング，導入後の注意点などが記載されている。
> ・維持血液透析ガイドライン：血液透析処方(2013年)　血液透析量，透析時間，透析条件，ドライウェイトの設定などが記載されている。患者の維持透析を適切に行うことは，生命予後にかかわる。看護師は医師と協力して，指標を達成できるように透析療法を改善していく必要がある。
> ・腹膜透析ガイドライン2019　導入，適正透析，栄養管理，腹膜機能，被囊性腹膜硬化症回避のための透析中止，腹膜炎の管理，カテーテルと出口部管理などが記載されている。

▌教育

必ず定期受診するように説明する。また，体調不良のときには，無理やがまんをせず診察を受けるように指導する。

◆ 生活スタイルを変更するための援助

▌観察

(1)血液透析・腹膜透析・腎移植についての理解と情報提供の希望の有無。
(2)腎代替療法の受容状況。
(3)患者の社会的役割。

▌援助

(1)患者・家族が質問や不安を医療者に表出でき，治療選択できるように支援する。話を傾聴し，困惑や絶望，透析への拒否感に共感しながら，患者・家族が危機的状況をのりきれるように寄り添う。
(2)看護師は患者の生活に合わせて，血液透析・腹膜透析・腎移植について情報提供を行う。
(3)DVD，パンフレット，本などを利用しながら，実際の治療についてイメージをもてるように援助する。
(4)希望があれば，すでに治療を行っている患者との面接を計画し，見学ができるように調整する。

2 血液透析患者の看護

血液透析を受ける患者は，血液透析を継続していくために自己管理が必要となる。おもな自己管理として，食事管理・水分管理，シャント管理，薬物療法などがある。また週3回，1回4時間程度の治療を必要とするので，患者は生活スタイルの変更を余儀なくされ，家族の生活も影響を受けることが多い。

看護師は，患者や家族の透析療法に関する理解を深め，生活に必要な知識の習得や行動の習慣化を目標として支援する。ここでは，透析導入期・維持期に分けてその詳細を述べる。

a 導入期

透析導入前から継続して尿毒症症状の観察を行うとともに，透析導入期の合併症として重要な不均衡症候群(◐97ページ)に注意する。

1 アセスメント

(1)疾患や透析療法を受容し，セルフケアの必要性を理解しているかをアセスメントする。
(2)透析療法に必要な自己管理ができるかをアセスメントする。
(3)不均衡症状の有無や程度についてアセスメントする。

2　看護問題

（1）透析療法やそれに伴う生活の変化に不安がある。
（2）セルフケア不足による問題が生じる可能性がある。
（3）透析導入に関連して不均衡症候群が生じる可能性がある。

3　看護目標

（1）透析療法の必要性を理解し，生活に取り込める。
（2）不均衡症候群をおさえ，スムーズな透析導入を行える。
（3）透析療法に必要な自己管理ができるようになる。

4　看護活動

◆ 透析療法を生活に取り込むための援助

▌観察
　透析療法に対する理解度，情報提供の有無，透析導入に対する受けとめ。

▌援助
（1）本人のイメージと実際の治療が結びつけられるように，動画・パンフレット・本などを利用して透析療法への理解が深まるように援助する。
（2）退院後，継続治療をする透析施設を，患者の希望を取り入れて検討する。必要時は MSW などを紹介し，家族とともに，社会資源の活用を検討する。

▌教育
　身体障害者手帳の申請，特定疾病認定による医療費の減額，障害者年金の受給など，社会保障制度について情報提供する。

◆ 不均衡症候群の予防と対処のための援助

▌観察
　頭痛，吐きけ・嘔吐，血圧低下，意識障害などの不均衡症状の有無と程度。

▌援助
（1）症状が強いときは安静にさせ，必要な日常生活援助を行う。
（2）医師に報告し，透析条件を緩徐に変更する。
（3）指示された薬剤の投与を行う。

▌教育
　症状出現時は報告するように指導する。

◆ 透析療法に必要な自己管理の実践のための援助

▌観察
　透析療法に必要な自己管理の説明に対する理解や受けとめ方，意欲，家族の協力体制，実際の生活パターンなど。

▐ 援助・教育

（1）セルフケア獲得に向けた援助：透析療法に必要な水分・食事管理，薬物管理，シャント管理について，動画・パンフレット・本などを利用しながら，実際の生活と結びつけて身につけられるように援助する。必要時は家族とともに行い，協力を得る。また，自己管理を継続するために，血圧や体重などの記録をつけることを指導する。

（2）飲水制限：水分を控える必要があることを理解し，飲水の目安を把握し，飲みすぎに注意するよう指導する。

（3）体重管理：体重が体内の水分量の目安となることを理解し，体重の増え幅の目安を把握し，体重測定を毎日行うように指導する。

（4）食事管理：透析食について指導を行い，保存期との食事内容の違いを理解できるように援助する（●225ページ，表6-6）。

（5）薬物管理：決められた内容と量をまもり，指定時間に内服できるように説明する。また，市販薬や他科からの処方薬でも透析患者に特有の副作用が出現する可能性があるので，担当医に相談するように説明する。

（6）シャント管理：シャントの保護やシャント音の確認方法などについて指導する。

- 血液透析を行ううえで，身体から血液を出し循環させるのに，シャントが必要であることを理解できるように援助する。

- 透析が終了して針を抜いたのち，押さえる部位・時間・圧など，止血方法を覚えられるように援助する。

- シャント音や血流の確認ができるよう援助する（●図6-9）。

- シャント側の腕は圧迫を避け，重い荷物を持たない，血圧測定や採血はシャントのない側の腕で行うなど，シャント閉塞を予防するための注意事項を指導する。

- シャントを清潔に保持する必要性とその方法，シャント部位の感染徴候（発赤・腫脹・疼痛）の観察方法など，シャント感染を予防するための援助・指導を行う。

- 日常生活におけるシャント部位の外傷・打撲予防について指導するとともに，出血時は5〜10分間程度清潔なガーゼかハンカチで圧迫止血するなどの対処ができるように指導する。

- 異常があったらすぐに受診するよう指導する。

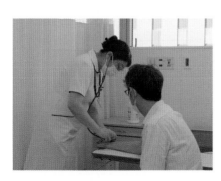

◎図6-9　シャント音の確認
シャント音を正しく聴取し，正常音と異常音を聞き分けることで，シャントの狭窄などを早期に発見し，シャント閉塞を予防できる。
（内シャント音源提供：代々木山下医院　山下賀正氏）

MOVIE

b 維持期

　患者の体調が安定し，社会復帰が行え，生活範囲も広がり，透析療法が生活の一部のようになる時期が維持期である。看護師は，安定した血液透析と自己管理を継続できるよう援助しながら，合併症の早期発見と対処を行う必要がある。また，患者は加齢に伴う身体状況の変化や，慢性腎臓病に伴う骨ミネラル代謝異常（CKD-MBD）などの長期透析療法に伴う合併症の出現，社会的役割の変化などから，抑うつ状態となることがある。看護師は，患者の話をよく聞き，必要なときは医師に報告する。

　また，加齢や長期透析の合併症により，終末期にいたることがある。いつまで透析を行うのか，最期はどのようにしたいかなど，エンドオブライフケアの視点でのケアも必要になる場合がある。

1 アセスメント

（1）検査データ（◯表 6-18），食事内容，体重変化などをもとに，自己管理の状況についてアセスメントする。

（2）合併症の有無や程度についてアセスメントする（◯表 6-19）。

（3）患者の体調変化や社会的役割の変化，精神状態などについてアセスメントする。

2 看護問題

（1）合併症が出現する可能性がある。

（2）患者は長期透析療法に伴う体調の変化や，社会的役割の変化などから，

◯表 6-18　検査の目標値（週 3 回透析を行う場合の透析前の値）

検査項目	目標値	検査目的
血清クレアチニン（Cr）	8〜12 mg/dL	性別，活動量，筋肉量により異なるが，BUN とあわせ透析効率を判定。
血中尿素窒素（BUN）	70〜90 mg/dL	食事のタンパク質量に影響を受けるが，血清 Cr とあわせ透析効率を判定。
ヘマトクリット（Ht） ヘモグロビン（Hb）	28〜33% 10〜12 g/dL	貧血の程度をみる。
血清カリウム（K）	3.5〜5.5 mEq/L	透析不足や食事のカリウムが多いと上昇する。
血清カルシウム（Ca）	9.0〜10.5 mg/dL	二次性副甲状腺機能亢進症による，線維性骨炎，無形成骨（骨がもろく，代謝がわるい）の判定。
血清リン（P）	4.0〜6.0 mg/dL	高リン血症による異所性石灰化（関節，血管壁に石灰化がおきる）の判定。
副甲状腺ホルモン（PTH）	180〜250 pg/mL	二次性副甲状腺機能亢進症による，線維性骨炎，無形成骨（骨がもろく，代謝がわるい）の判定。
総タンパク質（TP） 血清アルブミン（Alb）	6.0〜8.0 g/dL 3.5〜5.0 g/dL	栄養状態の判定。
β_2-ミクログロブリン（β_2MG）	30 mg/L	透析アミロイドの判定。

○**表6-19　長期透析合併症の原因，症状，対応・ケア**

合併症	原因	対応・ケア
心不全・呼吸苦	溢水（体液過剰）	適切な目標体重の設定・水分，食塩摂取量の確認。
高血圧	体液過剰，ホルモン・自律神経の異常	減塩食の徹底，透析間の体重増加を抑える。目標値は収縮期血圧140 mmHg以下，拡張期血圧90 mmHg以下。
感染症（肺炎など）	免疫機能の低下	十分な透析と規則正しい生活，栄養状態を良好に保つ。
しびれ，脱力感，不整脈，心停止	高カリウム血症（5.5 mEq/L以上）	食事のカリウム制限，十分な透析，薬剤の投与。
貧血	腎臓で生産される造血ホルモン（エリスロポエチン）の低下	薬剤の投与，鉄不足・消化管出血の検査。
腎性骨症（線維性骨炎・無形成骨・異所性石灰化）	リンの排泄低下，ビタミンDの活性低下	食事のリン制限，薬剤の投与，副甲状腺の治療。
透析アミロイドーシス	アミロイドの沈着（腱・骨・関節など）	アミロイド除去できる透析膜や吸着療法の検討，疼痛出現時は薬剤の投与。
瘙痒感	・発汗の減少や皮脂の欠乏による皮膚の乾燥 ・尿毒素の蓄積 ・カルシウム・リン高値 ・副甲状腺ホルモン高値 ・透析膜・回路・テープなどに対するアレルギー	原因を検索して取り除く，薬剤の投与，皮膚乾燥のケア（保湿・清潔，クリームの塗布など）

抑うつ状態となることがある。

3 看護目標

透析療法と自己管理を継続できるよう援助し，合併症の早期発見に努める。

4 看護活動

（1）維持期の自己管理を継続できるように，知識の修正と補充を行う。
（2）長期血液透析に伴う合併症を早期発見し，予防に努めるとともに症状出現時は対応する（○表6-19）。

3　腹膜透析患者の看護

腹膜透析は，血液透析とは異なり，患者または家族自身が治療の実施者となることが多い。そのため，患者・家族に治療を継続する意志があることが治療選択の前提となる。また，腹膜の機能を定期的に評価し，その状態によっては血液透析へと移行する可能性があることについて，患者や家族が事前に理解し，了承している必要もある。

腹膜透析は，在宅で行うことができ，月に1〜2回の通院ですむため，患者の負担が少ない。その一方で，患者の自己管理状況が把握しにくいため，入院期間や外来受診の機会を活用して指導することが必要となる。

　残腎機能が維持される，血液透析にみられる不均衡症候群がおこらない，循環器系に与える影響が少ない，患者の生活の自由度が高い，などの腹膜透析のメリットを活かせるように，かつ合併症をおこさないように，患者指導を行う。

　以下では，透析導入期・維持期に分けて詳細を述べる。

a 導入期

　腹膜透析を選択した患者は，検査や採血データを参考にしながら，腹腔カテーテルの留置術を受ける。術後は，透析液を徐々に腹腔に出し入れして，カテーテルの調整や透析液の貯留に慣れるようにする。並行して，①1日3〜4回の確実なバッグ交換，②カテーテル・出口部管理，③透析液や物品の管理，④食事療法，⑤腹膜炎・出口部感染などの予防と緊急時の対応についての理解も必要となる。看護師は，患者がこれらの知識や技術を習得し，習慣化できるように支援する。

　また，社会保障制度の活用については，医師やMSWなどと連携して，患者に早めに申請してもらうように手続きを進める。自宅の環境整備と，確実な透析実施のためには，訪問看護師の支援も有効である。

1 アセスメント

(1)腹膜透析療法に対する不安の有無や理解の程度を確認する。

(2)適切な自己管理が行えているかを確認する。

2 看護問題

(1)腹膜透析療法に対する不安があり，前向きに取り組めない。

(2)適切な自己管理ができず，カテーテル感染や腹膜炎をおこす可能性がある。

3 看護目標

(1)腹膜透析療法の必要性が理解できる。

(2)腹膜透析の実践と，治療継続に必要な自己管理ができるようになる。

4 看護活動

◆ 透析療法の必要性を理解し，生活に取り込むための援助

▌観察

透析療法に対する理解度，情報提供の有無。

▌援助

(1)実際の治療と結びつけられるように，DVD・パンフレット・本などを利用する。

(2)手順・手技を患者・家族が実践できるように説明する(●図6-10)。また，生活に合わせたバッグ交換時間，薬剤・資材の置き場所などを患者とと

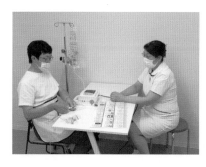

●**図6-10　腹膜透析の指導**
腹膜透析バッグの交換は，清潔に行うことが重要である。実際の操作は透析液や機器のメーカーにより細かな点が異なる。機器などのマニュアルや終了後の記録方法について事前に確認したうえで行う。

MOVIE

もに検討する。
（3）家族が行う場合は，家族の負担を考慮して，訪問看護・介護などのサポート体制を整えることも検討する。

▇ 教育
身体障害者手帳の申請，特定疾病認定による医療費の減額，障害者年金の受給など，社会保障制度についての情報を提供する。

◆ 腹膜透析の方法と必要な自己管理を理解し，実施できる

▇ 観察
説明に対する理解や受けとめ。

▇ 援助
（1）看護師が手本を示しながらバッグ交換や出口部ケアの方法を説明する。
（2）患者の実践方法を観察し，安全に実施できていることを確認する。
（3）小児や高齢者が患者の場合は，治療の実践者となる家族に直接指導する。

▇ 教育
自己管理を継続するために，記録をつけることを指導する。その他，腹膜透析の実践にあたって必要な具体的な指導を行う（●表6-20）。

b 維持期

維持期は，患者の体調が安定し，社会生活・社会復帰が行え，腹膜透析が生活の一部のようになる時期である。一方，腹膜透析導入後，残存腎機能低下に伴い，透析不足や除水不足になる場合もある。また，腹膜炎・出口部感染，被囊性腹膜硬化症（EPS，●101ページ）の発症を回避することも重要である。透析不足や除水不足，腹膜炎・出口部感染，EPSの症状がないか，適切に自己管理が継続できているかを確認する。

状況に合わせて日中のバッグ交換回数の変更や夜間の自動腹膜透析（APD）の実施，併用療法❶，血液透析へと移行する患者もいる。治療法の変更時にはスムーズに移行できるようにアドバイスする。

1 アセスメント

（1）腹膜の機能は，残存腎機能の変化や，高濃度な透析液の使用，腹膜炎の有無などで透析導入後に変化するので，検査データなどからアセスメン

▢NOTE
❶併用療法
週に1回程度の血液透析と5〜6日の腹膜透析を組み合わせた治療のこと。

◉表 6-20　腹膜透析の指導項目と概要

	指導項目	指導内容
透析療法の継続	清潔と不潔の概念，手洗い	清潔操作が必要となるので，清潔と不潔の概念，手洗いについて指導する。
	バッグ交換の環境整備	十分な照明があり，清潔で人の出入りを制限できる場所を選択する。
	透析液や機材の管理	医師の指示通りに使用し，使用期限をまもる。直射日光があたらず，ほこり・湿気の少ない場所で保管する。
	出口部カテーテルケア	観察，消毒，スキンケア，カテーテルの固定方法，ドレッシング材の選択について指導する。
	入浴の方法とケア	カテーテルに直接お湯をかけて入浴できるか医師と相談する。
	透析液	使用方法，保管方法について指導する。
薬物療法の継続	内服薬	効果・服用方法・副作用の指導を行う。他院で投薬を受ける場合は透析医に相談する。
食事療法の継続	食事療法の必要性	エネルギー 30〜35(kcal/kg/日)，タンパク質 0.9〜1.2(g/kg/日)をまもるよう指導する。
	検査データにより付加または制限する内容	透析液からのグルコース吸収，透析液へのタンパク質とアミノ酸の喪失などについて説明する。
水分・体重管理	バッグ交換操作	手順にそった実施方法を習得させる。
	腹膜透析自己管理記録	バッグの重さ，排液の状況，水分管理，体重，出口部の状態などを記録する。
日常生活の注意	旅行	必要な透析液と機材の持参，緊急時の連絡，緊急時対応してくれる病院を確保する。
	性生活	カテーテルの固定と体位に注意する。カテーテル出口が不潔にならないよう工夫する。
	外来受診	24 時間連絡可能な体制をつくり，連絡方法を確認しておく。
合併症の予防	排液異常（注排液の不良）	カテーテルの閉塞や位置のずれによりおこるが，体位をかえて排液する。また，カテーテルやチューブの固定方法を変更する。
	排液混濁・血性の排液など	腹膜炎，腹腔内の出血の可能性を考え，排液を持参して受診する。
	出口部の異常	感染，液もれは病院に連絡し，医師の指示を受ける。
	腰痛	透析液の貯留によっておこるため，日中の液を減量するなどして対処する。
	ヘルニア	腹腔内圧の上昇による臍ヘルニア・鼠径ヘルニアの可能性がある。
トラブル対処	おこりうるトラブルへの対処	透析液容器の破損，カテーテルを不潔にした，機械が作動しない，などのトラブルへの対応を学習する。

トする。

(2)除水不足・溶質除去不足，腹膜炎・出口部感染，EPS などの合併症発症の可能性をアセスメントする。また，患者が早期発見・予防行動をとれているかについてもアセスメントする。

(3)治療法の変更についての理解度，受けとめを確認する。

2　看護問題

(1)適切に治療，自己管理が継続できていない。

（2）除水不足・溶質除去不足や合併症をおこす可能性がある。

（3）治療法変更についての理解・受けとめができない。

3 看護目標

（1）腹膜透析の治療の実践と必要な自己管理が継続できる。

（2）腹膜透析に伴う合併症を早期発見し，症状出現時は対処する。

（3）治療法の変更を，生活に組み込めるように援助する。

4 看護活動

以下に加えて，前項の「導入期」の看護活動も参照すること。

◆ 患者の生活に合った腹膜透析療法の選択のための援助

▋ 観察

（1）腹膜透析療法・合併症の理解度，治療実施状況。

（2）検査データ（体重，除水量，血液データ，腹膜平衡試験など）。

▋ 援助

（1）透析液の変更，バッグ交換回数の変更，APD の導入，併用療法などの治療法の変更が患者の生活パターンに合い，受け入れられるかを検討する。

（2）外来受診時にバッグ交換などの手技を観察し，正確に行えているかを確認する。

▋ 教育

体調不良時は，無理をせずに早めに受診するように説明する。

◆ 合併症の予防と早期発見・早期対処のための援助

それぞれの合併症の原因や症状を把握したうえで，適切に対応する（●表6-21）。

4 カテーテルによる血液透析を受ける患者の看護

バスキュラーアクセスがない，またはトラブルがあって使用できない患者に血液浄化療法を行う場合は，一時的に内頸静脈や大腿静脈にダブルルーメンカテーテルやトリプルルーメンカテーテルが挿入され，カテーテルによる治療が行われる。

透析カテーテルには，短期用（非カフ型カテーテル）と長期用（カフ型カテーテル）がある。短期用は，おもに緊急透析時やシャント不全時などに，1か月程度などの短期間のみ使用されることが推奨される。長期用は，シャント作成が困難な場合などに，おおむね 3 か月以上留置される。

透析カテーテルの管理においては，清潔と安全管理が重要である。管理方法は中心静脈カテーテルと同様だが，中心静脈カテーテルに比べて口径が大きいため，カテーテル感染や閉塞，カテーテル抜去，カテーテルによる血管

○表6-21　腹膜透析の合併症の原因，症状，対応・ケア

合併症	原因	症状	対応・ケア
腹膜炎	回路，カテーテル経由，出口部などからの感染	排液の混濁，腹痛・発熱・下痢など	排液を持参し至急受診が必要，腹腔洗浄・抗菌薬投与
カテーテル出口部，皮下トンネルの感染	出口部からの感染 出口部・カテーテル経由の感染	出口部より膿性・血性の滲出液 皮下トンネル部分の発赤・腫脹・疼痛	抗菌薬の投与，皮膚の切開，カテーテルの入れ替え・抜去
除水不良	腹膜の透過性が高いことによる除水量の低下	排液量の減少	透析液変更，一時的な血液透析による除水
透析不足	腹膜の透過性が低いことによる透析の不足	検査データの上昇，倦怠感など	透析液変更，一時的な血液透析
被囊性腹膜硬化症（EPS）	長期にわたる腹膜透析の持続，頻回の腹膜炎による腹膜への刺激	吐きけ・嘔吐，腹痛などのイレウス症状	腹膜透析の中止，経管栄養の検討，ステロイド薬の投与，必要時手術
骨カルシウム代謝異常（線維性骨炎，無形成骨）	リンの排泄低下，ビタミンDの活性低下によりおこった二次性副甲状腺機能亢進症。	骨折しやすい，関節や骨の痛み	透析液カルシウム濃度の変更，薬剤の投与，食事の制限
肥満・脂質異常症	透析液のブドウ糖の腹膜を介した吸収	検査データの上昇，肥満など	食事の制限（総エネルギーから吸収分を引く）

損傷などの合併症に注意する。

　透析カテーテル内の閉塞予防のために，透析カテーテルの脱血側・送血側には，原液のヘパリンが充塡されている。透析カテーテル使用時には，誤って充塡されたヘパリンが投与されることがないように，医師が充塡されているヘパリンを除去したうえで凝固塊などがないことを確認し，さらに生理食塩水で開通を確認したのち，使用を開始する。

1 アセスメント

　カテーテル挿入に伴う感染，カテーテル抜去による出血，カテーテルによる血管損傷，カテーテルの閉塞など，生じうる合併症の徴候や，その症状の程度についてアセスメントする。

2 看護問題

（1）カテーテルの挿入部，接続部から感染の可能性がある。
（2）透析治療の抗凝固療法により患者は出血しやすい状態にある。透析カテーテルの内径が大きいため，抜けたり，カテーテルが無理に押し込まれたりすると，大出血をおこす可能性がある。

3 看護目標

（1）カテーテルの挿入部・接続部からの感染や閉塞を予防する。
（2）カテーテルの抜去や血管損傷を予防する。

4　看護活動

◆ カテーテルによる合併症を予防するための援助・指導

▌観察

　カテーテル挿入部の発赤・腫脹・疼痛・熱感・滲出液の有無，カテーテル固定部位（左右内頸静脈，左右大腿静脈），透析カテーテルの挿入長，固定の有無と固定箇所などを観察する。

▌援助

（1）カテーテル挿入時は無菌操作を徹底する。

（2）カテーテル挿入部を消毒し，閉鎖式ドレッシングを使用する。

（3）カテーテルが安定するよう，固定方法を工夫する。

（4）大腿部挿入時，座位はカテーテルの屈曲・閉塞・逸脱などの危険性があるためできる限り避ける。

（5）カテーテルが逸脱したときは，ただちに圧迫止血を行う。また，カテーテルを観察し，体内に残ってないかを確認する。

（6）治療後は，次回使用時までにカテーテルが血栓により閉塞しないよう，ヘパリンを内径のサイズに合わせて充塡する。

▌教育

（1）カテーテルとその周囲に触れないように指導する。

（2）抜去や血管損傷の危険性について説明する。

5　持続血液透析濾過を受ける患者の看護

　持続血液透析濾過（CHDF）は，血液の濾過と透析を持続的に行う治療である（◐図6-11）。急性腎不全・腎障害，開心術などの侵襲の大きい術後，敗血症，重症急性膵炎，重症心不全，熱傷，多臓器不全などに対して実施される。

　CHDF では，血液から水分を除去することで，肺水腫や浮腫の症状が改善され，血液の pH や電解質バランスをすみやかにかつ長時間にわたり調整できる（◐表6-22）。また，腎不全により蓄積した血中の尿素やクレアチニンなどの低分子量の老廃物や，敗血症時の炎症性サイトカインのような低分子量タンパク質も除去可能であり，さまざまな病態における病因関連物質の除去に適応される。

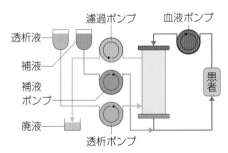

濾過ポンプ	補液ポンプ	透析液ポンプ	血液ポンプ
0.70	0.40	0.30	100
L/時	L/時	L/時	mL/分

◐図 6-11　CHDF 施行例
濾過と透析が同時に行えるように，それぞれの経路にポンプが存在している。

◖表6-22　CHDF の利点と欠点

CHDF の利点	CHDF の欠点
・循環動態に与える影響が少ない ・組織内に広く分布した不要物質の除去効率がよい ・マイルドな補正が可能 ・簡便な装置で施行が可能	・施行中，長期にわたる監視が必要 ・患者の動きを束縛する ・抗凝固薬の長期使用による出血傾向の助長 ・有用物質や投与薬剤まで除去するので，補正が必要

▌ 看護のポイント

　カテーテルから治療が行われるので，管理については前項の「カテーテルによる血液透析を受ける患者の看護」も参照する。

（1）全身状態の観察・管理と，疾患による病態変化の観察を行う。

（2）持続的治療における患者の安静への配慮と指導を行う。

（3）臨床工学技士との協力体制を整える。

G 腎移植におけるドナーとレシピエントの看護

●臓器移植　臓器移植は，病気や事故によって臓器の機能が低下し，移植でしか回復が望めない人に他人の臓器を移植し，機能を回復することを目的とした先端医療であり，臓器を提供するドナーの善意でなりたっている特殊な医療である。

　移植にあたっては，医師，移植コーディネーターらと協力してドナー・レシピエントの考え・思いを引き出し，十分な説明を行うことで，双方が納得して治療を選択できるように支援することが重要である。

●腎移植　腎移植は，末期腎不全に対する腎代替療法の一種である。一般的に，透析療法と比較して生命予後および妊孕性などの QOL の点ですぐれるとされ，腎不全を根治させうる唯一の治療法である。腎移植には，健康な人から腎臓の提供を受ける生体腎移植と，献腎移植がある（◖101ページ）。

　生体腎移植は，ドナーとレシピエントにとって相互に影響を与え合い，葛藤など大きな緊張をもたらす治療であることを医療者として認識しておく必要がある。

　ここでは，生体腎移植におけるドナーとレシピエント双方の看護について述べる。

1 ドナーの看護

●生体ドナーの条件　日本移植学会の倫理指針において，生体腎移植ドナーは原則として親族（6 親等以内の血族と配偶者および 3 親等以内の姻族）に限定されている。移植にあたっては，提供後も長期間にわたりドナーの腎

機能や健康状態に支障がなく，生涯にわたり末期腎不全にいたらないと予想される状態であることが基本的な条件となる。

　ドナーの適応として，「生体腎移植のドナーガイドライン」では，年齢が適正で，HIV などの感染症，悪性腫瘍，高血圧，肥満，GFR 低下，タンパク尿，糖尿病(耐糖能障害)，器質的腎疾患がないことを基準としている。

● **健康状態の評価と説明**　腎提供にあたっては，手術前に十分な身体的・心理的・社会的評価を行い，その評価についての説明とともに，手術の危険性，腎提供後の健康状態と腎機能低下の影響，社会生活に与える影響についても十分な説明をする必要がある。また，レシピエントの原疾患の再発の可能性が高い場合や，家族性の因子が考えられる場合は，ドナー候補者にもその内容を説明することが望ましい。

　こうした説明を十分に行ったうえで，ドナーの自己意思による腎提供であることの確認を，書面で行う。

● **精神面のケア**　健康なドナーが侵襲的な手術を受けて臓器を提供することは，ドナー・レシピエントとその家族に，さまざまな葛藤を生じさせる。移植を選択した理由や，移植の危険性と利益を正しく理解しているかなどを聴取し，また，侵襲のある手術を受けて健康な腎臓を 1 つ失うことと家族の健康との間で葛藤がないかなどについて把握する。手術に対する不安が存在する場合はそれを取り除き，意志決定を支える。

　術後のドナーは，レシピエントの回復過程に影響を受けながら，腎提供の意味づけを行っている。レシピエントの回復状況を適宜伝えるなど，身体面だけでなく，精神面のケアも継続して行う必要がある。

● **身体面のケア**　生体ドナーにおいては腹腔鏡下腎摘出術が行われる。その看護については，腎摘除術の看護に準じる(●252 ページ)。手術後は，合併症をおこさずに，最低限の入院期間で退院できることが目標となる。そのため，退院後もドナーが心身の健康と残存腎機能を良好に維持していることを確認する必要がある。外来通院では，腎機能に加えて，禁煙，体重管理，血圧，耐糖能，脂質などを含めた総合的な評価を，定期的に継続して行う。

2　レシピエントの看護

a　手術前の看護

1　アセスメント

　移植コーディネーターと協働し，以下についてアセスメントを行う。

(1)すでに述べたように臓器移植はレシピエント・ドナーとその家族に，さまざまな葛藤を生じさせる。レシピエントについても，移植を選択した理由や，移植の危険性と利益を正しく理解しているかなどを聴取し，また，ドナーが侵襲的な医療行為を受けることへの迷いや罪悪感がないかなどについてもアセスメントする。

(2) 患者は移植後の QOL の向上への期待が高い。とくに維持透析患者は，腎移植によって食事制限や飲水制限，社会生活上の時間制限が緩和されるため食行動の変化がおこりやすく，注意が必要である。術前から，レシピエントの生活状況や人物像について十分把握し，移植腎の長期生着を目ざした生活管理が実施可能かについて，術前のアセスメントと教育的介入が必要である。

(3) 術後の環境の変化，安静制限，複数のライン類，疼痛などによって，患者はストレスを自覚する。術前オリエンテーション前に患者の性格傾向やストレスコーピング行動をアセスメントする。

(4) 術後は移植腎に対する拒絶反応を予防するため，生涯にわたって免疫抑制薬を内服しつづける必要がある。服薬アドヒアランスを評価し，薬効を理解し，処方用法用量を正しく正確に内服できる理解力をもっているか，術前にアセスメントする必要がある。

2　看護問題

(1) 腎移植による透析離脱（透析回避）への期待が高いため，術後の経過などに対する不安が生じる。

(2) 手術による生活の変化に向けて，セルフケア行動の獲得が必要となる。

3　看護目標

(1) 移植医療の特殊性，移植の危険性と利益を十分に理解したうえで意志決定でき，手術に望める。

(2) 移植腎の長期生着をめざし，セルフケアの実施の必要性を理解できる。

4　看護活動

◆ 不安に対する援助

▮観察

(1) 手術方法および術後の経過についての説明内容の理解度：表情・言動・質問内容など。

(2) 移植を選択するまでの経過，患者の思い，移植に対する期待感の程度。

(3) ドナーとの関係性，ドナーへの思い。

(4) 性格傾向やストレスコーピング行動の把握，キーパーソンの有無。

(5) 家族背景，ライフスタイル，就労状況，経済状況。

▮援助

(1) 手術方法および術後の経過についての知識・理解度を把握し，計画的にオリエンテーションを実施する。

(2) 移植を選択したことについて支持的な態度で接する。

(3) ドナーへの感情を引き出し，傾聴する。

(4) 自立支援医療，重度心身障害者医療費助成制度などの医療費助成制度について説明し，手続きを支援する。

（5）患者が不安や疑問を積極的に表出でき，自己判断にて誤った行動をしないよう，なんでも相談できる環境を整える。

◆ 術後の健康管理や生活変化に対する援助

▌観察
（1）術後に生じる生活変化についての知識・理解度。
（2）自己健康管理能力，家族のサポート状況。
（3）ライフスタイル，人生観。

▌援助
（1）術後の生活変化についての知識・理解度を確認し，必要であれば補足説明を行う。
（2）自己健康管理能力を把握し，必要があれば家族に協力を依頼する。
（3）術後の生活の変化を本人のライフスタイルに合わせて説明し，具体的なイメージづけを行う。

▌教育
（1）術後の拒絶反応の症状について説明し，免疫抑制薬の正確な内服が重要であることを指導する。
（2）免疫抑制薬の服用により，易感染状態となることを説明し，感染予防の重要性を指導する。また，含嗽，歯みがき，手洗い，マスクの着用などといった術後の感染予防行動について具体的に指導する。
（3）水分出納バランスや体重について，継続して自己測定と記録が必要であることを指導する。

b　手術後の看護

　術後，最も注意すべき合併症の1つに拒絶反応がある。また，患者は免疫抑制薬の使用により易感染状態となっている。

　さらに，術後急性期は疼痛や多くの処置，さまざまな医療機器の装着や体動の制限などによる身体的苦痛が生じている。長期維持透析患者では膀胱容量減少（膀胱の萎縮）のため，尿道カテーテル抜去後は頻尿となる。これらの苦痛を緩和し，夜間の安眠を確保して，身体的疲労を最小限にすることが重要である。また，感染予防を目的とした個室管理の期間は気分転換をはかり，ストレスの軽減に努める必要がある。

1 アセスメント

（1）超急性期〜急性拒絶反応や感染の予防と早期発見・早期対処のため，経時的な観察を行う。
（2）身体的苦痛やストレスの有無や程度をアセスメントする。
（3）感染予防行動や服薬管理，尿量の変化や移植腎の腫脹などによる異常の発見など，患者が習得しなければならない健康管理行動は多い。正しい知識に基づいて健康管理行動を習得し，実践できるよう，患者の理解度や管理能力，家族のサポート力などについてアセスメントする。

2　看護問題

(1)術後，拒絶反応や感染などの合併症がおこる可能性がある。

(2)身体的苦痛によって疲労感や精神的ストレスをまねく可能性がある。

(3)新たに習得しなければならない健康管理行動が多いため，生活に変化が伴うため，ライフスタイルを統合することが困難な可能性がある。

3　看護目標

(1)食事，服薬管理，血圧管理，感染予防行動を正しく行い，合併症を予防する。長期生着を目標とし，自立して上記を行えるよう，計画的に指導を行う。

(2)合併症をおこさず，順調な術後経過をたどることができる。

(3)身体的苦痛が緩和され，十分な睡眠をとることができる。また，精神的に落ち着いた状態で過ごすことができる。

(4)自分のライフスタイルに合わせて，健康行動を実践することができる。

4　看護活動

◆ 合併症の予防・早期発見に対する援助

▮ 観察

　①手術内容　術式，手術時間，手術中の状態(バイタルサイン，出血量，輸液・輸血量，尿量)，ドレーン挿入位置など。

　②拒絶反応　バイタルサイン，時間尿量，水分出納バランス，移植部位の腫脹・熱感・圧痛の有無，血液データ，浮腫の有無など。

　③感染　呼吸音，喀痰の量・性状，胸部X線写真の所見，血液データ，創部の状態(発赤・腫脹の有無，滲出液の有無)，ドレーン刺入部の状態，ドレーン排液や尿の性状など。

　④出血　バイタルサイン，ドレーン排液の量と性状，血液データなど。

　⑤内シャント　シャント音とスリル❶の状態。拒絶反応による腎不全に備え，内シャントは術後も使用できる状態にしておくことが望ましい。

▮ 援助

(1)腎血流保持のための指示された輸液と免疫抑制薬を確実に投与する。

(2)経時的な観察を行い，異常の出現時はすみやかに医師に報告する。

▮ 教育

(1)術後の経過や合併症の予防のために必要な処置について説明する。

(2)異常の出現時は，医師または看護師にすみやかに報告するよう指導する。

(3)退院後もセルフケアを継続し，体調の異常に気づけるよう，指導する。

◆ 身体的苦痛に対する援助

▮ 観察

(1)術後の疼痛の程度と患者の反応，鎮痛薬の使用状況と効果の程度。

NOTE
❶スリル
　シャント部で触知される振動のこと。

（2）術後の処置やケアに関する理解度。

（3）排尿状態，睡眠状況，満足感。

（4）気分転換活動の状況と効果。

▍援助

（1）疼痛の程度をアセスメントし，十分なコントロールをはかる。

（2）処置やケアを行う際は十分に説明を行い，納得して治療を進められるよう支援する。

（3）睡眠状況をアセスメントし，必要であれば睡眠薬の使用を検討する。

（4）感染予防に留意しながら，気分転換活動を行う。

◆ 新たな健康管理行動に対する援助

▍観察

前項「手術前の看護」内の「術後の健康管理や生活変化に対する援助」
（●299ページ）に準じる。

▍援助

（1）ライフスタイルに合わせた健康管理行動を患者と相談しながら決定し，それに基づき実践可能な指導計画を立案・実践する。

（2）患者の理解度・管理能力を把握し，必要に応じて支援者の協力を依頼する。

▍教育

術前の指導内容をさらに具体化して指導する（●表6-23）。

●表6-23　腎移植後の患者への指導

行動	指導内容
免疫抑制薬の服用	①服用する薬の名前，服用方法と量，時間。 ②副作用の症状。 ③シクロスポリンやタクロリムス水和物を服用している場合は，服用時または服用前後はグレープフルーツおよびその加工品を摂取しない。 ④市販薬を服用する場合は医師に相談する。 ⑤服薬を忘れたり，吐いたりしたときは，次回に2回分まとめて服用せず，医師に相談する。
感染予防	①外出する際は人混みを避け，マスクを着用する。外出後は手洗い・含嗽を必ず行う。 ②毎食後・就寝前は歯みがきを行う。 ③ペット，とくに鳥類は飼わない。犬や猫はできるだけ外で飼う。 ④感染症が重症化しやすいため注意する。とくに麻疹・水痘は空気感染するため，近くに感染者がいる場合は医師に相談する。 ⑤歯科も含め他院の受診や予防接種の必要があるときは，医師に相談する。
食事	①とくに制限はないが，栄養豊富でバランスのよい食事を心がける。水分摂取の制限もない。 ②食中毒などの予防のため，生ものは避ける。 ③退院前に栄養相談を受講する。
膀胱容量の拡大	術後，1回尿量が少ない場合，できるだけ排尿をがまんして膀胱容量を拡大させる。
健康管理方法	①血圧，体温，体重，尿回数・尿量，浮腫の有無，飲水量を毎日，記録に残す。記録は外来受診時に，医師に見せる。 ②38℃以上の発熱，感冒症状，急激な体重増加，尿量減少，著明な浮腫，血圧の急激な上昇などの異常について，出現時の対処方法を指導する。 ③激しい運動や，移植部位を強く圧迫するようなことは避ける。

⚑ work　復習と課題

❶ 浮腫のある患者の看護のポイントを述べなさい。

❷ 尿失禁の種類と，それぞれの看護のポイントを述べなさい。

❸ 血尿のある患者をアセスメントする際のポイントをあげなさい。

❹ 泌尿器科で行われるおもな検査とその看護の特徴を述べなさい。

❺ 前立腺組織検査の検査時の看護のポイントを述べなさい。

❻ 副腎皮質ステロイド薬を用いる患者に対する教育のポイントを述べなさい。

❼ 尿道カテーテル留置患者の自己管理に対しての指導のポイントをあげなさい。

❽ 急性腎傷害を成因によって分類し，分類ごとに患者指導内容をあげなさい。

❾ 慢性腎臓病患者のアセスメントの要点を述べなさい。

❿ 膀胱全摘除術および尿路変向術を受けた患者に対しての指導のポイントをあげなさい。

⓫ 前立腺がんで組織内照射療法を受ける患者の看護のポイントを述べなさい。

⓬ 性・生殖機能障害のある患者の特徴と看護のポイントを述べなさい。

⓭ 導入期血液透析患者の身体的・心理的特徴を述べなさい。

⓮ 腎移植を受けた患者の心理面も含めた看護のポイントを述べなさい。

参考文献

1. 青木和恵ほか：膀胱がん患者の看護．がん看護13(5)：502-520，南江堂，2008.
2. 赤座英之監修：イムシスト治療を始める患者様へのご案内．サノフィ・アベンティス株式会社，2009.
3. 篠原信雄監修：泌尿器科のがん化学療法・薬物療法(泌尿器ケア増刊)メディカ出版，2009.
4. 白井將文：性機能障害(岩波新書)．岩波書店，2001.
5. 高木永子監修：看護過程に沿った対症看護 病態生理と看護のポイント，第5版．学研メディカル秀潤社，2018.
6. 西征二：勃起障害(ED)診療の経験と新しい治療の展開．臨床と研究85(3)：456-462，2008.
7. 仁藤博・田中良典編：泌尿器科エキスパートナーシング，改訂第2版．南江堂，2004.
8. 日本アフェレシス学会雑誌30(3)，2011.
9. 日本高血圧学会：高血圧診療ガイド2020．文光堂，2020.
10. 日本腎臓学会編：慢性腎臓病に対する食事療法基準2014年版．日本腎臓学会誌56(5)：553-599，2014.
11. 日本腎臓学会編：CKD診療ガイド2012．東京医学社，2012.
12. 日本腎不全看護学会編：腎不全看護，第6版．医学書院，2021.
13. 日本性機能学会：ED診療ガイドライン，第3版．リッチヒルメディカル，2018.
14. 日本透析医学会：維持血液透析ガイドライン 血液透析処方，2013.
15. 日本透析医学会：維持血液透析ガイドライン 血液透析導入，2013.
16. 日本透析医学会：腹膜透析ガイドライン，2009.
17. 日本糖尿病学会編：糖尿病療養指導の手びき，第5版．南江堂，2015.
18. 日本糖尿病学会編：糖尿病性腎症の食品交換表，第3版．文光堂，2016.
19. 日本排尿機能学会/日本泌尿器科学会編：女性下部尿路症状診療ガイドライン，第2版．2019.
20. 日本泌尿器科学会編：男性下部尿路症状・前立腺肥大症診療ガイドライン．2017.
21. 日本ET/WOC協会編：ストーマケアエキスパートナースの実践と技術．照林社，2007.
22. 野入英世編：急性腎不全・AKI診療Q&A．中外医学社，2012.
23. 羽渕友則監修：泌尿器がんのすべて(泌尿器ケア増刊)．メディカ出版，2013.
24. 泌尿器科領域の治療標準化に関する研究班編：EBMに基づく尿失禁診療ガイドライン．じほう，2004.
25. 老年泌尿器科学会編：高齢者排尿障害マニュアル——より適切な対応をめざして．メディカルレビュー社，2004.
26. 和田隆志・古市賢吾編：AKI(急性腎障害)のすべて——基礎から臨床までの最新知見．南江堂，2012.

第 7 章

事例による看護過程の展開

A 糖尿病性腎症から透析導入となった患者の看護

1 患者についての情報

■1 患者のプロフィール

- **患者**：A氏（58歳, 男性）。
- **病名**：2型糖尿病（インスリン使用なし）, 糖尿病性腎症（CKDステージG4）。
- **職業**：会社員（営業担当）。
- **入院期間**：25日間。
- **家族背景**：配偶者・子どもなし。両親は他界。近県に兄弟（兄, 弟）がいる。
- **入院までの生活**
  ①**健康についての認識**　医師から透析が必要だと言われていたが実感がなかった。
  ②**食事**　1,800 kcal, 塩分6g, タンパク質40gを指示されていた。しかし仕事上の接待などで指示量以上の食事を摂取していた。
  ③**嗜好**　ビール350 mLを週に4日程度摂取, 喫煙歴なし。
  ④**排泄**　排尿：日中4回・夜間2回。排便：1日1回。
  ⑤**活動**　セルフケア自立。毎日散歩をしている。糖尿病性網膜症発症前の趣味はゴルフ。
  ⑥**睡眠**　6時間/日。夜間途中覚醒1〜2回あり。
  ⑦**知覚**　両下肢しびれ, 知覚異常あり。
  ⑧**性格**　長所：冷静。短所：あきやすい。
  ⑨**社会的役割**　会社員, 2年後に定年退職予定。定年まで仕事を続けたい。
  ⑩**ストレスコーピング**　ストレスは感じやすいが, いままで1人で対応してきた。

■2 入院までの経過

- **44歳**：会社の健康診断で, 2型糖尿病と診断。会社の診療所にて血糖降下薬を処方されていた。
- **54歳**：視力低下を自覚し, 眼科受診。糖尿病性網膜症との診断で, 網膜光凝固術を実施した。
- **55歳**：持続タンパク尿が出現し, 腎臓内科受診。食事療法・運動療法・薬物療法などを指示されたが, 仕事での付き合いが多く, まもれずに経過した。下肢のしびれ, 知覚異常も出現し, 糖尿病性神経障害と診断された。
- **57歳**：血清クレアチニン6 mg/dL, eGFR 45（mL/分/1.73 m²）となり, 医師から, 末期腎不全の状態であり, 腎代替療法が必要であることについて説明された。A氏は, 医療者が支援してくれるという理由で, 血液透析を受けることに決めた。シャント造設のための入院を考えていたが, 仕事が忙しく調整がつかずに延期していた。
- **58歳**：感冒症状あり。体重増加・むくみ・全身倦怠感・食欲低下などに

加え，呼吸苦が出現し，緊急入院となる。

❸ 入院時の状況

　自宅からタクシーで救急外来を受診する。付き添いなし。全身倦怠感，食欲低下，呼吸苦，顔面・下肢の浮腫があった。診察後，透析導入が必要と判断され緊急入院となり，鼠径部より透析用カテーテルを挿入し，緊急透析実施となった。

- **全身状態**：身長 177 cm，体重 88.5 kg（前回受診時より 5 kg 増加），血圧 185/90 mmHg，呼吸数 22 回/分・浅速性・表在性，Sao_2 85〜90％，脈拍 102 回/分，体温 36.3 度，胸部 X 線両側胸水貯留あり，心胸比（CTR）62％
- **血液ガス**：pH 7.339，Pao_2 65.4 mmHg，$Ppco_2$ 31.4 mmHg，BE −8.3 mEq/L，炭酸水素イオン 16.4 mEq/L
- **その他の血液データ**：総タンパク質 5.3 g/dL，アルブミン 2.6 g/dL，BUN 99.8 mg/dL，クレアチニン 7.1 mg/dL，ナトリウム 140.2 mEq/L，カリウム 5.7 mEq/L，塩素 111 mEq/L，カルシウム 7.4 mg/dL，リン 4.6 mg/dL，ヘモグロビン 8.2 g/dL
- **尿検査**：尿タンパク 7.1 g，尿比重 1.010，尿中赤血球 6〜10，尿糖（＋）

❹ 入院時治療方針

- **透析療法の導入**：血液透析の導入。シャントがないため，透析用カテーテルを挿入し，緊急透析を施行。全身状態が落ち着きしだい，シャントを造設して維持透析を行う予定。
- **薬物療法**：透析療法の経過をみながら処方調整予定。
- **食事療法**：禁飲食。状態をみながら透析食開始予定。
- **酸素療法**：60％酸素 10 L/分投与，検査データをみながら徐々に減量予定。
- **輸液療法**：5％ブドウ糖 10 mL/時，フロセミド（ラシックス®）10 mg/時の持続投与。

❺ 入院後の経過

　胸水貯留・電解質異常に対し，透析用カテーテルを挿入して，緊急透析が施行された。トリアセテートホローファイバーダイアライザー I 型 90 m²，血流 150 mL/分，3 時間の透析を，3 日間連日で実施し，計 5 kg の除水を行った。初回透析時には「からだがはれている」「息苦しい」などの訴えがあったが，胸水および全身の浮腫は軽減し，心不全も改善した。また，血液データも下記のとおり改善した。そのため，フロセミドの持続点滴投与と酸素療法は中止となり，フロセミドを含む内服の再開，透析食の開始となった。

　その後，週 3 回（月・水・金）の維持透析となる。左前腕へのシャント造設術実施後，シャントは順調に発達し，10 日後にシャント穿刺による透析となった。近隣の維持透析施設を見学して，維持透析施設を決定したのち，独歩で退院となった。

- **全身状態**：78.5 kg，呼吸数 18 回/分・正常，Sao_2 100％（鼻カニューレ 1 L/分），脈拍 78/分，体温 36.3 度，胸部 X 線にて両側胸水貯留減少傾向，心胸比 56％
- **血液データ**：BUN 28.6 mg/dL，クレアチニン 4.3 mg/dL，ナトリウム 138.4 mEq/L，カリウム 3.2 mEq/L，塩素 106 mEq/L，カルシウム 8.3 mg/L，リン 2.8 mg/L

- ☐ **入院時の身体状況**：本人の主訴，疾患の経過と既往，データ（胸部X線検査，血圧，呼吸状態，全身の浮腫，血液データ）から，身体状況をどのように考えるか。
- ☐ **本人の認識・受容**：本人は緊急入院，透析導入の現状をどう認識し，受容しているか。
- ☐ **社会役割，生活の変更**：緊急入院することについて，壮年期男性の社会的役割，家族への影響はどのようになるか。

2 看護過程の展開

　身体の状態・機能・徴候，透析の受容，健康管理への認識などの心理状態，退院後の生活，仕事役割などの社会状況を系統的に理解し，患者の全体像をとらえて整理し，看護上の問題を把握する（●図7-1）。

1 アセスメント

● **体液量の過剰**　クレアチニン 7.1 mg/dL，浮腫，体重増加，高血圧などの所見から，腎機能の低下により体液量の過剰をきたしていると考えられる。また，胸部X線にて両側胸水貯留があり，CTR 62%であることから，肺水腫，うっ血性心不全をおこしており，これが呼吸苦の出現につながっていると考えられる。さらに pH 7.339，Pao_2 65.4 mmHg，$Paco_2$ 31.4 mmHg，BE −8.3 mEq/L，炭酸水素イオン 16.4 mEq/L というデータから，腎機能低下による代謝性アシドーシスも確認できる。呼吸数 22 回/分・浅速性・表在性，Sao_2 85〜90%であることからは，体内の酸素化が不十分な状態であり，「からだがはれている。動かせない」「息苦しい」などの苦痛につながっていると考えられる。

　フロセミドなどの利尿薬の投与は実施されているが，体液過剰状況は改善していない。これらの状態から，生命維持や苦痛の緩和のために，早急な透析実施による除水が必要であると判断される。維持的に体液量の過剰をおさえ，体液量の過剰に伴う身体の苦痛を軽減するために，水分出納バランスを観察しながら，確実な体重管理や食事管理を行うことが必要となる。

　また，浮腫による皮下への水分貯留により，皮膚は傷つきやすい状態となっている。皮膚損傷を予防するために，圧迫を避け，清潔を保持する必要がある。

● **栄養・食事**　血性クレアチニン 7.1 mg/dL，BUN 99.8 mg/dL などの所見から，腎機能低下により尿毒素が体内に貯留しており，その影響で倦怠感が出現していると考えられる。また，腎機能低下やアシドーシスにより，高カリウム血症（5.7 mEq/L）となっており，不整脈の出現の危険性がある。さらに，低カルシウム血症（7.4 mg/dL），高リン血症（4.6 mg/dL），貧血（ヘモグロビン 8.2 g/dL）もみられる。

　身長 177 cm，体重 85.5 kg，BMI 27.29 と肥満である一方で，血清総タン

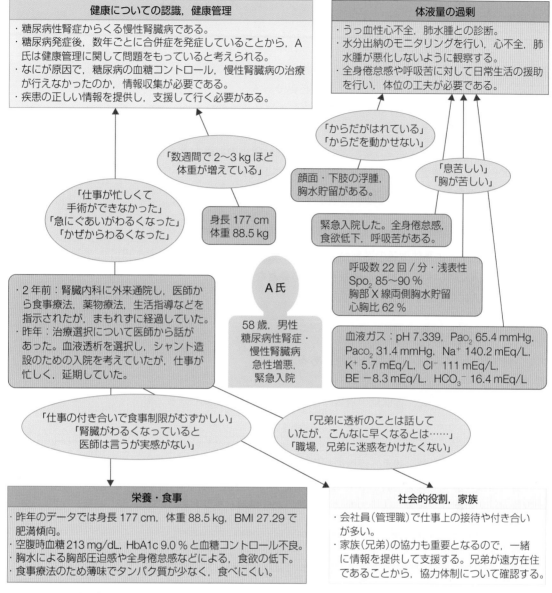

健康についての認識，健康管理
・糖尿病性腎症からくる慢性腎臓病である。
・糖尿病発症後，数年ごとに合併症を発症していることから，A氏は健康管理に関して問題をもっていると考えられる。
・なにが原因で，糖尿病の血糖コントロール，慢性腎臓病の治療が行えなかったのか，情報収集が必要である。
・疾患の正しい情報を提供し，支援して行く必要がある。

体液量の過剰
・うっ血性心不全，肺水腫との診断。
・水分出納のモニタリングを行い，心不全，肺水腫が悪化しないように観察する。
・全身倦怠感や呼吸苦に対して日常生活の援助を行い，体位の工夫が必要である。

「数週間で2～3kgほど体重が増えている」

「仕事が忙しくて手術ができなかった」
「急にぐあいがわるくなった」
「かぜからわるくなった」

身長 177 cm
体重 88.5 kg

「からだがはれている」
「からだを動かせない」

顔面・下肢の浮腫，胸水貯留がある。

「息苦しい」
「胸が苦しい」

・2年前：腎臓内科に外来通院し，医師から食事療法，薬物療法，生活指導などを指示されたが，まもれずに経過していた。
・昨年：治療選択について医師から話があった。血液透析を選択し，シャント造設のための入院を考えていたが，仕事が忙しく，延期していた。

A氏

58歳，男性
糖尿病性腎症・
慢性腎臓病
急性増悪，
緊急入院

緊急入院した。全身倦怠感，食欲低下，呼吸苦がある。

呼吸数 22回/分・浅表性
Spo$_2$ 85～90%
胸部X線両側胸水貯留
心胸比 62%

血液ガス：pH 7.339，Pao$_2$ 65.4 mmHg，Paco$_2$ 31.4 mmHg，Na$^+$ 140.2 mEq/L，K$^+$ 5.7 mEq/L，Cl$^-$ 111 mEq/L，BE −8.3 mEq/L，HCO$_3^-$ 16.4 mEq/L

「仕事の付き合いで食事制限がむずかしい」
「腎臓がわるくなっていると医師は言うが実感がない」

「兄弟に透析のことは話していたが，こんなに早くなるとは……」
「職場，兄弟に迷惑をかけたくない」

栄養・食事
・昨年のデータでは身長 177 cm，体重 88.5 kg，BMI 27.29で肥満傾向。
・空腹時血糖 213 mg/dL，HbA1c 9.0%と血糖コントロール不良。
・胸水による胸部圧迫感や全身倦怠感などによる，食欲の低下。
・食事療法のため薄味でタンパク質が少なく，食べにくい。

社会的役割，家族
・会社員（管理職）で仕事上の接待や付き合いが多い。
・家族（兄弟）の協力も重要となるので，一緒に情報を提供して支援する。兄弟が遠方在住であることから，協力体制について確認する。

◉図 7-1　A氏の全体像

パク質 5.3 g/dL，血清アルブミン 2.6 g/dL と，低栄養状態である。
　これらにより，糖尿病性腎症に起因する尿毒症症状が出現しており，電解質バランスが保てない状況であり，確実な透析療法・食事療法・薬物療法が必要になっている。そのため，透析療法・食事療法・薬物療法について A 氏が必要性を理解し，健康管理をしていくことが必要となる。現時点では，問題点をリストアップし，栄養状態の改善がはかれるように経過観察を行う。
● **健康についての認識，健康管理**　　「医師から透析が必要だと言われていたが実感がなかった」と発言していることから，透析の必要性の認識は薄い。また，糖尿病合併症を発症していることから，糖尿病治療の管理が困難であったことが推察される。透析導入前は尿毒症による倦怠感の出現もあった

ことから，透析導入後も食事・飲水管理，シャント管理，確実な通院などの生活管理が必要である。

　糖尿病発症からの経過や，健康管理の方法，仕事，社会的背景，透析の受容状況，家庭の状況などの情報を収集し，今後どうすれば健康管理を実施できるのかを本人とともに検討していくことが必要である。

● **社会的役割，家族**　会社員で，「2年後の定年まで仕事を続けたい」との希望がある。活用できる支援として，家族（兄弟）の協力がある。また，社会資源の活用として，身体障害者手帳や特定疾病療養受領証の取得も考えられる。サポート状況も確認し，仕事上の役割を果たすことができるよう，透析治療と仕事の調整をしていく必要がある。

2　看護問題の明確化

#1　腎機能低下による体液量の過剰がある。

#2　透析導入に伴い長期にわたる健康管理が必要となる。

#3　透析導入に伴う役割喪失のリスクがある。

3　看護目標と看護計画

#1　腎機能低下による体液量の過剰がある。

▌**看護目標**

　体液量の過剰をおさえ，体液量の過剰に伴う身体の苦痛を軽減できる。

▌**看護計画**

● **観察計画**

(1) 血圧・脈拍・呼吸数，体重，浮腫の程度・部位，皮膚の状態。

(2) 透析前後の血液データ，胸部X線像の変化。

(3) 飲水量，点滴量，尿量，透析の除水量など，水分出納バランス。

● **援助計画**

(1) 確実な体重測定，内服管理を行う。

(2) 指示された水分管理ができるように，必要時は口渇に対して頻回な含嗽や氷片などで対応する。

(3) 皮膚の損傷を予防するために圧迫を避け，清潔を保持する。

(4) 呼吸苦があるときはファウラー位をとるなど，体位の工夫を行う。

● **教育計画**

(1) 呼吸苦などの苦痛があるときは，看護師に遠慮なく伝えるように説明する。

(2) 体重・尿量・飲水量・血圧をモニタリングし，処方された薬剤を確実に内服する必要性を説明する。

(3) 退院後に飲水量・塩分量を自己管理できるように説明する。

(4) 皮膚の圧迫を避け，清潔に保つ必要性を説明する。

#2　透析導入に伴い長期にわたる健康管理が必要となる。

▌**看護目標**

　透析を受容し，生活の管理を継続できる。

▍看護計画

● 観察計画

(1) 糖尿病発症からの経過，仕事や家庭の状況などの社会的背景，社会的役割，透析の受容状況。

(2) 病状のモニタリング方法，食事療法・薬物療法・運動療法についての知識，生活の管理方法。

(3) 活用できる支援。

● 援助計画

(1) 不安や質問を表出しやすい環境をつくる。

(2) 正確でわかりやすい情報を提供する。

(3) 透析を取り入れた生活の再設計をともに考える。

● 教育計画

(1) 腎不全による症状と透析療法の役割について説明する。

(2) 食事療法・水分管理・薬物療法・運動療法の具体的方法を指導する。

(3) シャントの管理方法を指導する。

(4) 透析を続けながら質の高い生活を確立するために，不安や質問は医療者に遠慮なく確認してよいことを伝える。

(5) 緊急時の対応方法と医療機関への連絡方法を伝える。

#3　透析導入に伴う役割喪失のリスクがある。

▍看護目標

透析導入に伴う役割喪失のリスクを回避できる。

▍看護計画

● 観察計画

(1) 仕事などにおける役割に対する思い。

(2) 経済状況，社会的サポートの活用状況。

(3) 透析を含めた1日・1週間の生活サイクル。

● 援助計画

(1) 仕事や役割と透析を組み込んだ生活パターンを本人とともに考える。

(2) 社会保険制度の活用：身体障害者手帳の申請，特定疾病認定による医療費の減額，障害者年金の受給などの情報を提供する。

● 教育計画

家族にも透析について情報提供し，協力の有効性を伝える。

4　実施と評価

#1　腎機能低下による体液量の過剰がある。

退院時，呼吸数18回/分・正常，Sao$_2$ 100%（鼻カニューレ1 L/分），脈拍78/分，体温36.3度，胸部X線にて両側胸水貯留減少傾向，CRT 56%となった。透析療法・食事療法・薬物療法を確実に実施できたことにより，体液量の過剰をおさえることができた。

また，A氏の呼吸苦が出現しているときはファウラー位の保持を行い，

下肢の浮腫に対しては，枕やあて物を使用した下肢の挙上によって，体液の過剰に伴う身体の苦痛を軽減することができた。また，皮膚の損傷をきたすことなく経過した。

　水分管理に関しては，1日の水分量を1,000 mL以内にする指示を伝え，体重・尿量・飲水量・血圧を毎日自身で測定・記録することをすすめた。はじめは看護師とともに行い，入院中はA氏自身で自己管理でき，急激な体重増加や呼吸苦の出現をおこすことなく経過できた。

#2　透析導入に伴い長期にわたる健康管理が必要となる。

　A氏は「今回の入院は本当にびっくりした。まさか自分の腎臓がこんなに弱っているとは思っていなかった。息が苦しくて，もうだめかと思った」と話した。医師・看護師・栄養士から，病状のモニタリング方法，食事療法・薬物療法・運動療法についての説明を受け，熱心に聞いていた。

　A氏は，食事療法における糖尿病食と保存期腎臓病食との違いについて「甘い物や揚げ物など，カロリーが以前の食事より高いと思う。肉は食べてもいいのか？」と述べるなど，混乱した様子があった。これに対して，透析で排出できる尿毒素は限界があるため，タンパク質やリンの摂取を制限する必要があり，これまでタンパク質で確保していたエネルギーにかえて，糖質や脂質でエネルギーをとる必要があることを伝えた。またその一方で，透析の実施により，尿毒素だけでなくからだを構成するために必要なタンパク質であるアルブミンも除去されるため，一定量の肉や魚などはとる必要があることも伝えた。A氏は外食が主であるため，パンフレットを使用しながら外食時の対応を説明した。

　上記の食事管理に加え，透析療法の役割，水分管理・薬物療法・運動療法の具体的方法，シャント管理方法についても説明した。A氏は，積極的に質問し，それらの要点をみずから口頭で説明できるようになった。たとえば食事については，外食で選ぶメニューをあげられ，食事を多く摂取したときには翌日に調整すること，リン吸着薬やカリウム降下薬を確実に服用することなど，具体的な行動をあげられるまでになった。また，「以前は営業職で付き合いが多く，食事や生活をかえることがむずかしかった。シャントをつくるように先生から言われたけど，まだだいじょうぶだと自分でかってに思っていた。でも，今回透析が始まって，もうこれ以上無理はできないと思っている」と話した。

　家族のサポートとしては，A氏の兄も「驚きました。退院後，弟は1人暮らしなので，私が様子を見に行こうと思っています」と話すなど，家族の支援が得られることを確認できた。兄にも，透析は一生続くため管理も長期にわたり必要になること，復職後など，生活のペースがかわった際に管理を継続できるように注意が必要であることを伝えた。

　また，腎移植についての情報を提供し，希望があったため，泌尿器科医師と移植コーディネーターに情報を提供し，A氏の家族が腎移植外来を受診できるように予約を手配した。

　退院後は，社会生活に復帰しながら管理が継続できるよう，外来での継続した支援とともに，維持透析施設への情報提供が必要である。

#3　透析導入に伴う役割喪失のリスクがある。

　A氏は会社員で「2年後の定年まで仕事を続けたい」と話した。そのため，維持透析施設選定の支援を行い，勤務を続けられるように，会社近くの夜間透析のある維持透析施設を選択した。

　また，身体障害者手帳の申請，特定疾病認定による医療費の減額，障害者年金の受給など，社会保障制度についての情報を提供し，入院中に手続きを終了させた。

　A氏は上司と相談のうえ，退院後1か月してから復職することが決定した。「仕事を続けるためにも，まず透析や管理をしっかりして体調を整えます」との発言があったことから，透析導入後の役割喪失のリスクは回避できたと考えられる。今後は，自身の役割を続けられるように，維持透析施設のスタッフと相談しながら，健康管理と自身の生活上の役割を両立することが目標となる。

3　まとめ

　A氏は糖尿病性腎症が急性増悪し，緊急で透析導入となった。A氏は，今回の緊急入院を機会に，糖尿病性腎症と向き合い，透析療法を受け入れることができた。透析療法を継続するためには，自己管理が必要となる。看護師には，さまざまな疾患から透析導入となる患者に対して，透析への理解を促し，自己管理を継続する意欲がもてるようにかかわることが求められる。

B　前立腺全摘除術を受けた患者の看護

　ここでは根治的前立腺全摘除術を受けた患者について，術後から退院までの看護過程を展開していく。看護の視点として，術後管理としての疼痛緩和と離床を促す援助，また退院後の生活に向けて，患者のQOLを考えた日常生活行動への援助が重要となる。

1　患者についての情報

◾1 患者のプロフィール

- **患者**：N氏(66歳，男性)
- **家族背景**：妻は2年前に他界。息子夫婦と3人暮らし。
- **既往歴**：20歳時に虫垂切除術。
- **職業**：無職。

- **入院期間**：9日間。
- **病名**：前立腺がん。

2 入院までの経過

　半年ほど前から，夜間に2回くらい，排尿のために中途覚醒するようになった。その後，夜間の排尿回数が徐々に増えたため，大学病院を受診した。血清 PSA（前立腺特異抗原）が 7.46 ng/mL であったため，経直腸的前立腺針生検が施行され，前立腺がんと診断された。前立腺全摘除術を受けることとなり，入院となる。

3 手術までの健康状態

- **嗜好**：喫煙歴 40 年，1 日約 20 本。
- **活動日常**：生活動作は自立。補助具なども使用なし。
- **栄養状態**：身長 175 cm，体重 70 kg。食事は制限しておらず，外食が多い。
- **排泄**：排尿は日中 6〜7 回，夜間 3〜4 回，排尿時痛・残尿感はほとんどなし。排便は 1〜2 日に 1 回あり，軟便中等量。
- **バイタルサイン**：血圧 134/95 mmHg，脈拍 75/分（規則的），呼吸数 18 回/分（肺音正常），体温 36.5℃。
- **睡眠状況**：1 日 5〜6 時間。
- **感覚機能**：以前，近医にて白内障を指摘されたが，日常生活に支障はないため治療していない。聴覚には問題なし。
- **ストレスコーピング，自己知覚，自己概念**：退職後は趣味のウォーキングを楽しんでいる。性格は「まじめで心配性」とみずからを表現している。夜間の排尿回数が増えたことを機に受診行動をとっており，問題があったら積極的に行動するタイプであることがうかがえる。前立腺がんに対して「まさか自分がなるとは思わなかったが，手術ができる段階でみつかってよかった」と話している。
- **性機能喪失に対する反応**：前立腺全摘除術を行うことにより，性機能の喪失がおこることについて説明され，「男としてさびしい気持ちもあるが，からだをきちんと治すことのほうが大切だから，しかたがない」と話している。
- **信仰・価値観**：信仰している宗教なし。「これまでの生き方については満足している」と話している。

4 手術前までの検査データ

- **直腸診**：硬結や表面の不整なし
- **血清 PSA 値**：手術 3 か月前 7.26 ng/mL，手術 10 日前 7.46 ng/mL
- **経直腸的超音波検査**：低エコー域 1.3×0.9 cm，限局性がん
- **経直腸的前立腺針生検による組織的悪性度**：高分化腺がん
- **病期分類**：病期 T2N0M0
- **CT**：リンパ節転移なし
- **骨シンチグラフィ**：異常集積像なく骨転移なし
- **胸部 X 線撮影および心電図**：正常
- **肺機能検査**：肺気量正常
- **血液検査**：赤血球数（RBC）440 万/μL，白血球数（WBC）4,700/μL，ヘモグロビン（Hb）13.9 g/dL，血小板数（plt）30 万/μL，ヘマトクリット（Ht）40.2％，

C 反応性タンパク質(CRP)6.05 mg/dL，血糖値 123 mg/dL，血中尿素窒素(BUN)13.2 mg/dL，血清クレアチニン 1.0 mg/dL

5 治療方針

ロボット支援下前立腺全摘除術が施行されることとなった。

6 入院から手術までの経過

- **入院時の心理状態**：入院当日の手術オリエンテーションを行った際，術後に予測される尿失禁・勃起障害については「しかたがないと思う。いまの時点ではあまり想像がつかない」，術後の痛みについては「痛みに弱いので，手術後どのくらい痛みがあるのか心配だ」と表現していた。
- **手術中および手術直後の状況**：手術所要時間は 240 分，術中輸液 1,400 mL，出血量(尿込み)150 mL，尿量 50 mL で，全覚醒にて帰室した。

7 手術後の経過

帰室当日のバイタルサイン，吻合部ドレーン，創部ガーゼへの滲出状態に異常の徴候はなく経過した。術後 3 日目まで血尿が続いたが，尿の流出状態は良好だった。

- **術後 1 日目**：疼痛のため離床の提案には応じず，活動状態としては，食事のときにベッドに座る程度であった。活動時のバイタルサインは，血圧 164/85 mmHg，脈拍 115/分，呼吸数 20 回/分で，活動に伴い苦痛様顔貌や冷汗がみられた。

  そのため，PCA ポンプによる鎮痛薬の持続点滴静注に加えて，一時的に急速に注入を行うボーラス注入をすすめたが「あまり使うとからだによくないから」と希望しなかった。夜間はたびたび覚醒している様子がみられた。
- **術後 2 日目以降**：吻合部ドレーンを抜去した。創部の状態は良好に経過した。経口鎮痛薬を定時的に使用しながら介助による歩行を開始した。
- **尿道留置カテーテル抜去後**：術後 5 日目，膀胱造影検査で膀胱と尿道が吻合していることが確認され，尿道留置カテーテルが抜去された。抜去直後より尿失禁がみられ，「手術して病気がよくなっても，こんなに尿もれがあって，おむつをしていたらどこにも行けない」と退院後の生活への不安を表現した。

  尿道留置カテーテル抜去当日は，排尿回数 22 回で尿意はほとんどなく，すべて尿失禁であった。抜去後 1 日目は，排尿回数 15 回で尿意はあいまい，尿失禁は続いているものの，1 回尿量 120 mL ほどの自尿もときおりあった。失禁による衣服や寝具の汚染を心配して「尿もれが気になってよく眠れない」と話しており，水分は 500 mL/日に控えている。尿量は尿もれの量を含めて 1,100 mL/日で，ごく薄い血性色の尿であった。

▼ 情報収集のポイント

□ **健康に対する知覚**：患者は「手術して病気がよくなっても，こんなに尿もれが
　あって，おむつをしていたらどこにも行けない」と言っている。失禁による生
　活上のストレスや環境変化を気にしていた。

□ **活動**：創部痛のため離床には応じなかった。また，体動時にはバイタルサイン
　の変化(血圧上昇，脈拍上昇)がみられ，夜間も痛みがあるためにたびたび覚醒
　している。

□ **疼痛への対応**：術後の急性疼痛のコントロールがはかれていない。N氏は痛み
　をがまんして訴えず，鎮痛薬の使用について消極的である。

□ **排尿**：尿道留置カテーテル抜去後に尿失禁がある。また，失禁を心配して飲水
　を控えている。

---

② 看護過程の展開

　ここでは手術当日から退院までを中心に看護計画を考え，看護過程を展開
していく。

1 アセスメント

　下記の項目ごとに情報を整理し，アセスメントを行う。

● **健康に対する知覚・健康管理**　尿道留置カテーテルを抜去したあとは
「手術して病気がよくなっても，こんなに尿もれがあって，おむつをしてい
たらどこにも行けない」と，術後の尿失禁に対して困惑していた。N氏の
日常生活の範囲や活動の程度に応じた援助が必要である。

● **活動**　手術前の血液検査で赤血球数，ヘモグロビン，ヘマトクリットが
正常範囲内であり，手術中出血量も少なかったことから，医師より術後1日
目から歩行開始が指示された。しかし，創部痛のため離床の指示には応じず，
短時間座位をとるのみであった。体動時の創部痛が活動の妨げになっている
と推測される。呼吸器合併症予防，腸蠕動運動と四肢の血液循環の促進，筋
力低下予防のため，離床を早期に進めることが重要である。

● **栄養状態**　1,800 kcalの常食に対し，半分から全量を摂取できている。
BMIは22.9で，標準体型。術後の飲水量はふだんより少なく，尿失禁を心
配して控えている様子がある。N氏の尿失禁への受けとめを確認しながら，
尿路感染症を予防する必要性からも食事や水分摂取について指導する必要が
ある。

● **排尿**　尿道留置カテーテルは，膀胱造影検査で膀胱と尿道の吻合が確認
されるまで留置される。尿の性状や尿量，カテーテルの管理方法，栄養状態，
保清状況により上行性尿路感染の危険性がある。

　術後は外尿道括約筋の損傷や脆弱化，また陰部神経の障害から腹圧性尿
失禁の状態になっている。排尿状態を観察し，退院後の日常生活の範囲や活
動に応じた失禁への対処方法と，失禁を改善するための運動を指導する必要
がある。

● **排便**　術後3日目に少量の硬便があった。これは創部痛により腹圧がかけにくいためと考えられる。便の性状は，食事・水分・薬剤でコントロールすることで改善できると考えられる。

● **バイタルサイン**　術後のバイタルサイン，血液データ，X線撮影画像に異常の徴候なし。

● **睡眠状況**　N氏の発言から，疼痛や，睡眠中の尿失禁による寝具汚染への心配から，眠りが浅くなっていると考えられる。疼痛を緩和することと，尿失禁への対策を指導することで，睡眠状態の改善につながると考える。

● **疼痛への対応**　鎮痛薬が持続点滴静脈内注射されていたが，術後1～3日目は創部痛が軽減していない様子があった。体動時の反応から，疼痛が強いことが推測されるが，N氏は疼痛を訴えずにがまんし，鎮痛薬をボーラス注入することに消極的な姿勢がみられた。

● **ストレスコーピング，自己知覚，自己概念**　N氏は尿失禁の状態に困惑している様子があった。尿失禁についてわかりやすく説明し，理解を促していく必要がある。尿失禁は時間の経過とともに回復していくと予測されるが，失禁に伴って生活上のストレスや環境変化が生じている。患者のQOLについてともに考え，失禁への対処方法を指導していくことが必要である。

● **性機能喪失**　入院中，性機能の喪失を悲嘆する発言や，落胆した様子はみられない。

● **家族との関係**　手術前とかわりなし。

● **信仰・価値観**　手術前とかわりなし。

2　看護問題の明確化

　上記のアセスメントから，N氏の事例において優先度の高い看護問題をあげる。なお，本事例では多くの手術患者の事例で看護問題となる「術後出血がおこる可能性がある」については省略した。

#1　組織損傷による急性疼痛がある

#2　尿道留置カテーテルによる上行性の尿路感染や，創の感染をおこす可能性がある

#3　尿道留置カテーテル抜去後，腹圧性尿失禁がある

3　看護目標と看護計画

#1　組織損傷による急性疼痛がある

▌**看護目標**

　術後の急性疼痛が緩和する。期限は術後3日目までとする。

▌**看護計画**

● **観察計画**

（1）バイタルサインとその変化。

（2）疼痛の部位や程度。

（3）体位，表情，睡眠状況，食事摂取状況，活動状況。

（4）創部の感染徴候の有無。

(5)鎮痛薬の使用状況とその効果。

● **援助計画**

(1)医師の指示に基づく鎮痛薬の使用や輸液の管理を行う。

(2)チューブ，ドレーン，カテーテルなどのライン類は，患者の動線を考慮して，はりつめたり抜けたりしないように固定する。

● **教育計画**

(1)早期離床のために疼痛緩和が必要であることを説明する。

(2)使用する鎮痛薬の効果，使用方法について説明する。

(3)体位変換や起き上がる際に安楽で創部に負担をかけない動き方を指導する。

#2　尿道留置カテーテルによる上行性の尿路感染や，創の感染をおこす可能性がある

▌ 看護目標

　創部や尿道留置カテーテルからの感染予防と，感染徴候の早期発見ができる。期限は尿道留置カテーテルの抜去までとする。

▌ 看護計画

● **観察計画**

(1)バイタルサイン。

(2)尿の性状と量，尿臭，尿もれの有無。

(3)外尿道口の状態，分泌物の性状。

(4)創からの滲出液の性状や量，臭気，創部の疼痛・発赤・熱感。

(5)検査データ：WBC，CRP，検尿，尿や創部の培養。

(6)食事摂取量，栄養状態，飲水状況。

● **援助計画**

(1)尿道留置カテーテル，蓄尿袋の位置が，挿入部位より下位になるように固定する。

(2)陰部洗浄は毎日施行し，清潔に努める。

(3)術後48時間はガーゼを開放しないことが望ましいが，創部の滲出液が多いときは，すみやかにガーゼを交換する。

● **教育計画**

(1)蓄尿袋は床から10cm程の位置になるようにし，直接床につかないようにすることや，腰より上に持ち上げないようにすることを指導する。

(2)尿道留置カテーテル抜去後，失禁のある期間は飲水を控える傾向にあるが，尿路感染の予防を目的に，1日の尿量を1,500～2,000mL程度に保てるよう，飲水や水分の多い食品の摂取が必要であることを説明する。

#3　尿道留置カテーテル抜去後，腹圧性尿失禁がある

▌ 看護目標

　尿失禁の状態に合わせた対処方法がわかり，実践することができる。期限は退院日までとする。

▍看護計画

● 観察計画

(1) 1回あたりの排尿量や尿失禁量, 尿性状。

(2) 尿意や切迫感の有無。

(3) 排尿や尿失禁の回数とその間隔, 排尿時痛・残尿感の有無。

(4) 飲水量と水分摂取した時間。

(5) 睡眠状況, 熟睡感の有無。

(6) トイレまでの距離, 移動方法。

(7) 衣服の着脱動作と所要時間。

(8) 排泄用具や尿失禁ケア用品の使用状況, 使用後のあとしまつの状況。

(9) 尿失禁に関する受けとめや考え方。

(10) 陰部の保清状況, 尿失禁による皮膚トラブルの有無。

(11) 骨盤底筋体操に取り組む必要性の理解や, 取り組み状況。

● 援助計画

(1) 排尿時間, 1回尿量, 尿失禁・尿意・切迫感・残尿感の有無を経時的に
記録した排尿チャートを参考に, 排尿間隔, 排尿用具, ケア用品, ケア
用品交換頻度を検討する。

(2) トイレまでの環境の整備を行う。

● 教育計画

(1) 骨盤底筋体操の方法を指導し(●210ページ, 図6-1), 退院後も継続して
骨盤底筋体操を行うことの必要性を説明する。

(2) 尿閉について説明し, 症状が疑われる場合は, 医師または看護師に必ず
報告するよう説明する。

4　実施と評価

#1　組織損傷による急性疼痛がある

● **実施**　術後2日目, 鎮痛薬の使用に消極的なN氏に話を聞いた。N氏は,
痛みはがまんすればよいと思い,「がまんして動かなければ治る。麻薬はあ
まり使いたくない」という考えにいたっていたことがわかった。また, こう
したN氏の信念に加え, 鎮痛薬についての知識不足から, 鎮痛薬の使用を
躊躇していたこともわかった。

　そのため, 医師や薬剤師とともに疼痛緩和の必要性と鎮痛薬の使用方法に
ついて説明した。その後, N氏は疼痛の程度を表出するようになり, ボー
ラス注入を希望するようになった。また, 活動前にあらかじめ鎮痛薬をボー
ラス注入しておくことで, 苦痛様顔貌や冷や汗が緩和され, 積極的に歩行訓
練を行えるようになった。さらには, 寝返りをするときの創部痛もらくに
なったとの発言があり, 睡眠状態も改善した。

● **評価**　知識不足や誤解から生じる不安を取り除くことで, 疼痛の軽減が
はかられ, N氏の行動が変化し, 離床を進めることができた。

#2 **尿道留置カテーテルによる上行性の尿路感染や創の感染をおこす可能性がある**

● **実施**　術後5日間程度は尿道留置カテーテルが挿入されていたが，この間，感染徴候の有無を観察し，毎日陰部洗浄を行った。また，カテーテル挿入部からの出血，尿もれなどがある場合は看護師に知らせるように説明した。

　術後5日目の検査データは，WBC 5,500/mL，CRP 1.35 mg/dL，体温36.7℃であった。創部の感染や上行性尿路感染の徴候はみられず，術後5日目に尿道留置カテーテルを抜去した。

● **評価**　創部の感染や上行性尿路感染の徴候はみられなかった。

#3 **尿道留置カテーテル抜去後，腹圧性尿失禁がある**

● **実施**　尿道留置カテーテルの抜去後に，手術前に行った尿失禁に関する説明内容や，尿パッド使用などの失禁対策についての理解を確認した。失禁対策は実行できており，陰部の皮膚トラブルをおこすことなく経過した。しかし，実際に排尿障害を体験して，眠りが浅くなることや，尿意がなく排尿のほとんどが失禁であること，尿パッドやおむつを使用することに対して，ストレスや抵抗感があると話していた。また，排尿の記録からは，尿器による採尿量と尿失禁の量がともに少ないことが明らかになった。N氏に話を聞くと，尿失禁により衣服や寝具を汚染することへの不安があり，飲水を控えていたことがわかった。

　そこで，あらためて尿失禁の機序を説明して理解を深めるとともに，失禁対策についての理解も確認し，活動時や睡眠時の尿パッドのあて方を工夫して実践した。また，1,500〜2,000 mL/日の尿量を保てるように，飲水を促した。睡眠中は，排尿間隔があいて膀胱に尿がたまりすぎたり，汚染した尿パッドによる皮膚トラブルをおこしたりする可能性があるため，必要に応じて排尿誘導を行った。

　その後，衣服や寝具を汚染することはなく，よく眠れるようになったとの発言があった。また，尿道留置カテーテル抜去後から開始した骨盤底筋体操も進んで取り組んでいた。

　術後，身体の回復に伴って尿失禁の量・回数は徐々に減っていき，N氏は尿失禁が改善していくものであるととらえられるようになった。そして，退院後の生活に合わせた具体的な尿失禁対策の方法や日常生活の環境調整などについて考える，前向きな姿勢に変化した。

● **評価**　看護目標としていた尿失禁への対策の理解と実践はほぼ達成されている。しかし，尿失禁が回復するまでの期間は，退院後にまで及ぶことから，引きつづき身体的・社会的問題に対して援助していく必要がある。

3 まとめ

　今回のN氏の強みは，困難や問題が生じたときにそれにたち向かって積極的に行動できることであった。本人の強みや疼痛に対する信念を把握して，

説明や援助を行ったことで, 術後の疼痛緩和をはかり離床を進めていくことができた。

　術後の尿失禁は, 患者の自尊感情をそこね, 日常生活において苦痛や緊張をしいる合併症である。したがって, 患者の退院後の QOL 拡大に影響を及ぼす可能性がある。退院後の生活範囲や活動を考慮して尿失禁への指導を行い, 適応行動がとれるように援助することが重要である。

　N 氏は退院後, 息子夫婦と生活することになる。これまで身のまわりのことは自立して行えていた N 氏だが, 退院後も気がねなく息子夫婦と同居し, N 氏が自尊感情をそこねずに生活をしていくためには, 家族の協力も必要となる。家族に対しても, 術後の尿失禁の機序や, 回復の見通し, 対処方法をわかりやすく説明し, 理解を確認した。N 氏が尿失禁に対処しながら自立した生活を送れるよう, 退院後も継続して身体的・社会的・精神的な支援をしていくことが求められる。

動画一覧

QRコードから動画サイトのリンクを読み込むことができます。

1 清潔間欠自己導尿の指導 p.207

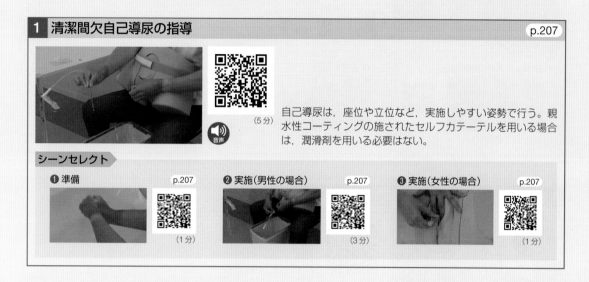

(5分)
音声

自己導尿は，座位や立位など，実施しやすい姿勢で行う。親水性コーティングの施されたセルフカテーテルを用いる場合は，潤滑剤を用いる必要はない。

シーンセレクト

❶ 準備 p.207 (1分)

❷ 実施（男性の場合） p.207 (3分)

❸ 実施（女性の場合） p.207 (1分)

2 ストーマ装具の交換の指導 p.263

(4分)
音声

はじめは看護師が主体となり，装具交換を行っていく。2回目以降は患者や家族にも部分的に参加してもらい，患者がストーマケアをどのくらい習得できているかを評価する。

シーンセレクト

❶ 準備〜取り外し p.263 (2分)

❷ 洗浄〜はり付け p.263 (2分)

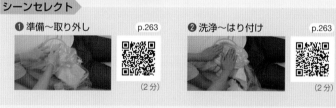

---

* 本動画では，侵襲を伴う看護技術や，日常生活の中では見ることのない身体の部位を扱っています。閲覧の際には十分注意してください。また，無断での複製・送信は著作権法上の例外を除き禁じられています。

* パケット通信のご利用にあたっては，ご利用方法によりパケット通信料が高額となる場合もございます。ご契約内容をお確かめのうえ，思わぬ高額とならないように注意してください。なお，高額のパケット通信料が発生しても，当社では責任を負いかねますのであらかじめご了承ください。

* 本動画は，下記の動画配信サービスを利用しております。対応機種をはじめ，メンテナンス情報等は下のURLをご覧ください。ご利用される携帯電話の設定等によっては，意図しない表示になることがございます。
https://classtream.jp

* QRコードは，（株）デンソーウェーブの登録商標です。

3 シャント音の確認 p.287

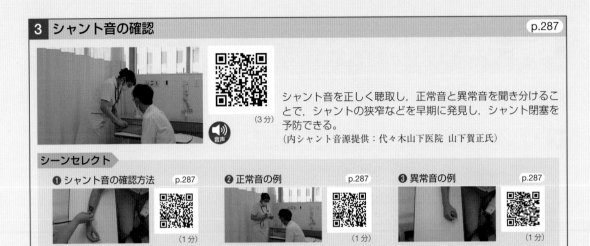

（3分）

シャント音を正しく聴取し，正常音と異常音を聞き分けることで，シャントの狭窄などを早期に発見し，シャント閉塞を予防できる。
（内シャント音源提供：代々木山下医院 山下賀正氏）

シーンセレクト

❶ シャント音の確認方法 p.287

（1分）

❷ 正常音の例 p.287

（1分）

❸ 異常音の例 p.287

（1分）

4 腹膜透析の指導 p.291

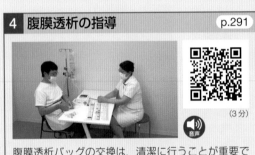

（3分）

腹膜透析バッグの交換は，清潔に行うことが重要である。実際の操作は，透析液や機器のメーカーにより細かな点が異なる。機器などのマニュアルや終了後の記録方法について事前に確認したうえで行う。

索引